大原アトラス

2
皮膚付属器腫瘍

【著】大原國章　虎の門病院

秀潤社

本書に記載されている内容は，出版時の最新情報に基づくとともに，臨床例をもとに正確かつ普遍化すべく，著者，編者，監修者，編集委員ならびに出版社それぞれが最善の努力をしております．しかし，本書の記載内容によりトラブルや損害，不測の事故等が生じた場合，著者，編者，監修者，編集委員ならびに出版社は，その責を負いかねます．

また，本書に記載されている医薬品や機器等の使用にあたっては，常に最新の各々の添付文書や取り扱い説明書を参照のうえ，適応や使用方法等をご確認ください．

株式会社 学研メディカル秀潤社

序

　本書は皮膚付属器腫瘍の臨床と病理を対応させた図譜で，症例によっては検体の肉眼所見や割面像，さらにはダーモスコピーや超音波などの画像も加えてあります．病理組織だけでなく，各疾患の全体像を提示することを心がけました．これが本書の特色といえます．

　皮膚病理については英語，日本語ともにすでに多数の優れた教本が出版されていて，筆者（大原）が皮膚科医になった頃に比べてまさに隔世の感があります．その状況の中で新たな本を世に問うのは屋上屋を架すともいえそうです．しかし，多くの教本の章立ては当然ながら汗腺腫瘍，毛包腫瘍といった疾患別，分化度別となっているので，座学で勉強するには適しているでしょうが標本を鏡検しながら診断を考えるにはやや使いづらい面が否めません．初めからある程度の診断が絞り込めていればその関連の項目にあたればよいでしょうが，見当がつかない場合には本のどこを読めば診断にたどり着けるのかがわからないからです．とくに付属器腫瘍となると疾患名が多いうえに分類法も著者によって違うこともあり，敬遠されるきらいもありがちです．

　本書では診断の糸口となる所見ごとに疾患をまとめてあるので，その所見に気付きさえすればかなりの確率で病理診断に到達できるのではないかと思います．

　"百聞は一見に如かず"のたとえ通り，写真を見ただけでわかるような典型例に絞りましたので，"絵合わせ診断"としても役に立つはずです．ただ，病理所見の記載は簡略にとどまっています．ワインのソムリエが蘊蓄を語るごとくに，微に入り細に入り組織構築や細胞形態を語る能力が不足しているからにほかなりません．

　掲載した症例のほとんどは筆者の自験例ですが，担当医によって手術された例や，他病院での例もごく少数含まれています．したがって，臨床写真も少数を除いてほとんどは筆者自身が撮影したものです．病理写真については，元来の染色のばらつきや時間経過で色があせた標本もあり，満足なできばえでない場合は画像修正ソフトで加工してあります．

　一般診療病院での自験例ですのですべての疾患が網羅されているわけではありませんが，顕微鏡の横に本書を常備して，日常診療の役に立てていただくことを念願しています．

　本書の執筆に際して，診断の確定には東京医科大学，泉 美貴教授，日本医科大学，安齋眞一教授の助言をいただきました．また資料の収集には横内明子さん，リバーサルスライドのデジタル化には岡本竜介さんの協力を得ています．

2015年4月
大原國章

大原アトラス ❷ 皮膚付属器腫瘍

目次1

序	3
目次1	4
目次2　疾患別の目次	9
目次3　臨床像からみた目次	12
序論1　付属器腫瘍の臨床診断①その考え方	30
序論2　付属器腫瘍の臨床診断②その手順	31

第1章　角質嚢腫 　　　45

1-1　表在性

Ⅰ 毛包漏斗部性の角化

1	表皮嚢腫（嚢胞）①	46
2	表皮嚢腫（嚢胞）②炎症性表皮嚢腫（粉瘤）	49
3	表皮嚢腫（嚢胞）③母斑の併存	51
4	表皮嚢腫（嚢胞）④石灰化	53
5	表皮嚢腫（嚢胞）⑤悪性化	56

Ⅱ 毛囊峡部性の角化（毛包性角化）

6	外毛根鞘嚢胞	60
7	増殖性毛包性嚢胞（増殖性外毛根鞘嚢腫）	70
8	毛包癌① PTCからの浸潤	78

Ⅲ 外傷性表皮嚢腫

9	外傷性（表皮）上皮嚢腫	82

Ⅳ 脂腺細胞を含む（表在性）

10	多発性毛包嚢腫	86

1-2　深在性

Ⅰ 脂腺細胞を含む

11	皮下皮様嚢腫（皮膚皮様嚢腫）	89

1-3	放射状の二次構造	
	Ⅰ 二次毛包	
12	毛包腫	99
	Ⅱ 放射状の脂腺	
13	Folliculo-sebaceous cystic hamartoma	105
1-4	囊腫壁上皮の増殖	
14	Inverted follicular keratosis	108
1-5	石灰化 (basophilic cells)	
15	石灰化上皮腫／毛母腫	112

第2章 毛芽構造　123

2-1	毛包上皮腫	
16	毛包上皮腫	124
17	線維増生性（硬化性）毛包上皮腫	131
2-2	毛芽腫	
18	毛芽腫①	136
19	毛芽腫②鼻翼	142
20	毛芽腫③皮下型	146
21	毛芽腫④脂腺母斑に続発	150

第3章 毛包性角化を示す突出性結節　155

22	外毛根鞘腫	156
23	悪性外毛根鞘腫	158
24	毛包癌② Malignant trichilemmomaからの浸潤	163
25	毛包癌③ 角栓の多発例	167
26	毛包癌④ *de novo*発症例	170

第4章 脂腺細胞，脂腺組織　　175

4-1 正常構造／異所性増殖／過形成
27　脂腺の正常状態／Fordyce 状態／(老人性)脂腺増殖症 …… 176

4-2 腫瘍
28　脂腺腺腫 …… 181
29　脂腺腫 …… 185
30　脂腺癌 …… 192

4-3 脂腺の房状増殖と線維増生
31　毛盤腫 …… 201

第5章 液性嚢腫　　203

32　エクリン汗嚢腫 …… 204
33　アポクリン汗嚢胞(嚢腫) …… 207
34　Poroid hidradenoma …… 213

第6章 真皮内の汗管増生　　223

35　汗管腫 …… 224
36　Tubular adenoma …… 228
37　アポクリン汗腺癌① …… 230

第7章 Poroid cells, cuticular cells, 管腔構造　　233

38　(エクリン)汗孔腫　Poromaの多様な臨床像 …… 234
39　澄明細胞汗腺腫 …… 265

40	アポクリン汗孔腫	272
41	汗孔癌 ① 良性病変の一部に悪性変化	276
42	汗孔癌 ② 臨床では良性を思わせた例	280
43	汗孔癌 ③ 典型例	284
44	汗孔癌 ④ 浸潤・転移の例	289

第8章 乳頭状増生　297

| 45 | 乳頭状汗管囊胞腺腫 | 298 |

第9章 筋上皮細胞, 管腔, 毛包分化, 間葉組織　303

| 46 | 皮膚混合腫瘍 | 304 |

第10章 螺旋状・階層状の増殖　315

| 47 | エクリン螺旋腺腫 | 316 |
| 48 | 螺旋腺癌 | 325 |

第11章 汗腺癌　333

49	アポクリン汗腺癌②	334
50	皮膚粘液癌	337
51	腺様囊胞癌	341
52	微小囊胞性付属器癌（小囊胞状付属器癌）／汗管腫様癌	346

第12章 他科領域の病変　353

12-1 乳腺

- 53 腋窩 副乳 …… 354
- 54 腋窩 副乳癌 …… 358
- 55 乳頭 Adenoma of the nipple …… 360
- 56 外陰 外陰部のmammary-like gland adenoma …… 363
- 57 外陰 乳頭状汗腺腫 …… 365

12-2 婦人科

- 58 臍，下腹部 子宮内膜症 …… 369

12-3 耳鼻科

- 59 頸 鰓（裂）囊胞，側頸囊胞 …… 374
- 60 頰 副耳下腺腫瘍 …… 377

12-4 泌尿器科

- 61 尿道口，陰茎縫線 傍外尿道口囊胞，（陰茎，正中）縫線囊腫 …… 379

第13章 内臓癌の皮膚転移　381

- 62 内臓癌の皮膚転移 …… 382

索引 …… 391

目次2　疾患別の目次

❶毛包腫瘍

		ページ	章	番号
1. 表皮嚢腫	Epidermal cyst	46	1章	❶
	炎症性表皮嚢腫 inflammatory epidermal cyst (atheroma)	49	1章	❷
	母斑の併存	51	1章	❸
	陰嚢の表皮嚢腫，石灰化	53	1章	❹
	外傷性上皮（表皮）嚢腫 Traumatic epithelial (epidermal) cyst	82	1章	❾
	悪性化，有棘細胞癌 Squamous cell carcinoma	56	1章	❺
2. 石灰化上皮腫／毛母腫	Calcifying epithelioma / pilomatricoma	112	1章	⑮
3. 外毛根鞘嚢胞	Trichilemmal cyst (TC)	60	1章	❻
	増殖性外毛根鞘嚢胞 Proliferating trichilemmal cyst (PTC)	70	1章	❼
	毛包癌，PTCの癌化，外毛根鞘腫 Trichilemmal carcinoma	78	1章	❽
		163	3章	㉔
		167	3章	㉕
		170	3章	㉖
4. 外毛根鞘腫	Trichilemmoma	156	3章	㉒
	悪性外毛根鞘腫 Malignant trichilemmoma	158	3章	㉓
5. 多発性毛包嚢腫	Multiple follicular cysts	86	1章	❿
6. 皮下皮様嚢腫	Subcutaneous dermoid cyst (cutaneous dermoid cyst)	89	1章	⑪
7. 毛包腫	Trichofolliculoma	99	1章	⑫
	Folliculo-sebaceous cystic hamartoma	105	1章	⑬
8. 毛芽腫	Trichoblastoma	136	2章	⑱
		142	2章	⑲
		146	2章	⑳
		150	2章	㉑
	毛包上皮腫 Trichoepithelioma	124	2章	⑯
	線維増生性毛包上皮腫 Desmoplastic trichoepithelioma	131	2章	⑰
9. 毛盤腫	Trichodiscoma	201	4章	㉛
10. 反転性毛包角化症	Inverted follicular keratosis	108	1章	⑭

❷ 脂腺腫瘍

	ページ	章	番号
1. 正常組織　Sebaceous gland	176	4章	㉗
2. Fordyce状態　Fordyce's condition	176	4章	㉗
3. 老人性脂腺増殖症　(senile) sebaceous hyperplasia	176	4章	㉗
4. 脂腺腺腫　Sebaceous adenoma	181	4章	㉘
5. 脂腺腫　Sebaceoma	185	4章	㉙
6. 脂腺癌　Sebaceous carcinoma	192	4章	㉚

❸ 汗腺腫瘍

	ページ	章	番号
1. エクリン汗嚢腫　Eccrine hidrocystoma	204	5章	㉜
2. アポクリン汗嚢腫　Apocrine hidrocystoma	207	5章	㉝
3. 汗管腫　Syringoma	224	6章	㉟
4. Tubular adenoma　管状腺腫(仮称)	228	6章	㊱
5. 汗孔腫　(eccrine) Poroma	234	7章	㊳
アポクリン汗孔腫　Apocrine poroma	272	7章	㊵
Poroid hidradenoma　ポローマ様汗腺腫	213	5章	㉞
	256	7章	㊳
Clear cell hidradenoma　澄明細胞汗腺腫	265	7章	㊴
汗孔癌　Porocarcinoma	276	7章	㊶
	280	7章	㊷
	284	7章	㊸
	289	7章	㊹
6. 乳頭状汗管嚢胞腺腫　Syringocystadenoma papilliferum	298	8章	㊺
7. 乳頭状汗腺腫　Hidradenoma papilliferum	365	12章	㊼
8. 皮膚混合腫瘍　Mixed tumor of the skin	304	9章	㊻
9. 螺旋腺腫　Eccrine spiradenoma	316	10章	㊾
螺旋腺癌　Spiradenocarcinoma	325	10章	㊿
10. その他の汗腺癌			
アポクリン汗腺癌　Apocrine carcinoma	230	6章	㊲
	334	11章	㊾
皮膚粘液癌　Mucinous carcinoma of the skin	337	11章	㊿
腺様嚢胞癌　Adenoid cystic carcinoma	341	11章	51
微小嚢胞性付属器癌　Microcystic adnexal carcinoma (MAC)	346	11章	52

❹内臓癌の皮膚転移 Cutaneous metastasis of visceral cancer

	ページ	章	番号
	382	13章	62

❺部位特異的な他科疾患

	ページ	章	番号
1. 副乳　Accessory mamma (breast, nipple)	354	12章	53
副乳癌　Carcinoma of accessory breast	358	12章	54
2. Adenoma of the nipple	360	12章	55
3. Mammary-like gland adenoma	363	12章	56
（乳頭状汗腺腫　Hidradenoma papilliferum）	365	12章	57
4. 子宮内膜症　Endometriosis	369	12章	58
5. 鰓嚢胞, 側頸嚢胞　Branchial (cleft) cyst, lateral cervical cyst	374	12章	59
6. 副耳下腺腫瘍　Accessory parotid gland tumor	377	12章	60
7. 傍外尿道口嚢胞, 縫線嚢腫　Parameatal cyst, (penile, median) raphe cyst	379	12章	61

目次3 臨床像からみた目次

第1章 角質囊腫

❶❷❸❹❺ 表皮囊腫　Epidermal cyst

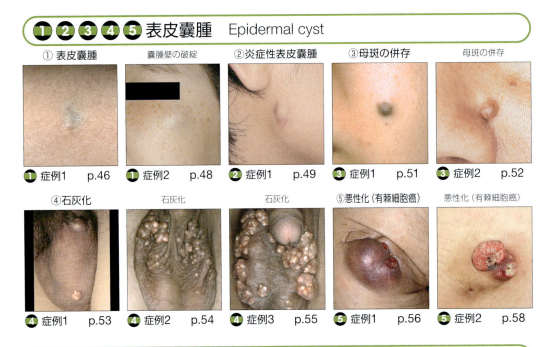

① 表皮囊腫／囊腫壁の破綻／② 炎症性表皮囊腫／③ 母斑の併存／母斑の併存
❶ 症例1　p.46　❶ 症例2　p.48　❷ 症例1　p.49　❸ 症例1　p.51　❸ 症例2　p.52

④ 石灰化／石灰化／石灰化／⑤ 悪性化（有棘細胞癌）／悪性化（有棘細胞癌）
❹ 症例1　p.53　❹ 症例2　p.54　❹ 症例3　p.55　❺ 症例1　p.56　❺ 症例2　p.58

❻ 外毛根鞘囊胞　Trichilemmal cyst (TC)

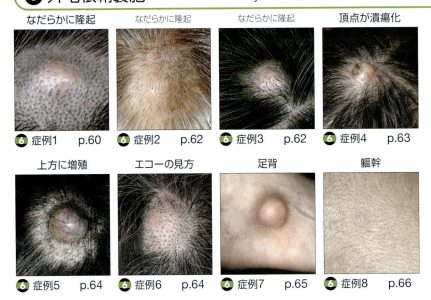

なだらかに隆起／なだらかに隆起／なだらかに隆起／頂点が潰瘍化
❻ 症例1　p.60　❻ 症例2　p.62　❻ 症例3　p.62　❻ 症例4　p.63

上方に増殖／エコーの見方／足背／軀幹
❻ 症例5　p.64　❻ 症例6　p.64　❻ 症例7　p.65　❻ 症例8　p.66

臨床像からみた目次

❻ 外毛根鞘嚢胞（TC）続き

高度に石灰化
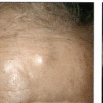
❻ 症例9　p.67

多発
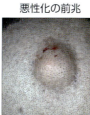
❻ 症例10　p.67

悪性化の前兆
❻ 症例11　p.68

❼ 増殖性毛包性嚢胞　Proliferating trichilemmal cyst（PTC）

増殖初期
❼ 症例1　p.70

細胞異型
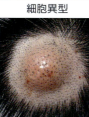
❼ 症例2　p.72

増殖の進行
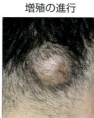
❼ 症例3　p.73

潰瘍化
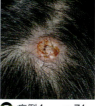
❼ 症例4　p.74

下肢
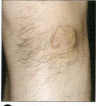
❼ 症例6　p.76

❽ 毛包癌①（PTCからの浸潤）　Trichilemmal carcinoma

頭部
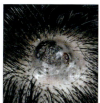
❽ 症例1　p.78

頭部・テーブル状
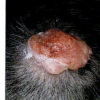
❽ 症例2　p.80

多発性TCの癌化
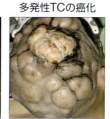
❽ 症例3　p.81

❾ 外傷性（表皮）上皮嚢腫　Traumatic epithelial (epidermal) cyst

足底の胼胝様角化
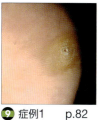
❾ 症例1　p.82

開孔なし
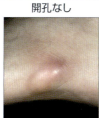
❾ 症例2　p.83

2個の嚢腫
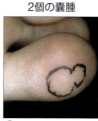
❾ 症例3　p.84

手掌
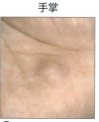
❾ 症例5　p.85

⑩ 多発性毛包嚢腫　Multiple follicular cysts

頸部　　腋窩

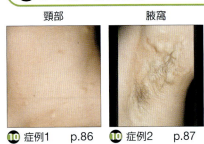

⑩ 症例1　p.86　　⑩ 症例2　p.87

⑪ 皮下皮様嚢腫　Subcutaneous dermoid cyst

幼児　　若年　　成人　　オトガイ　　長期経過

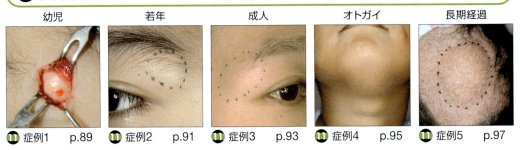

⑪ 症例1　p.89　　⑪ 症例2　p.91　　⑪ 症例3　p.93　　⑪ 症例4　p.95　　⑪ 症例5　p.97

⑫ 毛包腫　Trichofolliculoma

鼻背　　やや大型　　臨床はわかりにくいが病理は典型

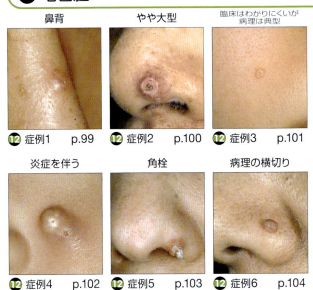

⑫ 症例1　p.99　　⑫ 症例2　p.100　　⑫ 症例3　p.101

炎症を伴う　　角栓　　病理の横切り

⑫ 症例4　p.102　　⑫ 症例5　p.103　　⑫ 症例6　p.104

臨床像からみた目次

⑬ Folliculo-sebaceous cystic hamartoma

耳介　　　口角

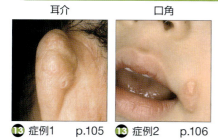

⑬ 症例1　p.105　　⑬ 症例2　p.106

⑭ Inverted follicular keratosis　反転性毛包角化症

紅褐色結節　　皮内硬結　　鼠径部

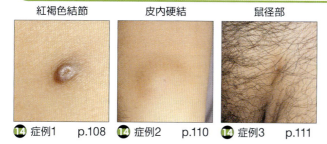

⑭ 症例1　p.108　　⑭ 症例2　p.110　　⑭ 症例3　p.111

⑮ 石灰化上皮腫／毛母腫　Calcifying epithelioma / pilomatricoma

耳前部　　上眼瞼　　水疱形成　　血疱形成

perforating pilomatricoma　　perforating pilomatricoma（左の症例）　　perforating pilomatricoma（小型）　　広範囲骨化

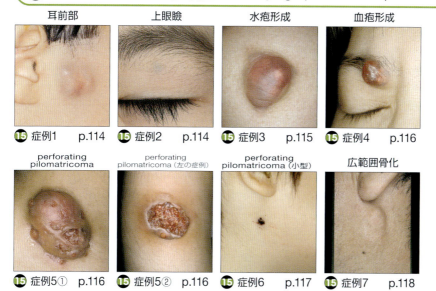

⑮ 症例1　p.114　　⑮ 症例2　p.114　　⑮ 症例3　p.115　　⑮ 症例4　p.116
⑮ 症例5①　p.116　　⑮ 症例5②　p.116　　⑮ 症例6　p.117　　⑮ 症例7　p.118

（次ページに続く）

⑮ 石灰化上皮腫／毛母腫 （続き）

毛包と連続
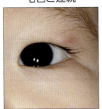
⑮ 症例8　p.119

悪性化を疑う所見
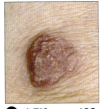
⑮ 症例9　p.120

腕・大型
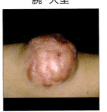
⑮ 症例10　p.121

第2章　毛芽構造

⑯ 毛包上皮腫　Trichoepithelioma

単発性
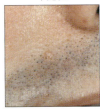
⑯ 症例1　p.124

2ヵ所
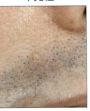
⑯ 症例2　p.125

単発性
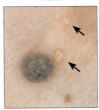
⑯ 症例3　p.126

単発性
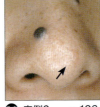
⑯ 症例4　p.127

多発性・個疹数少
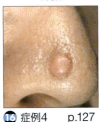
⑯ 症例5　p.128

多発性・典型
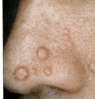
⑯ 症例6　p.129

多発性・個疹やや大型
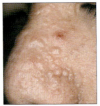
⑯ 症例7　p.130

⑰ 線維増生性毛包上皮腫　Desmoplastic trichoepithelioma

典型
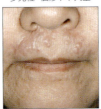
⑰ 症例1　p.131

milia-like cysts
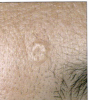
⑰ 症例2　p.132

額部
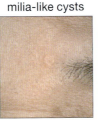
⑰ 症例3　p.133

完全なドーナツ型ではない例
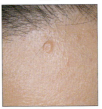
⑰ 症例4　p.134

初期の臨床像
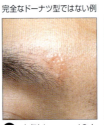
⑰ 症例5　p.135

臨床像からみた目次

⑱⑲⑳㉑ 毛芽腫　Trichoblastoma

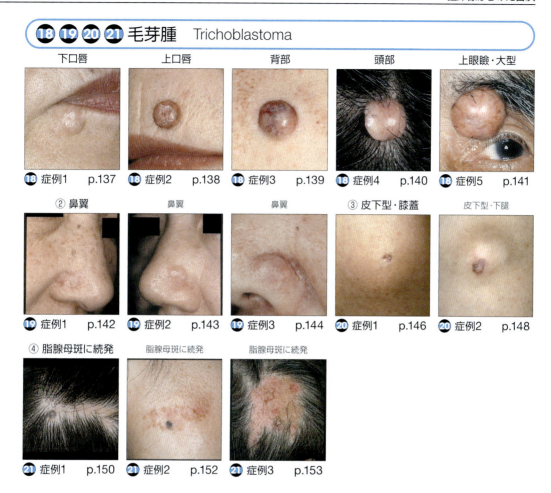

下口唇	上口唇	背部	頭部	上眼瞼・大型
⑱ 症例1　p.137	⑱ 症例2　p.138	⑱ 症例3　p.139	⑱ 症例4　p.140	⑱ 症例5　p.141

② 鼻翼／鼻翼／鼻翼／③ 皮下型・膝蓋／皮下型・下腿
- ⑲ 症例1　p.142
- ⑲ 症例2　p.143
- ⑲ 症例3　p.144
- ⑳ 症例1　p.146
- ⑳ 症例2　p.148

④ 脂腺母斑に続発／脂腺母斑に続発／脂腺母斑に続発
- ㉑ 症例1　p.150
- ㉑ 症例2　p.152
- ㉑ 症例3　p.153

第3章　毛包性角化を示す突出性結節

㉒ 外毛根鞘腫　Trichilemmoma

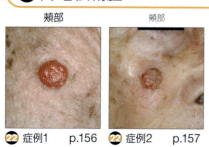

頬部／頬部
- ㉒ 症例1　p.156
- ㉒ 症例2　p.157

17

㉓ 悪性外毛根鞘腫　Malignant trichilemmoma

指背　　　　　　前腕　　　　　　頬部　　　　　　側頭部

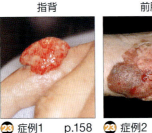
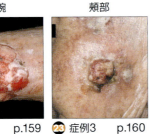
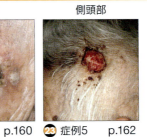

㉓ 症例1　p.158　　㉓ 症例2　p.159　　㉓ 症例3　p.160　　㉓ 症例5　p.162

㉔ 毛包癌②　Trichilemmal carcinoma
㉕ 毛包癌③　Trichilemmal carcinoma
㉖ 毛包癌④　Trichilemmal carcinoma

Malignant trichilemmomaからの浸潤　　角栓の多発例　　de novo発症例　　（左の拡大）

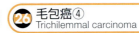
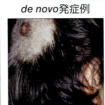
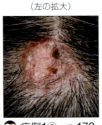

㉔ 症例1　p.163　　㉕ 症例1　p.167　　㉖ 症例1①　p.170　　㉖ 症例1②　p.170

第4章　脂腺細胞，脂腺組織

㉗ Fordyce状態　Fordyce's condition

乳暈　　　　　　陰茎表皮　　　　　口唇部

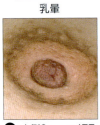
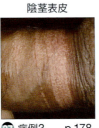
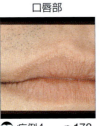

㉗ 症例2　p.177　　㉗ 症例3　p.178　　㉗ 症例4　p.178

㉗ （老人性）脂腺増殖症　(senile) sebaceous hyperplasia

脂腺増殖症（若年性）　老人性脂腺増殖症

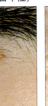
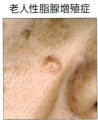

㉗ 症例5　p.179　　㉗ 症例6　p.180

臨床像からみた目次

㉘ 脂腺腺腫　Sebaceous adenoma

鼻背部

㉘ 症例3　p.183

背部
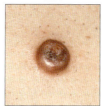
㉘ 症例4　p.184

㉙ 脂腺腫　Sebaceoma

頭部
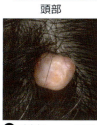
㉙ 症例1　p.185

頭部
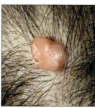
㉙ 症例2　p.187

眼瞼縁

㉙ 症例3　p.188

頭部
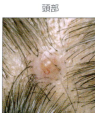
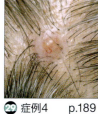
㉙ 症例4　p.189

眉毛部
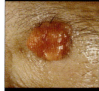
㉙ 症例5　p.190

脂腺母斑から生じた例
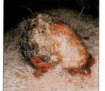
㉙ 症例6　p.191

㉚ 脂腺癌　Sebaceous carcinoma

眼瞼縁
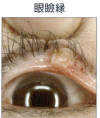
㉚ 症例1　p.192

眼瞼縁・高分化型
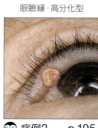
㉚ 症例2　p.195

乳房部
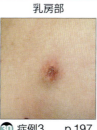
㉚ 症例3　p.197

脂腺母斑に続発
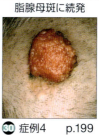
㉚ 症例4　p.199

㉛ 毛盤腫　Trichodiscoma

下眼瞼

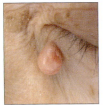

㉛ 症例1　　p.201

第5章　液性嚢腫

㉜ エクリン汗嚢腫　Eccrine hidrocystoma

眼瞼周囲　　　　眼瞼周囲　　　　口唇（左の症例）　　眼瞼周囲

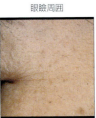 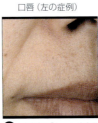 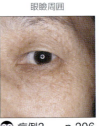

㉜ 症例1　p.204　㉜ 症例2①　p.205　㉜ 症例2②　p.205　㉜ 症例3　p.206

㉝ アポクリン汗嚢胞　Apocrine hidrocystoma

内眼角　　　　下眼瞼　　　　外眼角

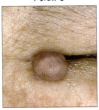 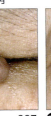 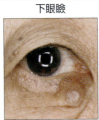 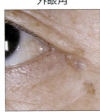

㉝ 症例1　p.207　㉝ 症例2　p.208　㉝ 症例3　p.209

上眼瞼　　　　下眼瞼・青黒い結節　　　耳介

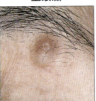 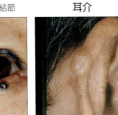

㉝ 症例4　p.210　㉝ 症例5　p.211　㉝ 症例6　p.212

臨床像からみた目次

㉞ Poroid hiradenoma　ポローマ様汗腺腫

頭部
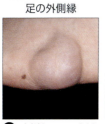
㉞ 症例1　p.213

足の外側縁
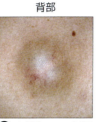
㉞ 症例2　p.216

背部
㉞ 症例3　p.217

腋窩
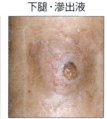
㉞ 症例4　p.218

下腿・滲出液
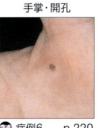
㉞ 症例5　p.219

手掌・開孔
㉞ 症例6　p.220

（Poroid hidradenoma：
㊳ 症例21-24（p.256〜258）も参照）

第6章　真皮内の汗管増生

㉟ 汗管腫　Syringoma

眼瞼周囲
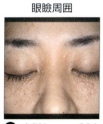
㉟ 症例1　p.224

額部
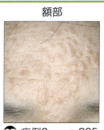
㉟ 症例2　p.225

腹部・帯状
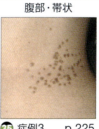
㉟ 症例3　p.225

腹部・播種状
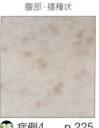
㉟ 症例4　p.225

大陰唇
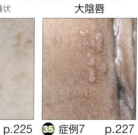
㉟ 症例7　p.227

㊱ Tubular adenoma　管状腺腫（仮称）

大腿部
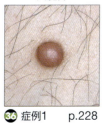
㊱ 症例1　p.228

㊲ アポクリン汗腺癌①　Apocrine carcinoma

耳前部
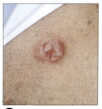
㊲ 症例1　p.230

目次3 臨床像からみた目次

第7章 真皮内の汗管増生

38 （エクリン）汗孔腫　(eccrine) Poroma

①扁平な局面　　扁平な局面・大腿部　　②顆粒状局面　　顆粒状局面・足背　　顆粒状局面

㊳ 症例1　p.236　　㊳ 症例2　p.237　　㊳ 症例3　p.238　　㊳ 症例4　p.238　　㊳ 症例5　p.239

顆粒状局面　　顆粒状局面・大型　　③テーブル状紅色結節　　テーブル状紅色結節・増大　　テーブル状紅色結節・大型化

㊳ 症例6　p.240　　㊳ 症例7　p.241　　㊳ 症例8　p.242　　㊳ 症例9　p.243　　㊳ 症例10　p.243

④茸状有茎性結節　　茸状有茎性結節　　茸状有茎性結節　　茸状有茎性結節・色素沈着　　茸状有茎性結節・色素沈着

㊳ 症例11　p.245　　㊳ 症例12　p.246　　㊳ 症例13　p.247　　㊳ 症例14　p.248　　㊳ 症例15　p.249

⑤なだらかに隆起する結節　　なだらかに隆起する結節　　なだらかに隆起する結節・色素沈着　　なだらかに隆起する結節・色素沈着　　⑥色素性汗孔腫

㊳ 症例16　p.250　　㊳ 症例17　p.251　　㊳ 症例18　p.252　　㊳ 症例19　p.253　　㊳ 症例20　p.255

38 エクリン汗孔腫（続き）

⑦Poroid hidradenoma　Poroid hidradenoma　Poroid hidradenoma　Poroid hidradenoma

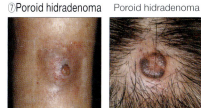
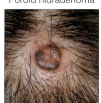
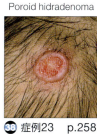
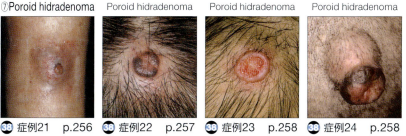

（Poroid hidradenoma：
34 p.213〜も参照）

38 症例21　p.256　　38 症例22　p.257　　38 症例23　p.258　　38 症例24　p.258

⑧頭部の症例　　頭部の症例　　頭部の症例

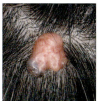
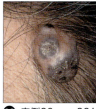
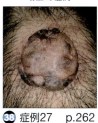

38 症例25　p.260　　38 症例26　p.261　　38 症例27　p.262

39 澄明細胞汗腺腫　Clear cell hidradenoma

額部　　solid and cystic hidradenoma　　（左の拡大像）　　cystic hidradenoma　　solid nodular hidradenoma

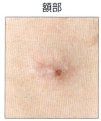
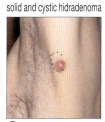
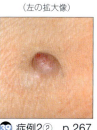
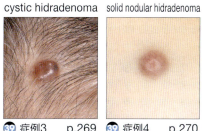
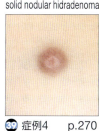

39 症例1　p.265　　39 症例2①　p.267　　39 症例2②　p.267　　39 症例3　p.269　　39 症例4　p.270

40 アポクリン汗孔腫　Apocrine poroma

頭部　　ダーモスコピーで白い網目

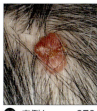
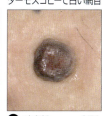

40 症例1　p.272　　40 症例2　p.274

㊹ ㊷ ㊸ ㊹ 汗孔癌　Porocarcinoma

①臨床では良性　　　臨床では良性　　　②臨床では良性を思わせた例

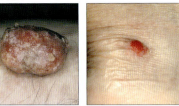
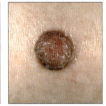

㊶ 症例1　p.276　　㊶ 症例2　p.277　　㊷ 症例1　p.280

③典型例　　　　　④浸潤・転移の例　　浸潤・転移の例・頭部

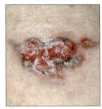
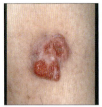
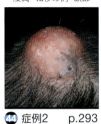

㊸ 症例1　p.284　　㊹ 症例1　p.289　　㊹ 症例2　p.293

第8章　乳頭状増生

㊺ 乳頭状汗管囊胞腺腫　Syringocystadenoma papilliferum

頰部　　　　　　　頭頂部　　　　　　脂腺母斑に続発

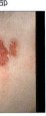
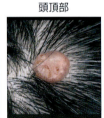
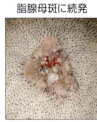

㊺ 症例1　p.298　　㊺ 症例2　p.299　　㊺ 症例3　p.302

臨床像からみた目次

第9章 筋上皮細胞，管腔，毛包分化，間葉組織

㊻ 皮膚混合腫瘍　Mixed tumor of the skin

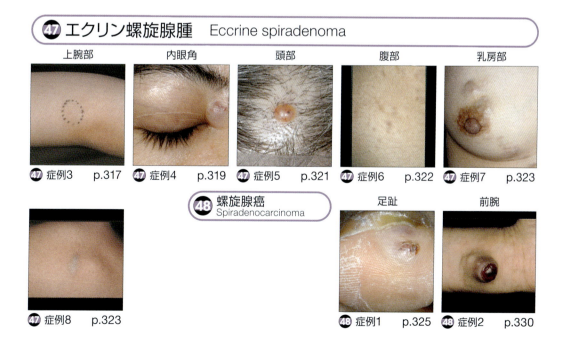

鼻部　　　　鼻部2　　　　鼻部3　　　　人中部　　　　上口唇
㊻ 症例1　p.304　㊻ 症例2　p.305　㊻ 症例3　p.306　㊻ 症例4　p.307　㊻ 症例5　p.308

頬部　　　　外眼角　　　　鼻下　　　　上口唇・再発
㊻ 症例6　p.309　㊻ 症例7　p.310　㊻ 症例8　p.311　㊻ 症例9　p.312

第10章 螺旋状・階層状の増殖

㊼ エクリン螺旋腺腫　Eccrine spiradenoma

上腕部　　　　内眼角　　　　頭部　　　　腹部　　　　乳房部
㊼ 症例3　p.317　㊼ 症例4　p.319　㊼ 症例5　p.321　㊼ 症例6　p.322　㊼ 症例7　p.323

㊽ 螺旋腺癌　Spiradenocarcinoma

　　　　　　　　　　　　　　足趾　　　　前腕
㊼ 症例8　p.323　　　　㊽ 症例1　p.325　㊽ 症例2　p.330

25

第11章 汗腺癌

49 アポクリン汗腺癌②

頭部

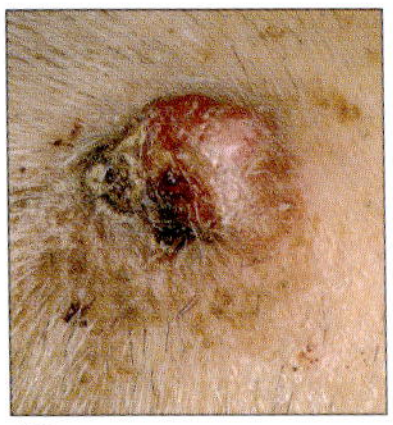

49 症例1　p.334

(50) 皮膚粘液癌 Mucinous carcinoma of the skin

外眼角

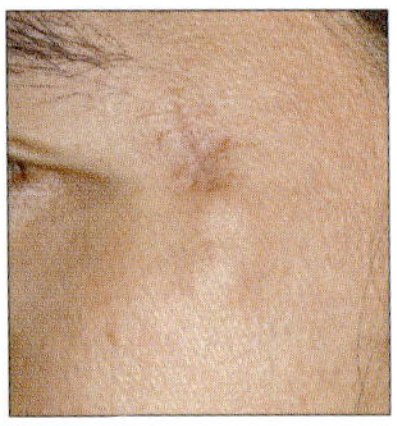

(50) 症例1　p.337

外眼角

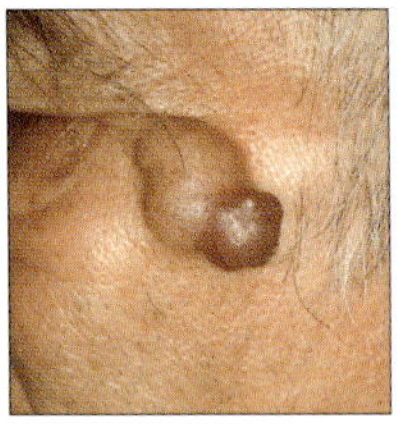

(50) 症例2　p.340

(51) 腺様嚢胞癌　Adenoid cystic carcinoma

頭部

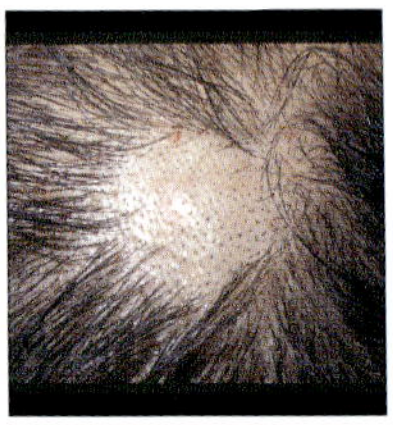

(51) 症例1　p.341

胸部

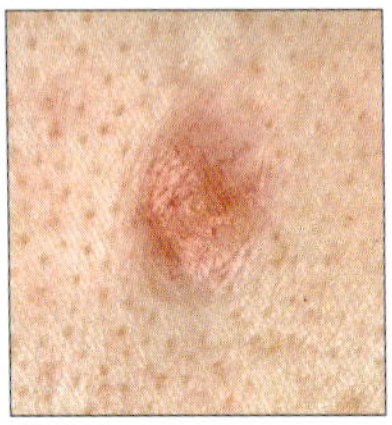

(51) 症例2　p.344

(52) 微小嚢胞性付属器癌（小嚢胞状付属器癌）（MAC）／汗管腫様癌（SC）

① SC

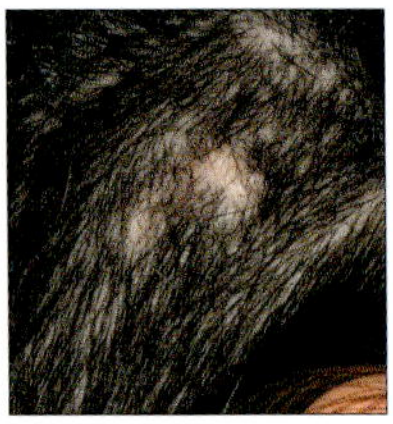

(52) 症例1　p.346

② MAC

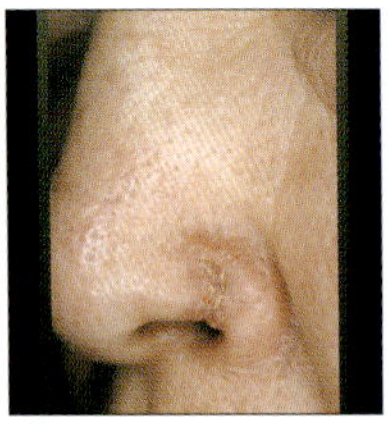

(52) 症例2　p.349

MAC
（神経周囲浸潤のない例）

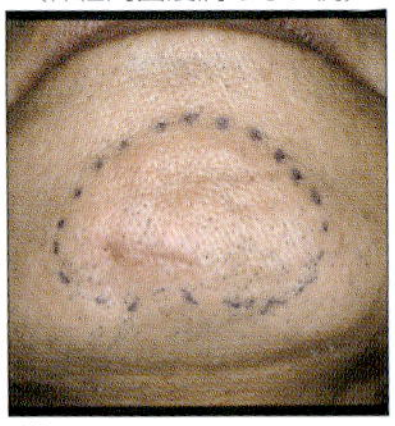

(52) 症例3　p.351

第12章 他科領域の病変

53 副乳　Accessory mamma (breast, nipple)

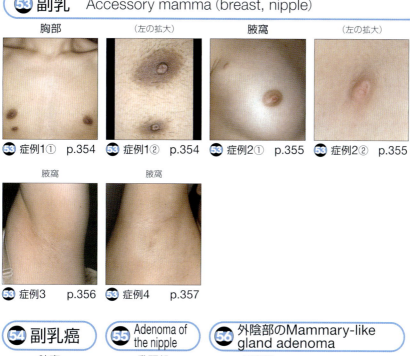

胸部　　（左の拡大）　　腋窩　　（左の拡大）

53 症例1①　p.354　　53 症例1②　p.354　　53 症例2①　p.355　　53 症例2②　p.355

腋窩　　腋窩

53 症例3　p.356　　53 症例4　p.357

54 副乳癌　　55 Adenoma of the nipple　　56 外陰部のMammary-like gland adenoma

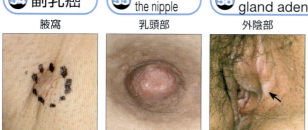

腋窩　　乳頭部　　外陰部

54 症例1　p.358　　55 症例1　p.360　　56 症例1　p.363

57 乳頭状汗腺腫　Hidradenoma papilliferum

外陰部　　外陰部　　外陰部

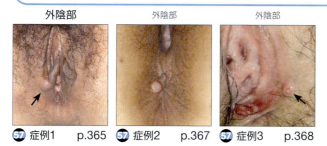

57 症例1　p.365　　57 症例2　p.367　　57 症例3　p.368

㊽ 子宮内膜症　Endometriosis

臍部
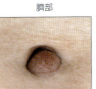
㊽ 症例1　　p.369

臍部
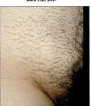
㊽ 症例2　　p.370

鼠径部
㊽ 症例3　　p.371

㊾ 鰓（裂）嚢胞，側頸嚢胞　Branchial (cleft) cyst, lateral cervical cyst

頸部
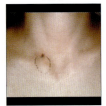
㊾ 症例1　　p.374

頸部
㊾ 症例2①　p.375

（左の拡大）
㊾ 症例2②　p.375

㉖ 副耳下腺腫瘍　Accessory parotid gland tumor

頰部
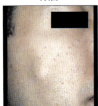
㉖ 症例1　　p.377

㉗ 傍外尿道口嚢胞
Parameatal cyst

外尿道口
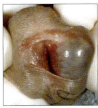
㉗ 症例1　　p.379

㉗ （陰茎，正中）縫線嚢腫
(penile, median) raphe cyst

陰茎部
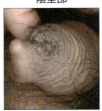
㉗ 症例2　　p.380

第13章 内臓癌の皮膚転移

62 内臓癌の皮膚転移　Cutaneous metastasis of visceral cancer

①膵臓癌

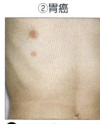

62 症例1　p.382

②胃癌　　　　　（左の拡大）

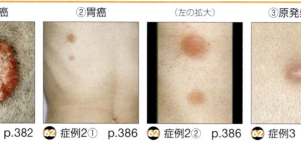

62 症例2①　p.386　　62 症例2②　p.386

③原発巣不明

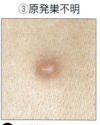

62 症例3　p.388

④肺癌

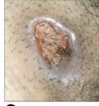

62 症例4　p.389

⑤肺小細胞癌

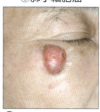

62 症例5　p.390

序論① 皮膚付属器腫瘍の臨床診断
①その考え方

はじめに

　付属器腫瘍を疑ったときにどういう考え方をすれば臨床診断が絞り込めるか，本項はこれがテーマです．病理をみなければ決着がつかない，それはそのとおりです．しかし，臨床診断を突き詰めずに安易に生検に頼っていては，いつまで経っても臨床の力はつきません．臨床情報からどこまで診断に迫れるか，その訓練を常に行っていればいつか必ず（良い）報いがあります．そして，この思考過程・訓練は腫瘍だけでなく，炎症性疾患においても同じです．

① 腫瘍表面を覆う皮膚に変化があるか，ないか？

　表皮内の汗管や毛包に分化・由来する腫瘍であれば，表皮内の増殖が基本なので，腫瘍の表面になんらかの変化が臨床的に観察されるはずです．

　真皮内あるいは皮下成分の病変ならば，被覆表皮には変化は来さずに周辺の皮膚と同様，正常に保たれています．

　つまり，**表面が肥厚していたり，角化やびらんなどがあれば表皮の腫瘍，正常な皮膚が被さっていれば皮内・皮下の腫瘍**ということです．

② 腫瘍のふくらみ具合はどうか？

　さらに，皮内・皮下で結節が増殖すれば，その圧力・容積によって表面皮膚はもち上げられ，腫瘍は皮面から隆起してきます．この隆起の具合は結節と皮膚との距離によって規定され，皮膚面との距離の短い（つまり浅在性の腫瘤）ほど突出度が強く，皮膚面から遠い（深い腫瘤）ほど隆起の具合はなだらかです．

　皮膚から盛り上がっている病変は皮内腫瘍，こんもりとなだらかなふくらみは皮下腫瘍と考えて間違いありません．

③ 被覆皮膚と腫瘍との可動性はどうか？

　もう一つ，皮膚と腫瘍の間の距離・腫瘍の局在位置に相関するのは，被覆皮膚と腫瘍との可動性です．

　炎症や線維化がないと仮定して，**浅在性であれば可動性は少なく，深在性になるほど可動性は増してきます．**

　ただし，"下床との可動性"は皮膚腫瘍の場合はあてになりません．皮膚の下には脂肪，筋膜，筋肉，骨膜があるわけですから，それらの組織の上に腫瘍が乗っかっていれば，さらに一層下の組織との間で可動性は保たれます．可動性が不良となるのは，骨にまで浸潤・癒着した深部浸潤性の悪性腫瘍に限ったことです．

おわりに—大切なこと

　まずこのような考え方で大雑把に見当をつけ，それからさらに詳しく診察していけば，臨床診断の精度は向上するはずです．

　そして，視診，触診所見と病理標本の全体像を対比する習慣をつけてください．いきなり顕微鏡をみないで，まずプレパラートそのものを肉眼で観察するのです．そうすれば，今まで私が書いてきたことが一目で明らかにわかります．この臨床・病理相関をくり返しているうちに，臨床をみただけで組織所見が，病理をみれば臨床像が想像できるようになります．

（初出：大原國章：J Visual Dermatol 1: 588, 2002 より一部改変）

序論② 皮膚付属器腫瘍の臨床診断
②その手順

　前項では付属器腫瘍の臨床診断にあたって，腫瘍の表面皮膚の状態，隆起の具合と腫瘍の深さの相関，理学所見，これらを組み合わせてアプローチしようという考え方を紹介しました．

　ここではさらに進んで臨床所見の取りかたと考え方を，診察の手順に沿って問診，理学所見，画像診断の順で私なりに述べます．

1　病歴の聴取，問診

　なんだそんなことわかってるよ，と馬鹿にしてはいけません．問診の仕方にも明らかに上手・下手があります．きちんと聴取された現病歴を読むだけで診断が浮かぶことがあるくらいですから．ただし，患者の供述・記憶はもっとも基本的な情報であることは確かですが，必ずしもあてにはならないこともわきまえておかねばなりません．

① 家族歴

表1-1　家族歴

		本書ページ
家族発生のある腫瘍	・汗管腫	224
	・多発性毛包上皮腫	124
	・多発性毛包嚢腫	86
	・多発性石灰化上皮腫	112

　汗管腫，多発性毛包上皮腫，多発性毛包嚢腫，多発性の石灰化上皮腫（毛母腫）は家族発生が知られています．家系内同症の有無，これを聞いておくだけで診断の助けになります．

② 発症年齢

表1-2　発症年齢

		本書ページ
成人発症（幼小児には稀）	・表皮嚢腫	46
幼小児	・石灰化上皮腫	112
	・皮下皮様嚢腫	89

　どの腫瘍にも好発年齢がありますので，発症年齢が診断の決め手になることがあります．表皮嚢腫はもっともありふれた皮膚腫瘍ですが成人発症が普通です．ですから，幼小児の皮内・皮下腫瘤をみたときは，表皮嚢腫の可能性は低くなります．眉毛周囲に生じた筋層下の，弾力性のある結節であれば皮下皮様嚢腫を第一に考えます．また atheroma brei 様の排膿があったとしても，幼小児であれば石灰化上皮腫か，毛包腫のような角化能のある腫瘍を疑うべきです．

③ 性別

表1-3 性別

		本書ページ
男子に多い腫瘍	・多発性毛包嚢腫	86
女子に多い腫瘍	・石灰化上皮腫 ・エクリン汗嚢腫 ・汗管腫 ・乳頭状汗腺腫	112 204 224 365

　頻度に性別の知られている腫瘍があり，男子のほうに多いものは多発性毛包嚢腫が，女子に多いものは石灰化上皮腫，エクリン汗嚢腫，汗管腫，乳頭状汗腺腫があります．

④ 季節変動

表1-4 季節変動

		本書ページ
夏季に増大する腫瘍	・汗管腫 ・エクリン／アポクリン汗嚢腫	224 204, 207

　汗の分泌・貯留に関連する病変では，発汗の亢進により腫瘤が増大したり目立つことがあります．汗管腫，エクリン／アポクリン汗嚢腫などがこの例です．

⑤ 経過・増殖速度

表1-5 経過・増殖速度

		本書ページ
急に増大して炎症を伴う腫瘍	・表皮嚢腫の二次感染（炎症性表皮嚢腫） ・汗腺腫瘍の二次感染 ・角化性腫瘍（石灰化上皮腫・毛包腫）	49 5章〜11章（汗腺腫瘍） 112, 99

　腫瘍性病変の経過は緩慢なことのほうが多くて，急激な発症経過はむしろ炎症性・反応性変化を疑います．付属器腫瘍ではありませんが足底の色素斑の場合でも，あるときに突然気づいたというときは母斑細胞母斑や悪性黒色腫ではなくて出血斑のことがしばしばです．同様に，急速に増大する角化性腫瘤であれば，有棘細胞癌よりはケラトアカントーマか尋常性疣贅の確率のほうが高いです．

　既存の皮内・皮下結節が急に増大して炎症を伴うときは，表皮嚢腫の二次感染を考えるべきです．ただしこのような場合は，後述するように"頻度順の診断"が成立しますので，石灰化上皮腫や毛包腫のような角化性腫瘍も鑑別に入れておかなければなりません．また，汗腺腫瘍の嚢腫内に二次感染が生じた可能性も考慮すべきです．

2 理学所見

① 部位

表2-1 部位

部位		本書ページ
顔面・頭部	・汗腺系・毛包系腫瘍	
腋窩・陰部	・アポクリン系腫瘍	
軀幹・四肢	・エクリン系腫瘍	
手掌・足底の皮内硬結	・エクリン汗孔腫（好発） ・毛包系腫瘍はほとんどない ・外傷性表皮囊腫	234 82

もっと詳しく

被髪部・浅在性囊腫	・trichilemmal cyst	60
鼻・顔面正中部・皮内結節	・皮膚混合腫瘍	304
小児・眉毛・耳前部・硬い皮内結節	・石灰化上皮腫	112
眼瞼・皮膚色の多発性小隆起	・汗管腫	224
眼瞼・透光性，半球状小結節	・エクリン汗囊腫	204
女性陰部・皮内結節	・乳頭状汗腺腫	365
掌蹠・角化性またはびらん性結節	・エクリン汗孔腫	234

　顔面，頭部は付属器の多いところなので，汗腺系・毛包系腫瘍ともによくみられます．腋窩，陰部ではアポクリン系腫瘍の頻度が高く，軀幹・四肢ではエクリン系のほうが勝ります．手掌・足底では毛包系腫瘍は例外的で，エクリン汗孔腫が好発しますし，外傷性表皮囊腫も発生します．

　個別に代表例を列挙すると，成人被髪部の浅在性囊腫は trichilemmal cyst，鼻を中心とした顔面正中部の突出性皮内結節は皮膚混合腫瘍，小児で眉毛・耳前部の硬い皮内結節は石灰化上皮腫，眼瞼の皮膚色の多発性小隆起は汗管腫，眼瞼を中心とした顔面の透光性のある半球状小結節はエクリン汗囊腫，女性陰部の皮内結節は乳頭状汗腺腫，掌蹠の角化性・びらん性結節はエクリン汗孔腫といったところです．

② 単発か多発か

表2-2 単発，多発

		本書ページ
多発性	・汗管腫 ・trichoepithelioma papulosum multiplex ・multiple follicular cyst（sebocystomatosis）	224 124 86
ときに多発性	・石灰化上皮腫 ・trichilemmal cyst	112 60
局所的な集簇発生	・エクリン螺旋腺腫	316

　これはあまり診断の決め手にはなりませんが，本来的に多発性の腫瘍には汗管腫，trichoepithelioma papulosum multiplex，multiple follicular cyst（sebocystomatosis），ときに多発することがあるものは石灰化上皮腫，trichilemmal cyst，局所的に集簇発生する腫瘍にはエクリン螺旋腺腫があります．

③ 疼痛

表2-3 疼痛

		本書ページ
疼痛を伴う付属器腫瘍	エクリン螺旋腺腫	316
（参考）神経腫瘍・血管性腫瘍ではしばしば疼痛を伴う		

神経腫瘍や血管性腫瘍では疼痛を伴うことがしばしばですが，付属器腫瘍ではエクリン螺旋腺腫（**図1，2**）が有痛性腫瘍として知られています．

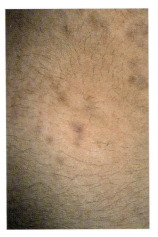

図1 25歳，女性．腹部の多発性で有痛性の結節（p.322参照）
指腹で触れると，こりっと充実性．浅在性の場合は横方向からは摘みにくい．褐紫色にみえる．有痛性，多発性からエクリン螺旋腺腫を疑った．

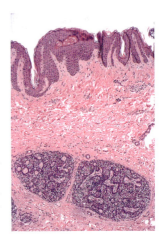

図2 図1の病理組織学的所見：皮内のエクリン螺旋腺腫
臨床的な色調は分泌液，血管を反映し，光の散乱も加味されている．

④ 透光性

表2-4 透光性

		本書ページ
液性嚢腫（汗腺腫瘍）	・澄明細胞汗腺腫	265
	・Poroid hidradenoma（エクリン汗孔腫）	213
	・エクリン／アポクリン汗嚢腫	204, 207
	・皮膚混合腫瘍	304

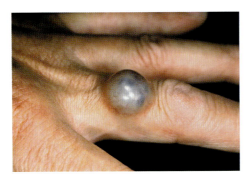

図3 74歳，男性．左中指の半球状に隆起する透光性のある結節
内部に不均一な青みがみられる．表面皮膚との可動性はない．

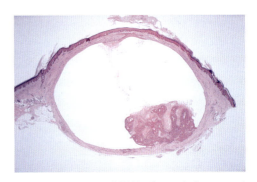

図4 図3の病理組織学的所見：皮内のcystic lesion
poroid hidradenoma（エクリン汗孔腫）．全体の青みは貯留液体とその内容物，濃い青みはpapillaryな細胞成分によると思われる．

分泌性・囊腫形成性の汗腺腫瘍の場合は腫瘍内に液体が貯留すると，透光性が出てきます（図3，4）．そして貯留する液体の量が多いほど"水っぽく"みえますし，水風船のようなぷよぷよした波動を感じます．澄明細胞汗腺腫，poroid hidradenoma（エクリン汗孔腫），エクリン／アポクリン汗囊腫や皮膚混合腫瘍などです．

⑤ 硬さ

表2-5 硬さ・触感

		本書ページ
碁石をはめ込んだような硬さ	・石灰化上皮腫	112

腫瘍を触っただけで，その硬さ・触感から診断がつくことがあります．石灰化上皮腫では碁石を皮膚にはめ込んだような硬さ・触感が特徴的です．

ただし，硬さは二次的要素で影響を受けることに注意しなければなりません．浅在性腫瘍ではほぼ直に腫瘍を触れることができますが，深在性になればなるほど指と腫瘍の間に介在する組織量が増しますので，実際よりも軟らかめ・弾性に感じます．また，腫瘍を構成する要素のうちで液性・角質性囊腫の割合が多くなれば軟らかめになってきます．とくに囊腫内容に炎症を伴なって排膿するようなときはなおさらです．

ところで，私が常々不満に思っていることは，学会の口演や論文の記述で硬さについての語彙がきわめて乏しいことです．だいたいが，弾性軟か弾性硬の2種類に限られています．きわめて多様な臨床像をたった2つの言葉だけで表現・分類できるわけがありません．硬いほうからいえば骨様硬や軟骨様硬，軟らかいほうなら波動性や圧縮性といった言葉だって使われてしかるべきです．どうも，指と腫瘍との間にある脂肪組織の触感を"弾性"と取り違えているのではないかと勘ぐりたくなります．同じ"硬さ"でも，その由来が細胞成分なのか，線維成分か，筋肉性か，石灰・骨性か，粘液性か，滲出液性・浮腫性か，それぞれによって感触に差があります．その違いにどれだけ指先，口先が敏感になれるか，これが診断力向上の分かれ目です．前項の「考え方」でも述べましたが，病理標本をみるときに，診察時の指先の触感と腫瘍を構成する成分の質と量を相関させてください．これをくり返していると，指先で病理組織が想像できるようになります（少し大げさかもしれませんね）．

ともあれ，自分の感じたままの表現をしたほうが相手にも伝わりやすいので，かっこよく言おうとしないで，俗っぽくたとえればよいと思います．木片様，消しゴム様，イカ刺身様，硬式（軟式）テニスボール様，羊羹様，白桃様，スポンジケーキ様，マシュマロ様，誰にでも連想できる材質なら，なんでもかまわないのです．

さて話がだいぶ脱線しましたが，硬さを修飾するもう一つの要素は病期です．たとえば小児期から存在していた石灰化上皮腫が成人期になると，骨化してさらに硬さを増してきます（→ p.118）．逆に，苺状血管腫では当初は内皮細胞が多いので充実性に触れますが，脂肪変性をおこして消褪し始めるとマシュマロ様，ふにゃふにゃに軟らかくなります．

このように考えてくると，硬さ一つとってもなかなか奥が深いですね．

⑥ 被覆皮膚の状態

表2-6 被覆皮膚の状態

		本書ページ
腫瘍表面に変化あり （角化，潰瘍，肉芽，湿潤，光沢）	・表皮内腫瘍	
腫瘍頂点が正常皮膚	・皮内・皮下腫瘍 　（例外・物理的刺激によるびらん・角化・水疱） 　（例外・経表皮的排泄）	
毛包一致性の中心陥凹	・毛包腫	99

　基本原則は，腫瘍の表面の皮膚になんらかの変化があれば表皮内腫瘍であり，腫瘍の頂点が正常皮膚で覆われていれば皮内・皮下の腫瘍です（特異的変化）．例外は，皮内・皮下の腫瘍でも物理的刺激によって表面（とくに結節の中央部分）がびらんしたり，角化しうることです（非特異的変化）．また，腫瘍組織が経表皮的排泄（transepidermal elimination）されると，表面に組織成分が露出してきます（perforating pilomatricoma：→p.116）．さらに，毛包一致性の病変では毛包に対応して中心陥凹がみられ（毛包腫），そこから毛が生えていることもあります．

⑦ 排出物（滲出液など）

表2-7 排出物（滲出液など）

		本書ページ
滲出液	・Poroid hidradenoma	213
膿汁中の白い石灰の粉末	・石灰化上皮腫	112

　表皮に開孔する汗腺腫瘍（poroid hidradenoma）では，症例によっては囊腫内に貯留した液体が皮表に排液され（→p.219, 256），それが確認あるいは聴取できれば診断に結びつきます．石灰化上皮腫が炎症をおこすと皮表に排膿しますが，膿汁をガーゼに吸い取ると小さな白い石灰の粉末がみえることがあり，これも診断に役立ちます．

⑧ 皮内か皮下か

表2-8 皮内か皮下か

＊深さにより触診の感触が異なる

　今まで皮内・皮下という用語をずいぶん使ってきていますが，ここで確認しておきたいことは，皮内とは真皮内であり，皮下とは脂肪織以下ということです．

　先ほどの"弾性軟・弾性硬"と同じように，結節表面が正常皮膚で覆われていれば，実際の深さにかかわらずすべて皮下腫瘍と表現される傾向があります．これは正しくないので，是正すべきです．たとえば，dermal duct tumor（エクリン汗孔腫の皮内型）は真皮内汗管の腫瘍ですから，真皮内つまり皮内結節です．石灰化上皮腫は毛母の腫瘍ですから，皮内から皮下にかけての結節です．エクリン螺旋腺腫は汗管分泌部の腫瘍ですので脂肪織内，つまり皮下の腫瘍として触れます（→p.316）．皮下皮様囊腫（dermoid cyst）は筋層下に発生します（→p.89）．それぞれ，その深さに応じて触診の感触が異なります．

　付属器腫瘍の発生病理から考えれば，個々の腫瘍にはそれぞれ特有の局在位置・深さがあるのが理解されるでしょうし，病理標本を見れば一目瞭然です．この深さの触感も"硬さ"と同じように，指先，頭，口先の訓練をすべきです．

⑨ 色

表2-9 色

黄色	・脂肪細胞，泡沫細胞，脂腺，細胞壊死（面皰壊死）
黒・青・褐色	・メラニン ・出血 ・液体貯留 ・光の屈折 ・表皮肥厚・角質増殖　などさまざま
赤	・血管拡張 ・角層の異常　などさまざま
白	・角質，石灰化
透明感・透光性	・液体貯留

　腫瘍の示す色調は臨床診断の決め手になることもありますが，逆に診断を迷わせる罠にもなりえます．

　黄色調は脂肪細胞や泡沫細胞を意味しますので，診断に有用（診断的・疾患特異的，diagnostic・pathognomonic）です（図5）．黄色の点状，塊状構造は，脂腺や面皰壊死のことがあります（→毛包癌，p.167，170）．

　しかし，黒，青，褐色となるとその意味合いはさまざまで，必ずしもメラニンによるとは限りません．黒っぽくみえても出血（ヘモジデリン）だったり，青い色が液体貯留（澄明細胞汗腺腫，→図3，4）や血管増生，角質貯留（多発性毛包囊腫），光の屈折のせいのこと（エクリン螺旋腺腫：図1，2）や，褐色が表皮肥厚・角質増殖の結果（エクリン汗孔腫）ということもありえます．メラニンにしても，毛包腫瘍（石灰化上皮腫）だけでなく汗腺腫瘍（エクリン汗孔腫）でもメラニン産生がおこります．

　赤みについても血管拡張だけでなく，角層の異常なども関与します（図6，7）．このように，色からのアプローチにはさまざまな要素を考慮に入れねばなりません．

　また前述のように，色ではありませんが透明感の認識も大切で，液体成分の貯留する汗腺腫瘍では表面皮膚を通して透明感・透光性がみられます．

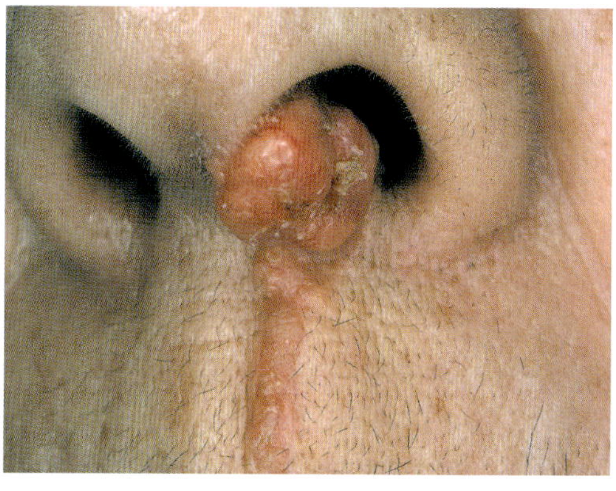

図5　71歳，女性．橙色の多房性結節
顔面の脂腺母斑に生じた黄色みのある結節なので脂腺腫瘍と臨床診断した．

序論② 皮膚付属器腫瘍の臨床診断 ②その手順

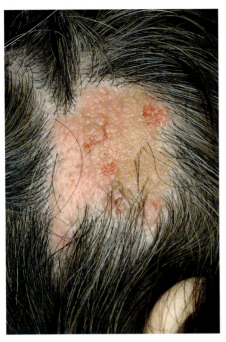

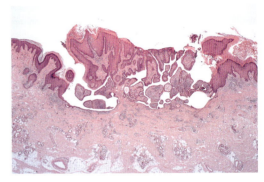

図6 45歳，女性．脂腺母斑の局面内に散在する紅色びらん（p.153 参照）
母床（脂腺母斑），色（赤み）から乳頭状汗管嚢胞腺腫（→ p.298）を考えた．

図7 図6の病理組織学的所見：典型的な乳頭状汗管嚢胞腺腫の像
臨床像の赤みの解釈はむずかしいが，おそらく角層の異常，血管増生・拡張に起因する．

⑩ 前駆病変

表2-10 前駆病変

		本書ページ
脂腺母斑からの続発	・乳頭状汗管嚢胞腺腫	298
	・毛芽腫	150
	・脂腺腫瘍	191

　脂腺母斑からはいろいろな二次性腫瘍が続発し，乳頭状汗管嚢胞腺腫（→ p.153，298，図6，7），毛芽腫（→ p.150），脂腺腫瘍（→ p.191）がよく知られています．表皮母斑からも二次腫瘍ができることがありますが，頻度はかなり低いです．熱傷瘢痕や放射線皮膚炎は発癌母地ですが，付属器腫瘍が発生することはあまりありません．それは，汗腺や毛包そのものが減少・消失しているためです．

⑪ 表面の潰瘍化

　腫瘍の表面がびらん，潰瘍化していると悪性を疑うのが基本ではありますが，物理的な刺激，圧迫などで皮膚が障害されることもあるし，腫瘍の増大に伴って皮膚が菲薄化・脆弱となった結果もあり，元来皮膚に開孔していた部分の拡大も考えられます（PTC，TCの項を参照 → p.63，74）．

3 画像診断

　皮膚腫瘍は体表に位置していますから目でみて，手で触れることができます．そのことは臨床診断において他科にない強みといえるのですが，それと裏腹に，medical electronics（ME）の導入を遅らせた足かせともいえます．肉眼でみることのできない内臓病変をいかに目で見えるようにするか，内視鏡，CT，MRI，超音波をはじめとして ME はこれを目標として発展してきました．これからは皮膚科領域においてもこれの進歩を積極的に取り入れて，診断精度や治療効率・成績をさらに向上させるべきです．

① 超音波

　皮膚科領域では 7.5〜12MHz の周波数の超音波機器が用いられます．この検査により腫瘍そのものの性状，腫瘍の局在（深さ，周囲組織との関係），腫瘍の広がりなどの情報が非侵襲的にしかも手軽に得られます[1〜4]．また，腫瘍内外への血流動態も知ることができ，悪性・良性の判断の一助になりえます．

　付属器腫瘍の場合，超音波を使えば腫瘍の局在・深さはきわめて容易かつ正確に画像上に描出できます．その結果，術前診断は正確さを増し，手術の能率も上がります．

　疾患によっては超音波画像による腫瘍内部の毛髪（dermoid cyst）や石灰化（石灰化上皮腫）が hyperechoic shadow として描出され，診断に結びつきます（**図 8〜12**）．

② ダーモスコピー

　本シリーズの 1 巻[5]を読んでいただければその原理・方法はおわかりになると思いますが，表面皮膚を透して浅在性の内部変化を皮膚面と平行・水平方向に観察できます．皮膚の内部構造が診察の現場で手軽に，しかも生（なま）のまま無侵襲に透視できるのです．

　今まではどちらかというと主に色素性病変の観察に使われてきましたが，それ以外の皮膚腫瘍や炎症疾患にも有用です．本書にもエクリン汗孔腫の血管拡張（→ p.239 など），毛包腫の毛髪（→ p.99），澄明細胞汗腺腫の貯留液（→ p.269），脂腺腫の脂肪（→ p.189 など），石灰化上皮腫の石灰（→ p.114 など）の確認例を載せてありますので，有用性を実感していただけたことでしょう．どうぞ，読者の皆さんも積極的にダーモスコピーを応用していただきたいと考えます．

③ 画像診断の利点と落とし穴

　画像検査の利点は，診断・手術の効率化だけにはとどまりません．画像を患者に見せることにより，患者自身が自分の病気をよく理解でき治療意欲がわくこと，医師にとっても病状説明が楽で，しかも説得力が増すこと，医師・患者の信頼関係が深まることなどです．

　しかし，機器に頼りすぎるあまりに理学所見の観察がおろそかになってはいけません．そして，technical failure, error がありうること，画像所見の解釈の限界にも注意しておくべきです．とくに悪性腫瘍では，腫瘍をとりまく炎症，リンパ球浸潤のために腫瘍の境界が過大評価されがちです．画像診断の実際を**図 13〜17** に提示しておきます．

序論② 皮膚付属器腫瘍の臨床診断 ②その手順

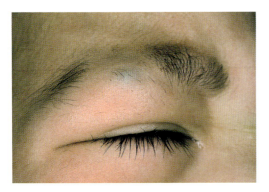

図8 9歳，女児．上眼瞼の青っぽい皮下結節
眼瞼皮膚は薄いため，皮下にある腫瘍でも表面からの実際の距離は短く浅い．浅在性の腫瘍は光の屈折・散乱（チンダル現象）のために青くみえる．皮膚，周囲組織との可動性は良好で，横方向からつまむことができる．

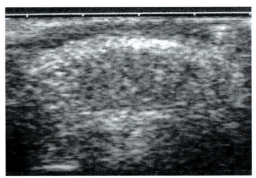

図9 図8の超音波所見
表皮嚢腫と異なり，内部が不均一でhyperechoicな陰影も散在している．ごつごつした碁石様の感触，年齢，部位も合わせ，石灰化上皮腫と診断．

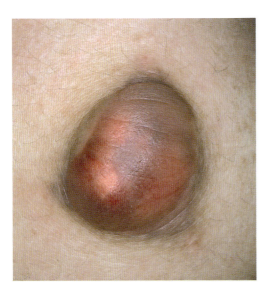

図10 26歳，女性．左肩の水疱様外観を呈する結節（p.115参照）
黄白色部分が透見できる．全体に赤みを帯び，青っぽい部分も混在する．摘むとごつごつと石様に硬い．水疱型石灰化上皮腫と診断．

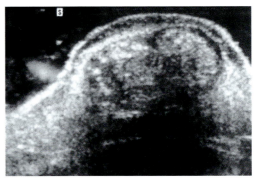

図11 図10の超音波所見
皮膚と結節の間にhypoechoicな隙間があり，結節内部にはhyperechoicな小さな陰影が散在している．

図12 図10の病理組織学的所見
組織全体像は超音波所見とよく一致している．表皮と結節の間は浮腫が高度で，臨床的な水疱様外観に一致する．

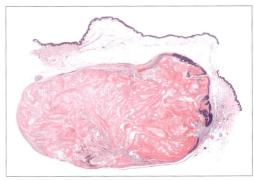

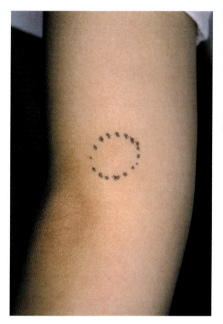

図13 29歳,女性.肘の内側の皮膚がごく軽度にもち上がっている(p.317参照)

表面皮膚自体には変化なく,被覆皮膚,周囲組織,下床との可動性は良好.充実性で消しゴム様の弾性に富む.皮下の弾力性結節ということで,リンパ節,血管平滑筋腫,神経鞘腫,エクリン螺旋腺腫を鑑別にあげた.皮下腫瘍では表面皮膚に色調の変化はない.

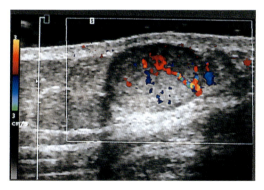

図14 図13のドップラーエコー
血管成分に富む,境界鮮明な充実性の皮下結節.

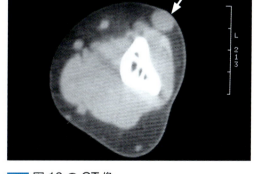

図15 図13のCT像
図14と同様に境界鮮明な結節として描出される(→).筋膜とは癒着していない.

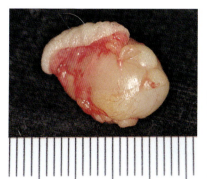

図16 図13の摘出標本
腫瘍は周囲組織と容易に剥離・摘出できた.皮膚との関係性をみる意味で表面皮膚を少し合併切除しているが,被膜に包まれた境界鮮明な皮下腫瘍では必ずしも表面皮膚を合併切除する必要はない.

序論② 皮膚付属器腫瘍の臨床診断 ②その手順

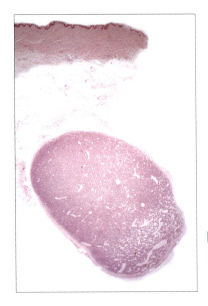

図17 図 13 の病理組織学的所見
組織は eccrine spiradenoma であった．事前の鑑別診断の中に含まれていればそれでよい．

4　診断

表4　臨床診断のプロセス

① 疾患の頻度順の思考	ありふれた疾患から考えはじめ，順次希少疾患に至る
② 腫瘍性以外の可能性	炎症，感染症，肉芽腫，代謝異常も念頭に置く
③ 良性か悪性か	
④ 所見を重要度順に整理	有意な所見と無意味・紛らわしい所見の区別
⑤ 診断の検討	ある診断に到達したら，逆に，その診断が今の所見に合致するか・矛盾がないかを検証
⑥ 異型・非典型の検討	

　さて，理学所見，画像所見が揃ったところでいよいよ診断です．
　まずありふれた疾患から考え始めて，順次，稀少疾患に至る，これが大原則です．私はこれを頻度順の思考と称しています．そして，腫瘍性病変と決めつけないで，炎症，感染症，肉芽腫，代謝異常なども念頭に置きます．さらに良性か悪性かの見当をつけます．少しでも悪性の可能性があるのとないのとでは患者への説明，生検の心構え・手順が違ってきます．あまりに"軽い"説明では，万一悪性のときに困りますが，さりとて脅かしすぎるのも考えものです．
　所見の解釈の仕方ですが，得られた情報を重要度順に整理するのが大切です．これさえあれば診断確定といった疾患特異的な所見，比較的特徴的な所見，いくつかの疾患に共通する所見，非特異的な所見，二次的な修飾像，除外診断に役立つ情報，これらを価値付けしていけば診断に到達しやすいと思います[6]．さらに，有意な所見と無意味，紛らわしい所見を区別しなければなりません．診断的な価値のない所見，情報へのこだわりは，誤診に結びつきます．

いろいろな所見を総合してある臨床診断に到達したら，今度は逆に，その診断なら今ある所見に合致するか・矛盾しないかを検討し直しましょう．いわば，数学の必要条件と十分条件のようなものです．

　たとえば，足底に多発性の角化性の小結節があったとしましょう．足底の角化性結節ならエクリン汗孔腫かもしれない．それではエクリン汗孔腫は多発するだろうか？　いや，足底疣贅の確率のほうが高いだろう．あるいは，足趾の側爪郭に血痂をつけた黒色結節があることに2週間前から気づいた場合ならどうでしょう？　足の黒色結節なら悪性黒色腫を疑います．しかし，悪性黒色腫なら2週間で発症するだろうか？　おそらく，血痂を付した血管拡張性肉芽腫の可能性が濃いだろう．こういった具合です．

　最後に，どんな疾患にも基本型・典型例とそれから外れた異型 variation・非典型例があることも忘れてはなりません．思い込みは誤診の母です．

　さあ，それでは手術室に行って生検しましょうか．

文献

1) 柴田真一ほか：皮膚臨床 42: 1135, 2000
2) 日野治子ほか：皮膚病診療 24: 197, 2002
3) 大畑恵之 責任編集：特集 "皮膚エコーの使い方いろいろ", J Visual Dermatol 3: 904-967, 2004
4) 神戸直智 責任編集：特集 "皮膚科領域の体表エコー", J Visual Dermatol 14: 518-601, 2015
5) 大原國章：大原アトラス1 ダーモスコピー, 学研メディカル秀潤社, 東京, 2014
6) 大原國章：病理と臨床 15: 915, 1997

（初出：大原國章：J Visual Dermatol 1: 660-666, 2002 より一部改変）

第 1 章

角質囊腫

1. 表在性

I 毛包漏斗部性の角化
　① 表皮囊腫（囊胞）
　② 炎症性表皮囊腫（粉瘤）
　③ 母斑の併存
　④ 石灰化
　⑤ 悪性化

II 毛囊峡部性の角化（毛包性角化）
　外毛根鞘囊胞
　増殖性毛包性囊胞
　（増殖性外毛根鞘囊腫）
　毛包癌 ① PTCからの浸潤

III 外傷性表皮囊腫
　外傷性（表皮）上皮囊腫

IV 脂腺細胞を含む（表在性）
　多発性毛包囊腫

2. 深在性

I 脂腺細胞を含む
　皮下皮様囊腫（皮膚皮様囊腫）

3. 放射状の二次構造

I 二次毛包
　毛包腫
II 放射状の脂腺
　Folliculo-sebaceous cystic hamartoma

4. 囊腫壁上皮の増殖

Inverted follicular keratosis

5. 石灰化（basophilic cells）

石灰化上皮腫／毛母腫

1章 角質嚢腫　1. 表在性　I 毛包漏斗部性の角化

1 表皮嚢腫（嚢胞）① Epidermal cyst

別名 粉瘤 atheroma

キーワード	
臨　床	におい，皮内結節，弾性軟
病　理	皮内，角質嚢腫，薄い上皮性の壁

表皮嚢腫（嚢胞）とは

　表皮嚢腫（嚢胞）は表皮成分が皮内に埋入して発生するのではなく，毛嚢漏斗部の狭窄・拡張が本態である．その意味で，毛包腫瘍の一型として取りあげることにした．

　表皮嚢腫（嚢胞）epidermal cyst（別名 粉瘤 atheroma）は皮膚腫瘍の中ではもっともありふれた病態で，しかも組織構築も単純なために，学術的興味をひかずになおざりにされがちであるが，色々な皮内，皮下腫瘍の鑑別の第一になる．

　成人の顔面に好発し，軀幹にもしばしばみられる．幼小児では稀である．基本的に皮内の病変であり，小さいうちは皮内硬結であるが大きくなるにつれて皮面に隆起してくる．眼囲などに多発する小さな稗粒腫 milium，にきびの前兆としての面皰 comedo も本質的には同一の病態である．

　皮膚面からなだらかに隆起し，やや青く透見され，触ると弾性軟であるが，炎症を生じると発赤を伴って波動を触れ，周囲に破れて肉芽組織を生じ，最終的には線維化・硬結となる．

治療

　基本的な治療は摘出手術である．既往の炎症によって，嚢腫壁が破綻して肉芽組織となっていることが少なくない．その場合，摘出手術の最中に，術者が嚢腫壁を傷つけたわけでもないのに，破綻している部分から内容物が漏れ出してくる．

症例 1

臨床像

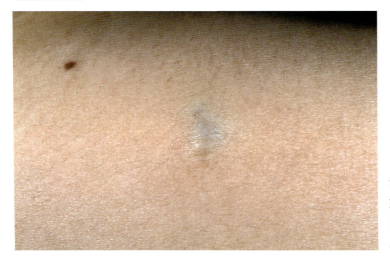

青く透見される皮内の結節である．症例によっては，頂点に皮膚表面への小さな開孔を有する．

①表皮嚢腫（嚢胞）①

症例1

術中所見

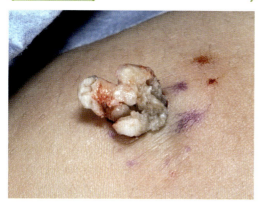

切開すると，特有のにおいのある，お粥状の角質（atheroma brei）が排出する．

検 体

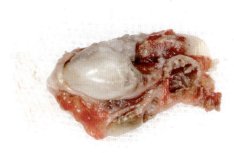

別症例．嚢腫壁は銀灰色で軟らかく，薄くて破れやすい．

病理組織像

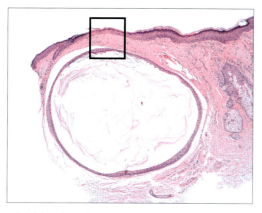

別症例．病理全体像の典型．皮内の単房性の嚢腫であり，内容物は薄い角質が層状・網目状に蓄積しているが，空隙が目立つことが多い．

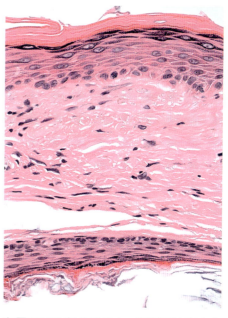

左図の囲み部分の拡大．嚢腫壁は表皮と同様な部分で構成されているが，角層の様子が違う．表皮では薄い膜状の角質が重積するのに対し，嚢腫の角層は籐箕の網目模様（basket weave）を呈する．

1章 角質嚢腫 1. 表在性　Ⅰ 毛包漏斗部性の角化

1 表皮嚢腫（嚢胞）①

症例2（嚢腫壁の破綻）

症例2 嚢腫壁の破綻

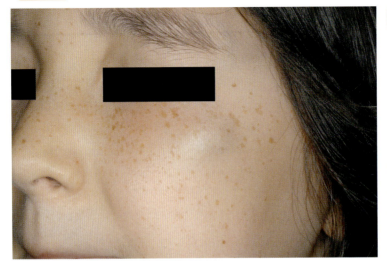

臨床像

9歳の女児．皮膚面をなだらかにもちあげている皮内硬結．青っぽく透見される．本人の言では炎症の既往はない．

病理組織像

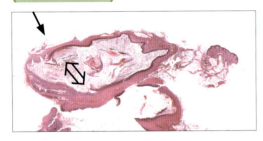

丁寧に剥離したつもりだったが，手術中にatheroma breiが漏れ出してきた．病理をみると，もともと嚢腫壁が破綻していたことがわかった（⇔）．

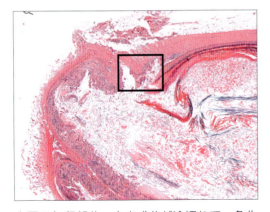

上図の矢印部分．上皮成分が途切れて，角化物に対する異物反応，肉芽組織で置換されている．

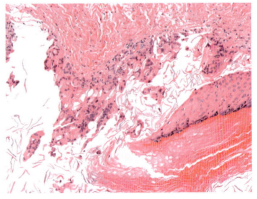

左図の囲み部分の拡大．この破綻部から，角質塊があふれ出したのである．

1章 角質嚢腫　1. 表在性　I 毛包漏斗部性の角化

2 表皮嚢腫（嚢胞）② 炎症性表皮嚢腫（粉瘤）
inflammatory epidermal cyst (atheroma)

キーワード	
臨　床	波動，膿瘍，炎症
病　理	炎症反応，コレステロール結晶（コレステリン），泡沫巨細胞，異物型巨細胞

炎症性表皮嚢腫とは
　表皮嚢腫は慢性の微小外力によって壁が破綻したり，嚢腫内への細菌感染のために炎症をおこすことが稀でなく，その場合，真皮内に流出した角質ケラチンは強い異物性反応，急性炎症を引きおこす．炎症がある程度収まっても上皮性の構造が残る限りは慢性炎症，肉芽組織，膿瘍が続く．そのまま吸収されて硬結を触れなくなる場合もある．

臨床
　臨床的には軽度に隆起する膨らみで，その外縁はやや陥凹する．触診では，時期によって波動を触れることや，線維化の硬さを触れることがある．浸潤細胞の影響で，やや青っぽくみえることが多い．

症例 1

臨床像

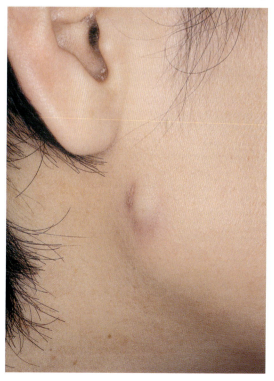

頂点は波動を触れる膿瘍・硬結で，周囲はやや陥凹している．

1章　角質囊腫　1. 表在性　I 毛包漏斗部性の角化

❷ 表皮囊腫（囊胞）② 炎症性表皮囊腫（粉瘤）

症例1

病理組織像

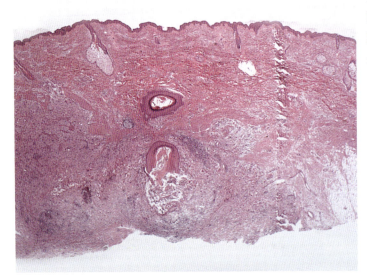

全体像：表皮に連続する囊腫構造の残存，破綻した囊腫壁の残骸があり，それを炎症細胞が取り囲む．

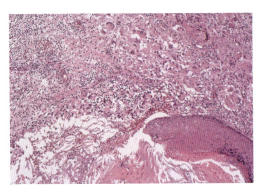

弱拡大：破綻した囊腫壁と，角質，それに起因するコレステロール結晶，異物型炎症がみえる．

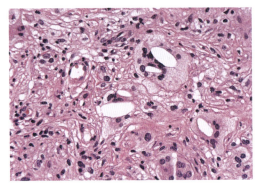

拡大：脂質を貪食した泡沫巨細胞とコレステロール結晶．

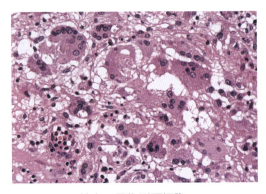

拡大：異物型巨細胞．

1章　角質嚢腫　1. 表在性　I 毛包漏斗部性の角化

3 表皮嚢腫（嚢胞）③ 母斑の併存
Epidermal cyst

キーワード	
臨　床	ホクロ，炎症，増大傾向
病　理	嚢腫，毛髪，炎症，母斑細胞

　顔面の小型で隆起性のホクロ・母斑細胞母斑には表皮嚢腫が併存していることがある．それが増大したり炎症をおこすと，ホクロの悪性化を心配して受診してくる患者がいる．

　また，Miescher 型のホクロには毛髪が貫通していることが多く，それが炎症を生じた場合にも同様な事例となる．

症例 1

臨床像

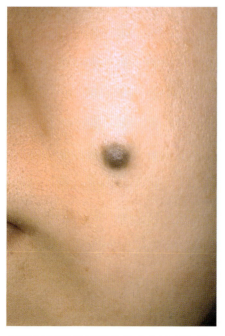

左頬に以前から黒色のホクロがあり，その下床が次第に増大してきた．

病理組織像

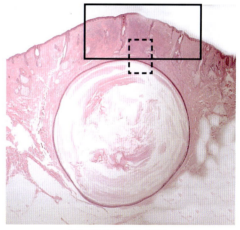

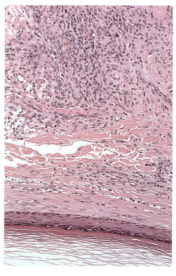

臨床的に悪性の所見はなかったが本人の希望により切除したところ，ホクロ自体は真皮内母斑であり（囲み），母斑の下床に表皮嚢腫が存在していた（破線囲み）．

1章 角質嚢腫　1. 表在性　I 毛包漏斗部性の角化

3　表皮嚢腫（嚢胞）③ 母斑の併存

症例2

症例2

臨床像

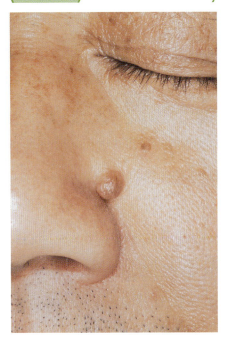

最近ホクロが痛痒くなり，腫れてきたので悪性黒色腫が心配とのことで受診した患者．

病理組織像

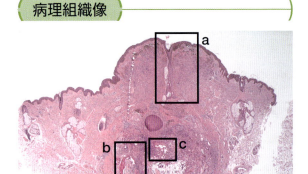

切除したところ，母斑の下床に表皮嚢腫の破綻による炎症が生じていた．また，骨組織も併発していた．

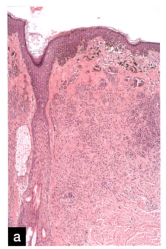

a
上方は通常の複合型の母斑である．

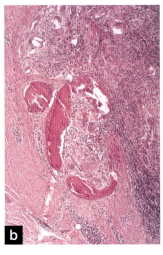

b
母斑に併発した骨組織のために，メスマークが入っている．

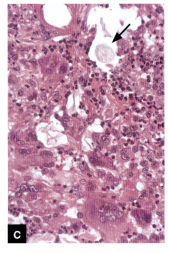

c
炎症により毛髪（→）も巻き込まれて，さらに炎症を増強したと考えられる．

1章　角質嚢腫　1. 表在性　I 毛包漏斗部性の角化

4 表皮嚢腫（嚢胞）④ 石灰化
Epidermal cyst

キーワード	
臨　床	黄白色結節，硬い，多発
病　理	石灰化，角質嚢腫

表皮嚢腫の石灰化とは

　嚢腫内容の石灰化は，trichilemmal cyst（→ p.60）には頻繁であるが，表皮嚢腫 epidermal cystにみられることは少ない．しかし例外はあり，陰嚢に多発する表皮嚢腫はしばしば石灰化し，元の嚢腫構造がうかがい知れないことも多い．

　不思議なことに女性の大陰唇例の自験例はなく，ホルモンなどの性差なのか，陰嚢と大陰唇の面積の差なのか，羞恥で受診しないだけか不明である．

　以下に chronological な順序で症例を提示する．

症例 1

臨床像

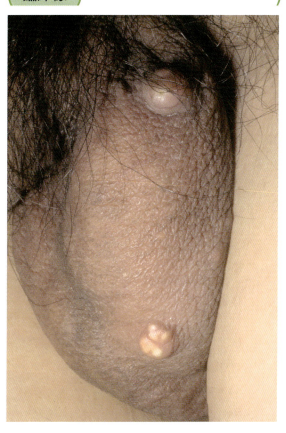

陰嚢に2個の結節があり，下方のものは明らかに白黄色くて，骨様に硬い．上方のものは頂点のみが白っぽくて，触感が前者程に硬くない．

4 表皮嚢腫（嚢胞）④ 石灰化

症例 1, 2

病理組織像

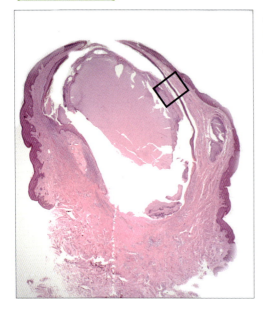

上方の結節の病理で，皮膚に開孔する嚢腫の中に均一な染色性の石灰が詰まっている．嚢腫の下方では，壁が肉芽組織となっている．

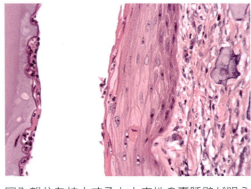

囲み部分を拡大すると上皮性の嚢腫壁が明らかで，内腔に石灰が充満し，間質内にも滴落している．

症例 2

臨床像

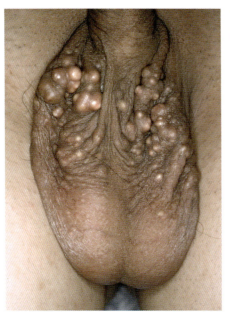

中年の男性．陰嚢に多発する充実性の硬い嚢腫で，頂点は白黄色くみえる．

病理組織像

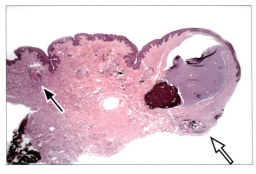

液状・泥状あるいは凝集した石灰化が，塊となって境界鮮明に存在する．小さな嚢腫もみえる（→）．

④表皮嚢腫（嚢胞）④ 石灰化

症例2，3

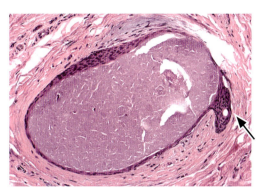

（前頁→の拡大）
嚢腫壁は伸展されているが上皮細胞が残存し、脂腺とおぼしき管腔（→）も確認できる．

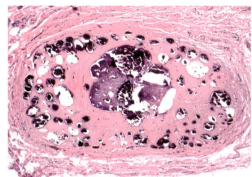

（前頁⇨の拡大）
小さな石灰化巣が楕円形の構造内に収まっている．前図のような嚢腫の最終段階である．

症例3

臨床像

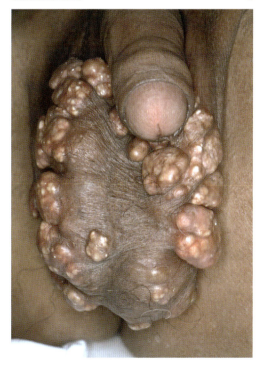

きわめて多数の嚢腫が鈴なりである．千成り瓢箪を想起させる．

病理組織像

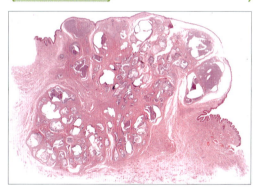

すべて石灰化している．

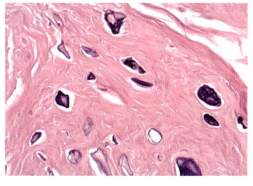

まるで宝石のようである．（欲しくはないが）

5 表皮嚢腫（嚢胞）⑤ 悪性化
Squamous cell carcinoma

キーワード	
臨　床	悪性化，大型の嚢腫，炎症，長期経過
病　理	異型細胞，増殖，既存の嚢腫構造

　稀ではあるが，長年経過した大型の表皮嚢腫から有棘細胞癌（SCC）が発症することがある．その場合の病理学的根拠としては，悪性変化の移行像が本来の表皮嚢腫壁から連続して確認される必要がある．

　このような悪性変化は，trichilemmal cyst（TC）が毛包癌に移行する（→p.78）のと相同な現象であるが，母集団としての良性病変の数から類推すると，TC の悪性化の方が頻度（確率）が高い．

　この病態と鑑別すべきはケラトアカントーマ，inverted follicular keratosis であり，「粉瘤から生じた SCC」の文献例のなかにはこれらの症例が混入しているようだ．

症例 1

臨床像

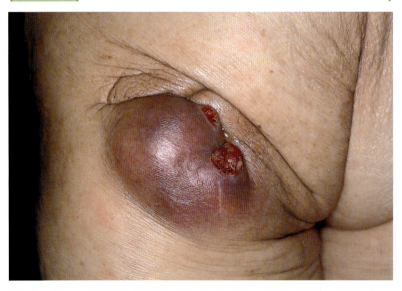

87歳，女性．長年にわたり臀部に嚢腫があり，その表面が破れて粥状物が排出され，肉芽様結節が現れている．
（本症例は岩澤うつぎ ほか：日皮会誌 112: 129-135, 2002 にて既報）

⑤表皮嚢腫（嚢胞）⑤ 悪性化

症例 1

CT像

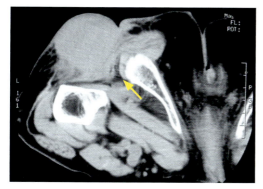

CT像で腫瘍の筋層内浸潤が疑われる（→）.

検体

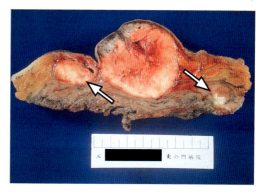

摘出検体の割面. 白色の角化物が内腔に向かって増殖し，中心部は出血性である. 隣接した増殖巣と近傍への転移がみられる（⇨）.

病理組織像

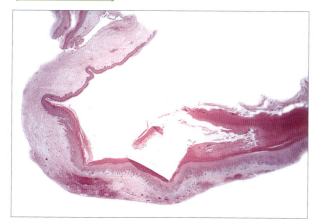

左上方の良性の嚢腫壁から右下方に向かって，次第に増殖性変化に移行している.

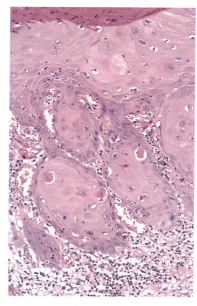

高分化型の有棘細胞癌である.

5 表皮囊腫（囊胞）⑤ 悪性化

症例1（鼠径リンパ節），症例2

症例1 鼠径リンパ節

エコー像

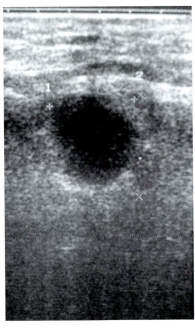

鼠径リンパ節の超音波像．丸く抜けており，転移が疑われる．

術中所見

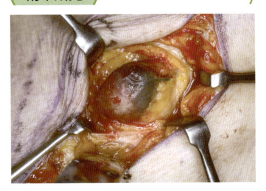

鼠径リンパ節を展開したところ．注入した色素剤により青く着色している．

病理組織像

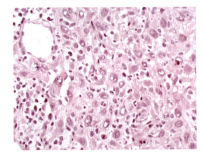

リンパ節の病理．角化傾向の乏しい細胞がびまん性に増殖している．

症例2

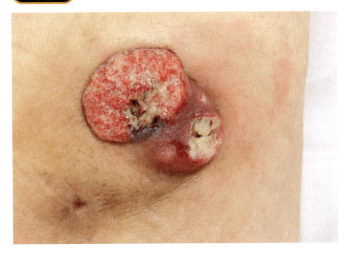

臨床像

69歳，男性の右臀部．長期に経過した囊腫の表面から溶岩流のように腫瘤が噴出している．

(駒込病院，症例)

⑤表皮嚢腫（嚢胞）⑤ 悪性化

症例 2

MRI像

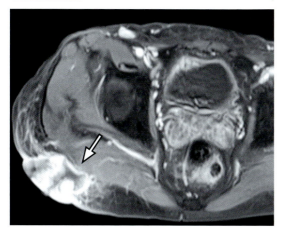

MRI画像．底部，および側方の壁構造が描出されている（⇨）．

検体

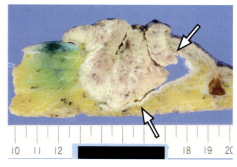

検体の割面．画像と一致して，白い嚢腫壁を認めることができる．内腔には白色角化物，壊死物質が充満し，皮膚表面に開孔している．悪性の移行部が明らかである（→）．

病理組織像

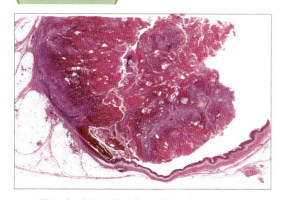

正常な嚢腫壁と増殖部の移行がみてとれる．

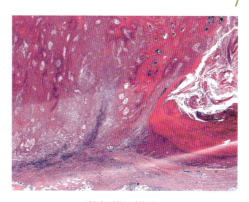

移行部の様子．

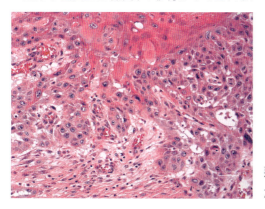

悪性化している部分．異型細胞が不整な増殖，伸展を示す．

1章 角質嚢腫　1. 表在性　Ⅱ 毛嚢峡部性の角化（毛包性角化）

6　外毛根鞘嚢胞　Trichilemmal cyst (TC)

キーワード	
臨　床	頭部，充実性触感，毛髪が疎，くるりと摘出
病　理	毛包性角化，境界鮮明，PAS染色，増殖，石灰化

外毛根鞘嚢胞とは

　頭部に好発する皮内・皮下の角質嚢腫で，嚢腫壁の上皮がいわゆる毛包性角化を示すのが特徴である．その角化の特徴ゆえに内腔の角質物はぎっしりと詰まっていて，時に石灰化もみられる．壁は厚めで，肉眼的にも白くて硬い．また，腫瘍の頂点に相当する頭皮の毛髪が健常部よりも疎なことも臨床的な特徴である．表皮嚢腫 epidermal cyst（→ p.46）に比べて炎症を生じることは少ない．

　頭部以外に生じた場合は，触診の充実性という点を除いて，臨床診断はややむずかしい．稀には多発症例もあり，家族性のこともある．

　本症は表皮嚢腫よりも増殖性変化，悪性変化を来す頻度が相対的に高い．

症例 1

臨床像

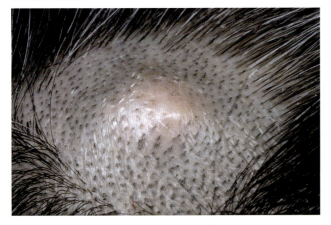

なだらかに隆起する病変で，表面の毛髪量は周囲に比べて疎である．頭部という特性で，被覆上皮との可動性は少なく，下床の腱膜とは可動性である．

検体

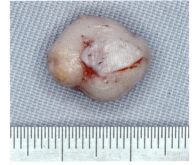

摘出検体．嚢腫壁は厚くて白い．全体に充実性に触れる．

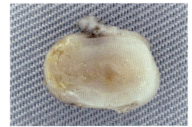

検体の半割面．内腔の角質物はコンパクトに詰まっている．

⑥外毛根鞘嚢胞

症例1

病理組織像

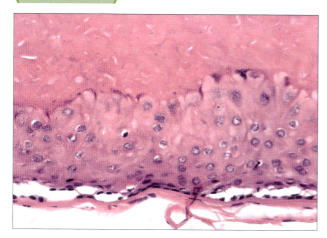

基底層の細胞は小型で丸いが，次第に明澄な胞体を持つ大型細胞に移行し，原則的には顆粒層を経ないで角化して，角層内には核が遺残する．この症例では顆粒層がみられる．内腔に面する細胞は，魚の鱗を連想させる形態で，波打っている．

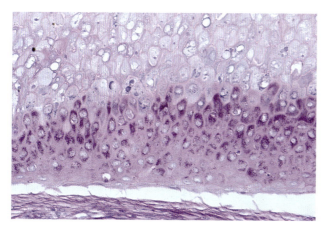

PAS染色
壁の上皮は，内腔側ほどPAS陽性の度合いが強い．

参考

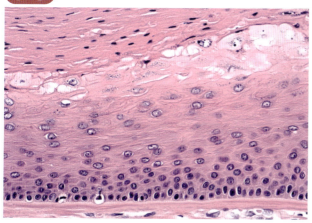

別症例の病理．細胞は小型円形から大型・明澄化し，錯角化となる．上図に比べ，より典型的な病像である．

1章 角質嚢腫　1.表在性　II 毛嚢峡部性の角化（毛包性角化）

6 外毛根鞘嚢胞

症例2，症例3（なだらかに隆起した症例）

症例2

臨床像

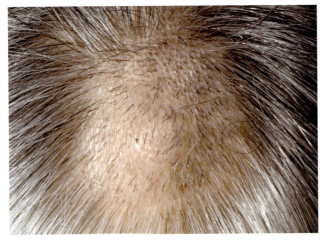

前症例と同様に，なだらかに隆起する皮下結節で，頂点の毛髪は疎らである．

検体

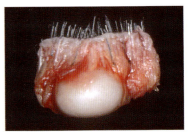

嚢腫壁は白色・光沢性で厚い．

病理組織像

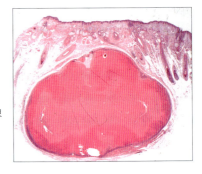

嚢腫は周囲組織とは鮮明に境界され，くるりと摘出できる．
嚢腫内には角質が充満している．

症例3　なだらかに隆起した症例

臨床像

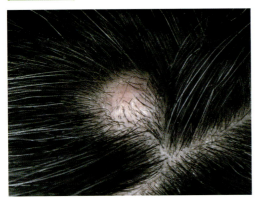

病理組織像

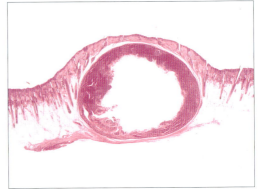

なだらかに隆起する場合は，嚢腫は脂肪織内に存在する．
病理でも，頂点の皮膚の毛髪が少ないことがわかる．

⑥外毛根鞘嚢胞

症例4（頂点が潰瘍化している症例）

症例4 頂点が潰瘍化している症例

臨床像

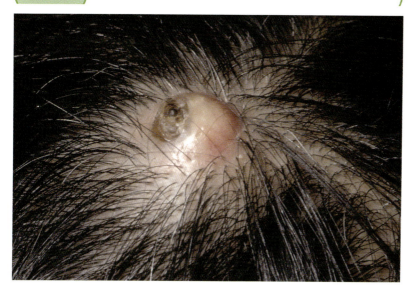

囊腫の表面皮膚の一部が欠損し，黒ずんでいる．

病理組織像

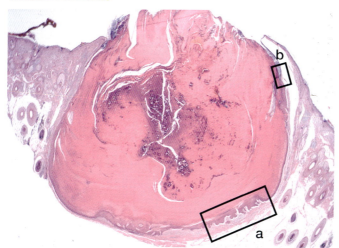

嚢腫の頂点は皮表に開孔している．
角質がぎっしりと詰まり，中央は石灰化している．下方の壁細胞には増殖傾向がみられる（aの囲み部分）．

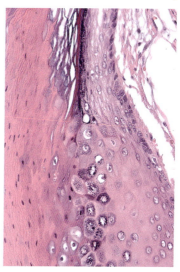

開口部では，表皮性角化から毛包性角化に移行している．
（前図bの囲み部分）

1章　角質嚢腫　1. 表在性　Ⅱ 毛嚢峡部性の角化（毛包性角化）

6 外毛根鞘嚢胞

症例5（上方に増殖した症例），症例6（エコーの見方）

症例5 上方に増殖した症例

臨床像

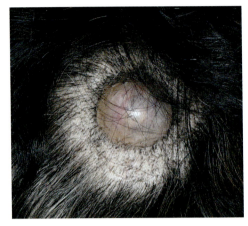

病理組織像

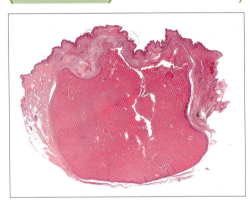

嚢腫が上方に増殖すると臨床的には皮表に突出し，病理では皮膚の直下まで及ぶ．頂点の皮膚は菲薄化する．

症例6 エコーの見方

臨床像

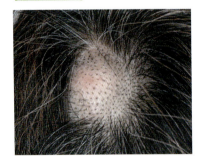

エコー像

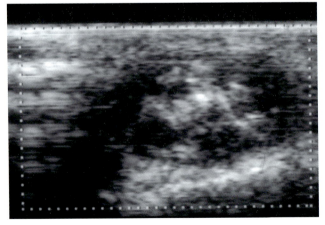

頭部の症例における超音波像．内腔には不均一な high echoic な部分が散在している．嚢腫の側方には側方陰影がみられる．

⑥外毛根鞘囊胞

症例7（足背に生じた例）

症例7 足背に生じた例

臨床像

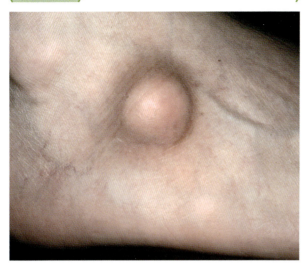

足背の突出性の症例.

エコー像

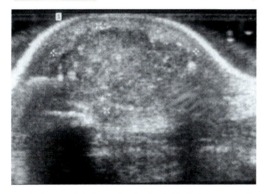

超音波での high echoic な点状陰影は石灰化に相当する.

病理組織像

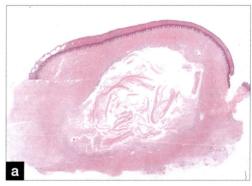

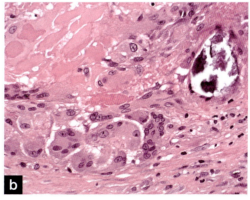

（a）囊腫壁は破綻していて，肉芽組織で置換されている．それは超音波像で囊腫の境界が不鮮明なことに対応する．
（b）囊腫壁にみられる石灰化と異物型巨細胞．

65

1章　角質嚢腫　1. 表在性　Ⅱ 毛嚢峡部性の角化（毛包性角化）

6 外毛根鞘嚢胞

症例8（軀幹に生じた例）

症例8 軀幹に生じた例

臨床像

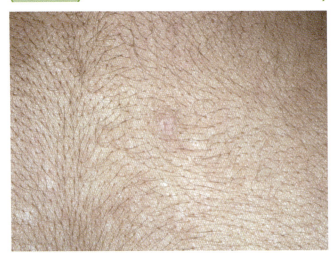

軀幹に皮内結節として発症した症例．通常の表皮嚢腫よりも触感が硬い．

病理組織像

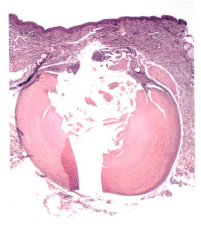

角質は充満し，石灰化も混じる．

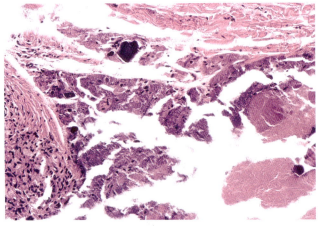

嚢腫の上端では壁構造が破綻している．

⑥外毛根鞘嚢胞

症例9（高度に石灰化した例），症例10（多発症例）

症例9 高度に石灰化した例

臨床像

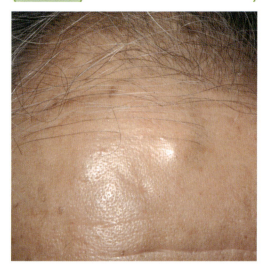

病理組織像

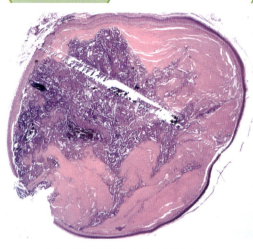

これほどに石灰化する症例は少ない．

症例10 多発症例

臨床像

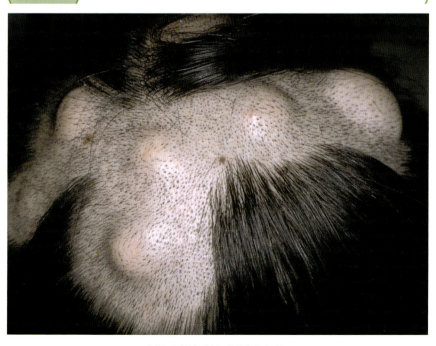

多発症例も稀に経験される．

■ 1章　角質嚢腫　1. 表在性　Ⅱ 毛嚢峡部性の角化（毛包性角化）

6 外毛根鞘嚢胞

症例11（悪性化の前兆がみられた例）

症例11　悪性化の前兆がみられた例

臨床像

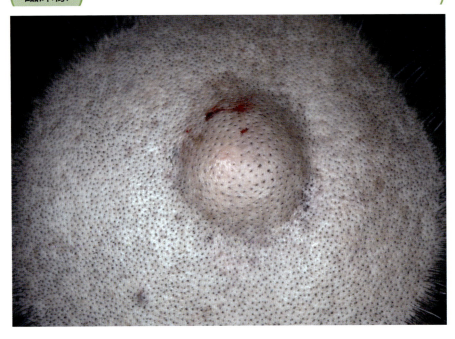

病理組織像

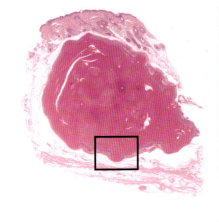
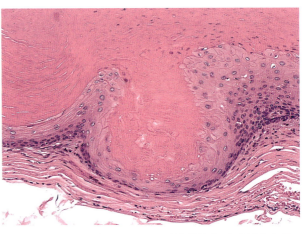

壁細胞が増殖し始める所見（囲み部分）．悪性変化の前兆と考えられる．毛芽構造も見受けられる．

⑥外毛根鞘嚢胞

症例12

症例12
病理組織像

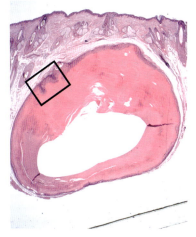

別症例で，壁のところどころが肥厚している．増殖が始まった状態．

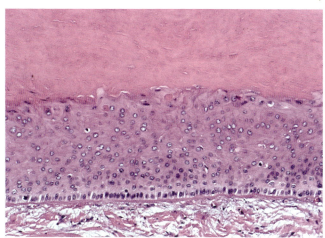

病変のほとんどは典型的な良性の構造である．

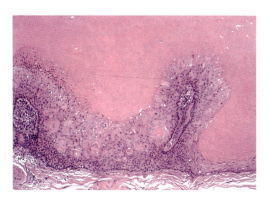

部分的に増殖・隆起し始めている（上の囲み部分）．

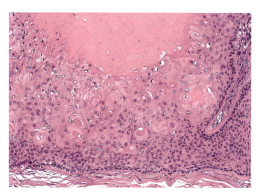

内腔側の細胞の角化が亢進し，大型化して配列が乱れている．

1章 角質嚢腫　1. 表在性　Ⅱ 毛嚢峡部性の角化（毛包性角化）

7 増殖性毛包性嚢胞（増殖性外毛根鞘嚢腫）
Proliferating trichilemmal cyst (PTC)

キーワード	
臨　床	増殖，軟らかい，やや大型，頭部
ダーモスコピー	黄色，血管，皺
病　理	毛包性角化，皺状，乳頭状，増殖，悪性化，被膜内での増殖

増殖性毛包性嚢胞とは

　前項で記した外毛根鞘嚢胞 trichilemmal cyst (TC) は，壁細胞の増殖変化を生じることがあり（→ p.68），それが発展すると嚢腫壁が内腔に向かって皺状，乳頭状に複雑に入り組んで内腔を充満するようになる．そして，しだいに細胞異型，組織異型が現れて悪性変化を来し，さらには後述するように浸潤癌となって，リンパ節転移，臓器転移を来す（→⑧ 毛包癌①，p.78）．

　臨床像は通常の TC と差がないこともあるが，やや大型で，頂点の皮膚が破れて角質物，肉芽様組織が露呈する場合もある．下床との可動性は良好に保たれている．触診では通常の TC よりも多少軟らかい印象がある．

症例 1

臨床像

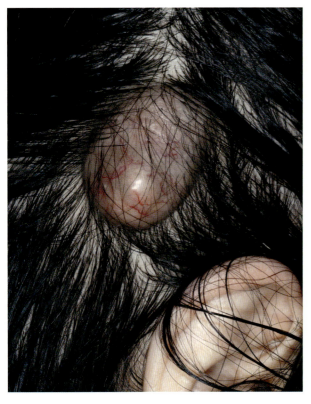

側頭部の軟らかい隆起性の結節．表面に血管拡張が目立つ．表面皮膚は光沢性で，薄く伸展されている．

⑦増殖性毛包性嚢胞（増殖性外毛根鞘嚢腫）

症例1

> ダーモスコピー像

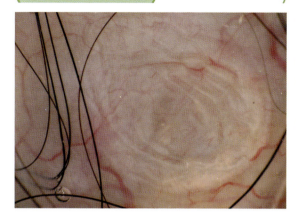

枝分かれの少ない血管が長く伸びている．やや黄色いのは，この場合は（結果的に組織と対応させると）内腔の角質を反映している．表面の皺は，表面皮膚が薄いためにダーモスコープのレンズ面で圧迫された結果である．

> 病理組織像

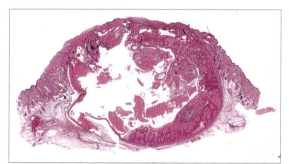

嚢腫としての構築は保たれているが，内腔に向かっての乳頭状増殖が始まっている．

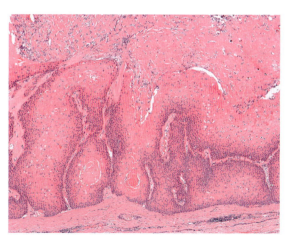

いわゆる毛包性角化のパターンであり，増殖傾向はあるものの基底層は保たれており，細胞異型も目立たない．

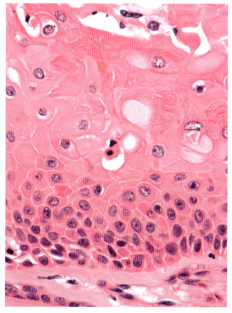

7 増殖性毛包性嚢胞（増殖性外毛根鞘嚢腫）

症例2（細胞異型のある例）

症例2 細胞異型のある例

臨床像

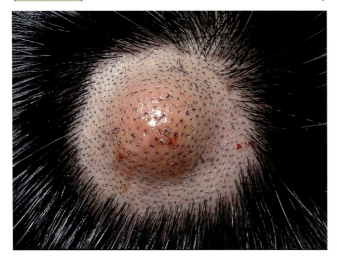

表面に発赤がある以外は臨床的には通常のTCと変わりがない．

病理組織像

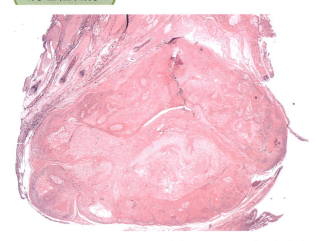

嚢腫内には，皺状の増殖巣が詰まっているが，真皮内には浸潤していないので *in situ* carcinoma と考えられる．内腔での増殖は高度である．

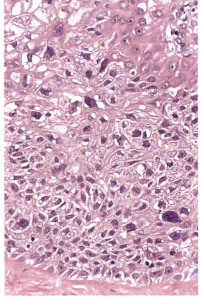

細胞異型がはっきりしてきている．

⑦増殖性毛包性囊胞（増殖性外毛根鞘囊腫）

症例2（細胞異型のある例），症例3

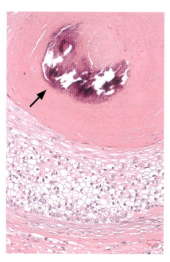 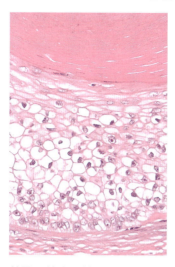 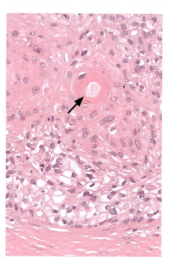

層状に堆積した角質内に石灰化がみられる（→）．壁細胞には明澄な胞体の細胞が目立つ．

前図の拡大．基底側の細胞も大型化している．

角化細胞（→）の増殖する部分．

症例3

臨床像

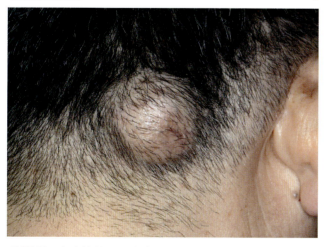

後頭部の皮内結節で，臨床像は通常のTCと変わらない．

検体

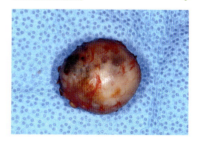

周辺組織からきれいに剥離，摘出できる．充実性の白色結節で，ところどころに黄色い部分や，メラニンの色が透見できる．

7 増殖性毛包性嚢胞（増殖性外毛根鞘嚢腫）

症例 3, 4

病理組織像

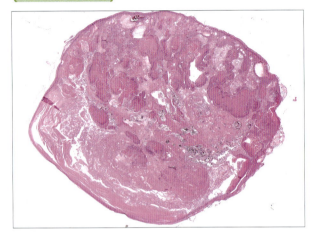

症例 1 に比べて増殖が進んでいて，内腔のほぼ半分を占める．

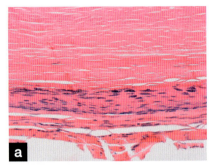

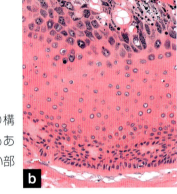

組織の拡大．良性の TC の構築を保有しているところもあるが（a），増殖性変化の強い部分が多い（b）．

症例 4

臨床像

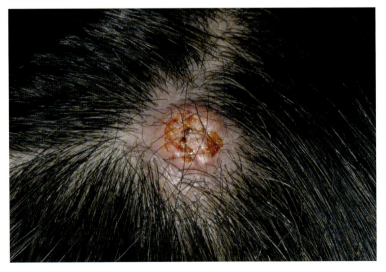

小型の結節であるが表面が潰瘍化し，黄色い肉芽様組織が露呈している．

⑦増殖性毛包性囊胞（増殖性外毛根鞘囊腫）

症例4

病理組織像

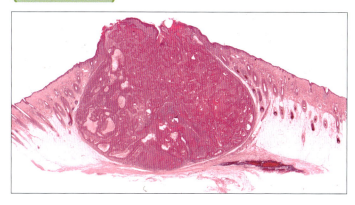

囊腫の内腔は複雑に入り組んだ囊腫壁の組織で充満され，皮表に突出している．

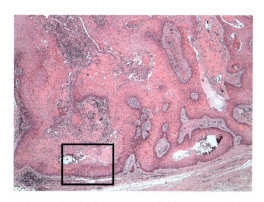

地図状の増殖パターンで，構造異型と判断できるが，真皮へは浸潤していない．

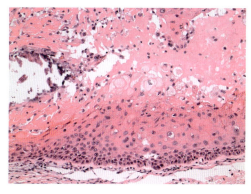

細胞自体の異型性や配列の乱れが認められる．石灰化も散在する（左図の囲み部分）．

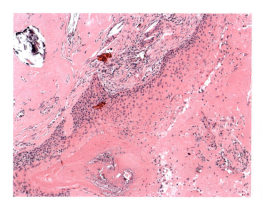

囊胞内の部分．囊胞壁が平坦でなくなり，入り組んでいる．間質内に石灰化や異物反応，膠原線維の膨化が生じている．

7 増殖性毛包性嚢胞（増殖性外毛根鞘嚢腫）

症例5（参考症例 [trichilemmal cyst]），症例6（下肢の症例）

症例5 参考症例（trichilemmal cyst）

臨床像

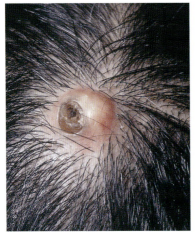

小型の結節で，一部が潰瘍化し痂皮が付着する（p.63，⑥外毛根鞘嚢胞 症例4と同一）．本項の**症例4**（p.74）と比べると，潰瘍の辺縁が境界鮮明である．

病理組織像

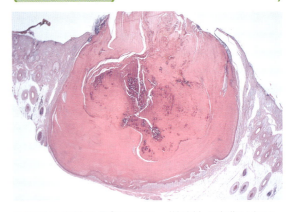

病理像は良性のTCであり，増殖性の変化はない．
臨床的な潰瘍化は必ずしも悪性の徴候とは限らず，物理的，機械的刺激の結果のこともある．

症例6 下肢の症例

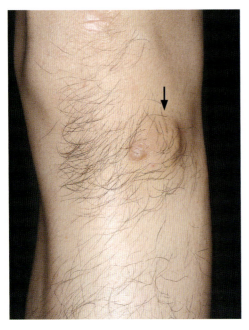

臨床像

膝蓋の下方に，皮表から扁平に隆起した硬い皮内硬結があり，周囲との境界は鮮明で，可動性は良好である．

⑦増殖性毛包性嚢胞（増殖性外毛根鞘嚢腫）

症例6（下肢の症例）

病理組織像

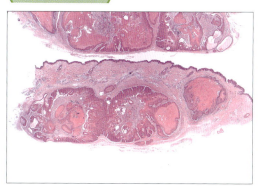

弱拡大．皮内に複数の角質嚢腫が隣接し，個々の嚢腫壁には増殖傾向がうかがえる．多発病変ではなく，元来は一連であった結節の斜め切れであろう．

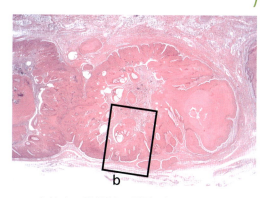

中拡大．乳頭状の増殖がみてとれる．

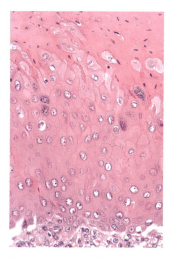

拡大．良性のTCの構築を保っているが，肥厚している．

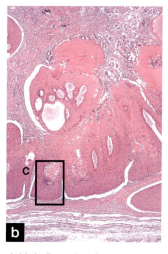

中拡大（bの部分）．増殖性の部分．

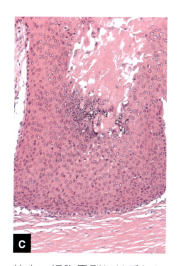

拡大．細胞異型には乏しいが，増殖・肥厚が高度である．

1章 角質嚢腫　1. 表在性　II 毛嚢峡部性の角化（毛包性角化）

8 毛包癌 ① PTCからの浸潤
Trichilemmal carcinoma
（別名）proliferating trichilemmal cystic squamous cell carcinoma

キーワード

臨　床	隆起性結節，潰瘍化，頭部
病　理	毛包性角化，角質嚢腫の残存，浸潤，PAS染色，石灰化

毛包癌とは

　ここで取り上げる病態は前項（外毛根鞘嚢胞[TC]→p.60，増殖性毛包性嚢胞[PTC]→p.70）の延長線上に存在する悪性腫瘍で，TCが増殖傾向を示してPTCとなり，さらにそれが発展して浸潤癌に至るものを指す．この病態の名称については諸説あるが，日本語の用語としては毛包分化を示す癌という意味で毛包癌としておき，英語としてはtrichilemmal carcinomaと仮称する．英語の用語の後者はAckermanの提唱した名称である．

毛包癌の定義

　定義としては，PTCの嚢腫壁がその連続性を失って，真皮・結合織に浸潤した状態のことで，腫瘍細胞はいわゆる毛包性角化 trichilemmal keratinization を示すこと，元来のTCあるいはPTCを想起させる嚢腫構造が残存することが必要条件となる．この病型以外にも毛包分化を示す癌も広く含めて，毛包癌としておく．（第3章 p.163〜170，毛包癌②〜④参照）

症例1

臨床像

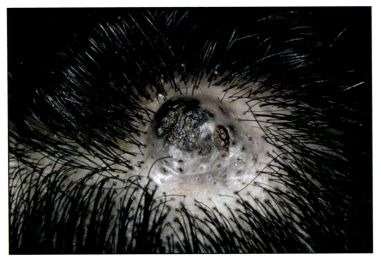

なだらかに隆起する結節で，表面は潰瘍化して黒色調を呈している．悪性青色母斑 mailgnant blue nevus，dermal melanoma，色素性の汗孔腫 pigmented poroma などの皮内腫瘍を疑った．

⑧毛包癌 ① PTC からの浸潤

症例 1

検体

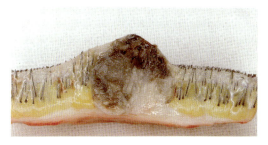

切除検体の半割面．（逆）コの字型の黒色部分とそれに包まれるような白色部分から構成されていて，黒色部の底面には白い被膜がみられる．白色部分は黒色部分と連続しており，そこから周囲組織に滲み出しているようである．

病理組織像

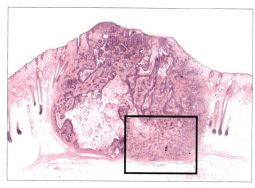

病理全体像．割面の所見に一致して，黒色部では囊腫構造が残存していて，囲み部分では腫瘍細胞が真皮内に浸潤している．

PAS 染色

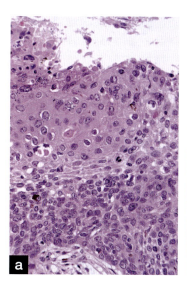
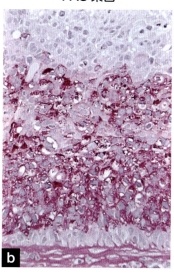

(a) 囊腫壁の細胞には N/C 比の高い細胞から明るい大型の胞体を持つ細胞への移行があり，trichilemmal keratinization と考えられる．(b) PAS 陽性である．

■ 1章　角質囊腫　1.表在性　Ⅱ 毛囊峡部性の角化（毛包性角化）

⑧ 毛包癌 ① PTC からの浸潤

症例 1，2

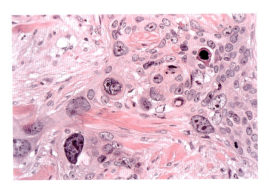

浸潤部では，異型性のきわめて高度な細胞が無秩序に増殖している．

症例 2

臨床像

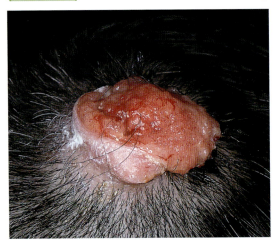

テーブル珊瑚状の広基有茎性の結節で，表面は潰瘍化し肉芽様外観となっている．
（日産厚生会，玉川病院症例）

CT 像

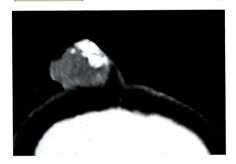

CT 画像で，内部の石灰化が疑われる．

検体

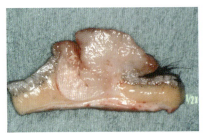
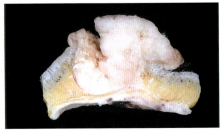

検体の半割面．ホルマリン固定標本（右）では石灰化が明瞭であり，脂肪織と腫瘍細胞の色の違いも際立っている．左下方には囊腫構造が残存して被膜で囲まれているが，右側では腫瘍細胞の浸潤がうかがわれる．

⑧毛包癌 ① PTCからの浸潤

症例2, 3

病理組織像

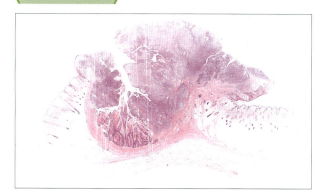

病理標本のマクロ像．左下方にはPTCの構造が残存し線維性被膜で覆われ，右下方では帽状腱膜が腫瘍の浸潤，炎症の線維化によって上方へ引き寄せられている．

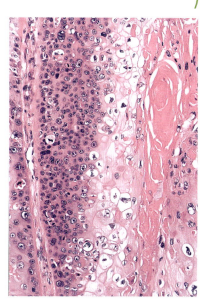

嚢腫壁はtrichilemmal keratinizationを示すが細胞異型が強く，悪性変化が明らかである．

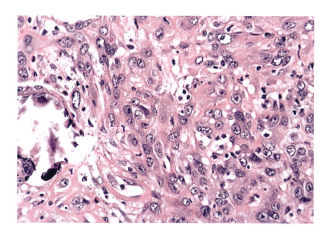

浸潤部における異型細胞の増殖と石灰化．

症例3

臨床像

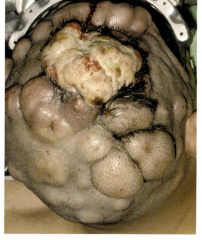

多発性のTCから，癌化した症例．
（埼玉県立がんセンター症例）

9 外傷性（表皮）上皮嚢腫
Traumatic epithelial (epidermal) cyst

キーワード	
臨　床	胼胝様角化，歩行時疼痛，角質嚢腫，皮内硬結，足底
病　理	ウイルス封入体，owl's eye，コレステリン，異物反応

外傷性（表皮）上皮嚢腫とは

　主に足底，時には手掌の皮内に生じる角質嚢腫で，外傷による表皮成分の皮内への埋入が成因とされてきたが，ヒト乳頭腫ウイルス Human Papillomavirus（HPV）による表皮の陥入と内腔への角化（乳頭腫増殖の一型を想定）が原因の場合も多い．

　足では母趾の基部などの外力の作用する部位に生じることが多く，表面の元来の角化もあいまって，必ずしも嚢腫を側方から触診できるとは限らない．嚢腫の頂点に小さな開孔がみられることもあるが，その場合でも手足に疣贅がある症例はむしろ少ない．

　嚢腫が増大したり，二次的な炎症がおきると，歩行時疼痛を訴えることがある．

症例1

臨床像

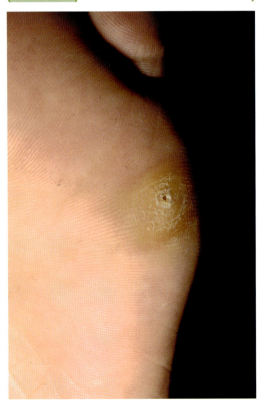

胼胝様の角化を伴う嚢腫．
中央に開孔がある．

病理組織像

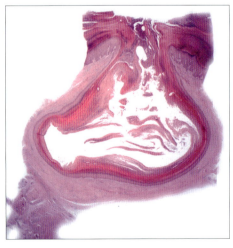

同症例の病理全体像．臨床像に一致して，皮内の角質嚢腫が表面に開孔している．角質物はぎっしりと重積している．

⑨外傷性(表皮)上皮囊腫

症例 2

臨床像

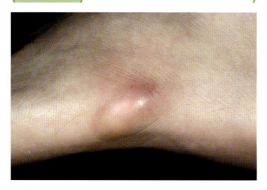

開孔のない症例．やや赤みがあり，靴による慢性の圧迫で炎症をおこしている．

病理組織像

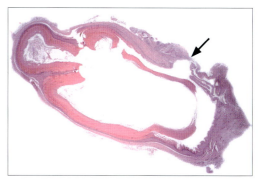

嚢腫壁の一部が破綻して連続性がなくなっている(→)．手術時には，この破綻部から内容物があふれ出すことがある．

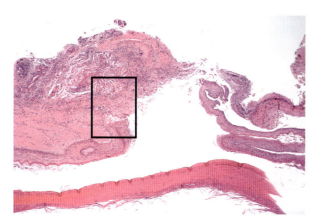

破綻部では角層内のコレステリンによる高度の異物反応が生じている．
手術中に嚢腫内容が流出したとしても，必ずしも術中に嚢腫壁を傷つけたわけではないのだ．

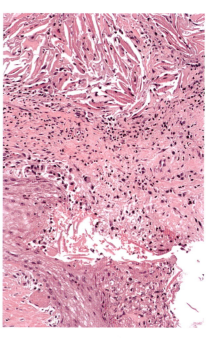

囲み部分の拡大．

9 外傷性（表皮）上皮嚢腫

症例 3

症例 3

臨床像

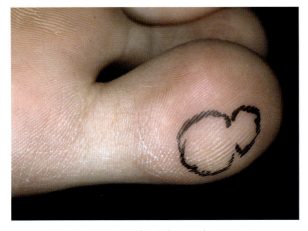

瓢箪形に 2 個の嚢腫がつながっている．

CT 像

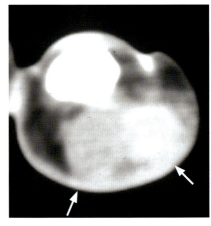

CT 像で嚢腫が確認できる（→）．

術中所見

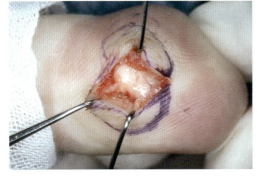

皮膚を切開すると，白色の嚢腫壁が露呈する．

検体

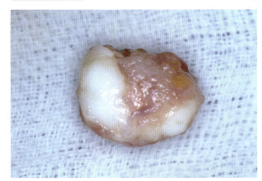

摘出検体は充実性に硬く触れ，嚢腫壁は厚くて硬い．

⑨外傷性（表皮）上皮囊腫

症例3, 4, 5

病理組織像

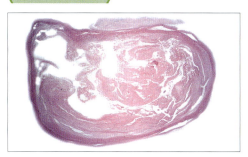

層状の角質が充満している．

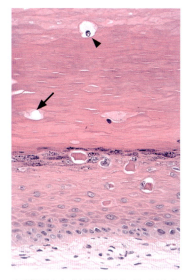

有棘層内には好酸性に染まるウイルス封入体がみられ，角層内では明るく抜けた空胞像（→）がある．
核が中心に遺残して周囲が明るく抜ける，owl's eye（フクロウの目）と呼ばれる細胞（▶）もウイルス感染の証拠となる．

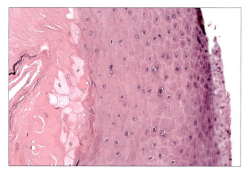

角化過程において，有棘細胞が明るい大型の胞体の細胞となり，毛包角化に類似する所見．これもウイルスによる変化であり，真の毛包角化ではない．

症例4
検 体

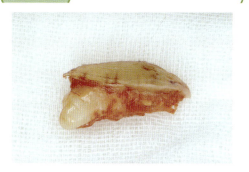

別の症例の摘出所見．通常の表皮囊腫に比べて，壁は厚くて破れにくい．

症例5
臨床像

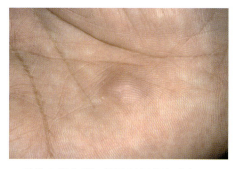

手掌の発生例．開孔は見当たらない．

1章　角質嚢腫　1. 表在性　Ⅳ 脂腺細胞を含む（表在性）

10 多発性毛包嚢腫
Multiple follicular cysts
別名　脂腺嚢腫（症）　steatocystoma (sebocystomatosis)

キーワード

臨　床	多発，皮内嚢腫，粘稠，家族性
病　理	薄い嚢腫壁，脂腺組織

多発性毛包嚢腫とは

　常染色体優性遺伝の疾患で，頸部，腋窩や軀幹などに多発する皮内の角質嚢腫だが，顕微鏡標本では嚢腫内の角質は消えてしまっていることが多い．

　本症の特徴は成熟した脂腺組織が嚢腫壁に存在することであり，それが表皮嚢腫などの通常の角質嚢腫との違いである．ただし，毛髪は含まれない（皮下皮様嚢腫 subcutaneous dermoid cyst (→ p.89) との差異）．この脂腺組織から脂質が分泌されるために，嚢腫内容は黄色味を帯びて粘稠であり，臨床診断のポイントとなる．

治療

　嚢腫壁はきわめて薄いので，摘出する場合には慎重な操作を要する．

症例1

臨床像

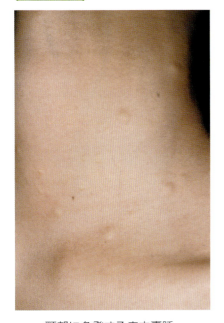

頸部に多発する皮内嚢腫．

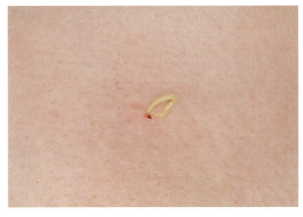

頂点を注射針で穿刺すると，マーガリンのような黄色くて粘稠な内容物が排出する．

⑩多発性毛包嚢腫

症例1，2

病理組織像

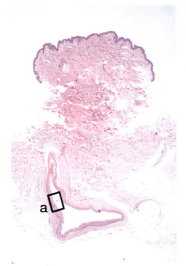

同症例の病理．真皮深層のひしゃげた形の嚢腫．嚢腫の内容物は標本の作製過程で失われている．

拡大するとわずかに残存した角質が確認でき，嚢腫壁の内腔側には鋸歯状の角質もみられる．皮脂腺が嚢腫壁に付着しているのもわかる．顆粒層を欠いている．

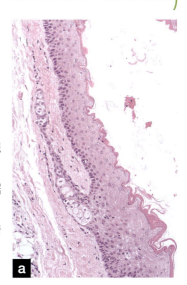

症例2

臨床像

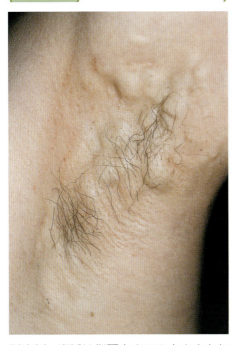

別症例．嚢腫は指頭大までの大きさとなり，融合する．

術中所見

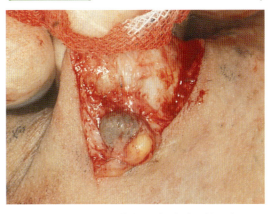

皮膚を切開すると，黄色い嚢腫が房状に多発している．灰色の嚢腫もみえる．

10 多発性毛包嚢腫

症例3

病理組織像

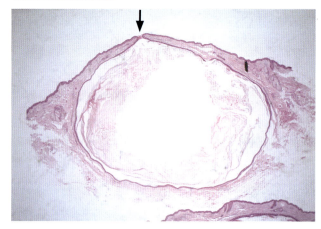

別症例．表皮直下の嚢腫で，表面に小さな開孔がある（→）．

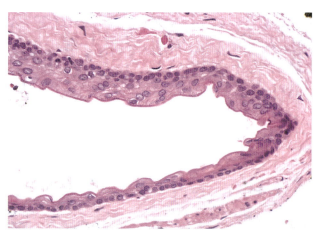

線維性の被膜で囲まれているが嚢腫壁は薄い．内腔側の細胞は波状に突出している．

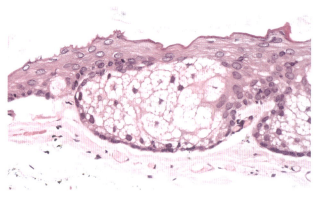

成熟した脂腺組織が付着している．顆粒層はみられない．

■ 1章　角質嚢腫　2. 深在性　Ⅰ 脂腺細胞を含む

11 皮下皮様嚢腫（皮膚皮様嚢腫）
Subcutaneous dermoid cyst (cutaneous dermoid cyst)

キーワード	
臨　床	眼囲，小児，軟らかい，皮下
ダーモスコピー	黄色，毛髪
病　理	嚢腫，皮脂腺，毛髪

皮下皮様嚢腫とは

　出生時から存在する皮下深層の嚢腫で，眼囲に好発し，嚢腫壁に脂腺，毛髪を含む．発症年齢，局在部位（深さ，発症部位），摘んだ時の軟らかさ，壁の構成成分が特徴である．卵巣などに生じる皮様嚢腫 dermoid cyst とは別症で，骨や歯などは含まない．成人期になってから受診する例もあり，壁が破綻して肉芽組織になっていたり，緩徐な増殖により下床の骨を浸食することもある．

　内容物は本来的には角質であるが，液体が貯留していることが多い．しかし，病理標本で嚢腫壁に汗腺組織を確認できることはきわめて稀である．

治療

　治療にあたっての注意点としては，必ず画像検査を行って嚢腫の深さを確認すること，愛護的な操作で壁を破らないこと（嚢腫壁はとても薄い），幼小児例では全身麻酔で手術することである．

症例1　幼児例

臨床像

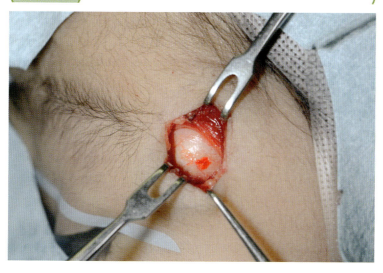

3歳の幼児例．眉毛外側の皮下の嚢腫で，筋層を展開すると，嚢腫を直視下に確認できる．

1章　角質嚢腫　2. 深在性　Ⅰ 脂腺細胞を含む

11 皮下皮様嚢腫（皮膚皮様嚢腫）

症例1（幼児例）

エコー像

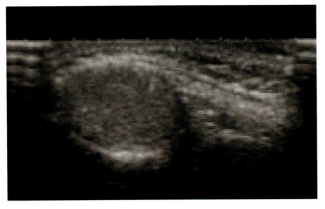

超音波検査では嚢腫は境界鮮明で，筋層より深い．

検体

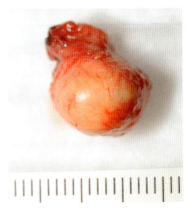

摘出検体．黄色味が強い．

ダーモスコピー像

摘出した嚢腫の表面をダーモスコープでみると，毛髪が確認できる．角質に脂質を含んでいるので黄色くみえる．

病理組織像

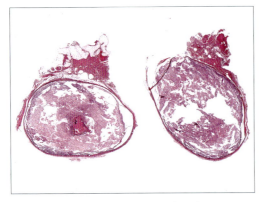

病理全体像．幼児例では角質が充満している．嚢腫壁は薄くて破れやすい．

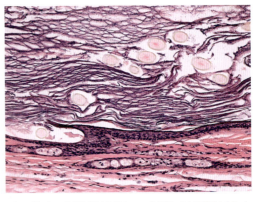

壁は薄くて脂腺が付着し，内腔には毛髪が含まれている．

⑪皮下皮様嚢腫（皮膚皮様嚢腫）

症例2（若年例）

症例2 若年例

臨床像

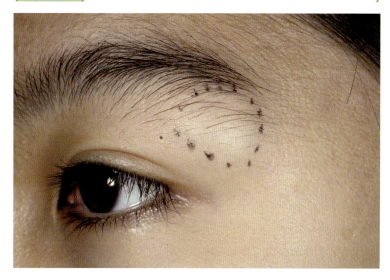

18歳，女性．局所を摘んでみると，軟らかい嚢腫を皮下深層に触れる．

エコー像

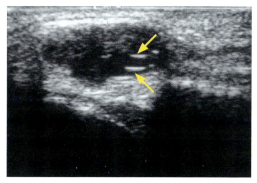

超音波像．Low echoicな領域内に線状のhigh echo（→）があり，毛髪と想定される．

CT像

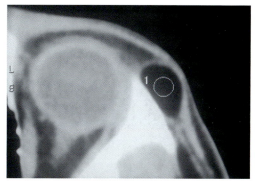

CT像では，嚢腫は筋層より下にあり，骨に接している．

1章 角質囊腫 2. 深在性 I 脂腺細胞を含む

11 皮下皮様囊腫（皮膚皮様囊腫）

症例2（若年例）

検　体

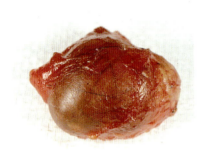

摘出検体．肉眼でも毛髪を認めることができる．

病理組織像

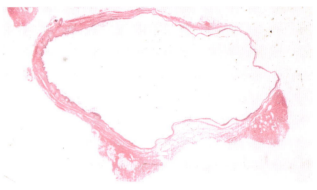

標本では囊腫内容はほとんど失われている．

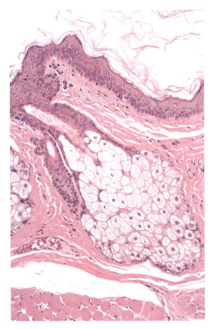

皮脂腺，毛包を含んだ上皮細胞組織が壁を構成している．

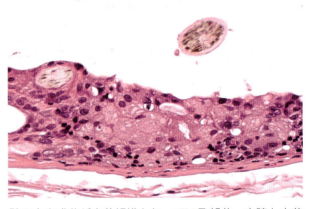

壁の上皮成分が肉芽組織となっている部分．内腔と肉芽の中にも毛がみえる．

⑪皮下皮様嚢腫（皮膚皮様嚢腫）

症例3（成人例）

症例3 成人例

臨床像

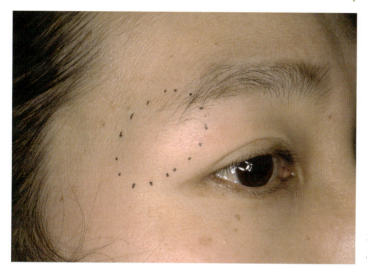

36歳，女性．皮膚とは可動性のある，軟らかい皮下嚢腫．

エコー像

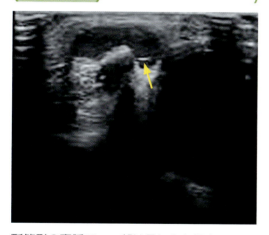

瓢箪形の嚢腫で，一部は骨に入り込んでいる．high echoic な線状影は毛髪（→）と推定される．

MRI像

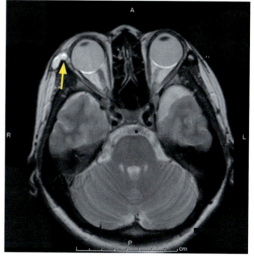

T2強調のMRI．嚢腫の先端が骨に入り込んでいる（→）．

■1章　角質囊腫　2. 深在性　I 脂腺細胞を含む

11 皮下皮様囊腫（皮膚皮様囊腫）

症例3（成人例）

術中所見

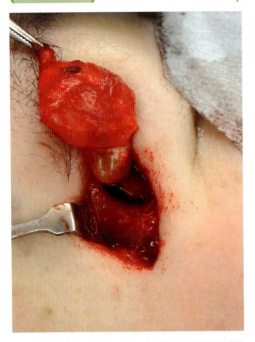

囊腫を摘出したところ．液体性の囊腫が骨を侵食している．

検体

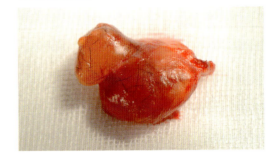

囊腫の内容に毛髪がみえる．

病理組織像

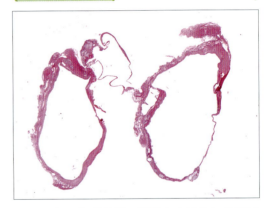

病理標本の作成過程で囊腫内容は失われている．

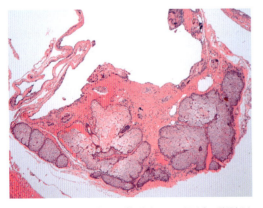

囊腫壁は肉芽組織で置換されているが，脂腺は確認できる．

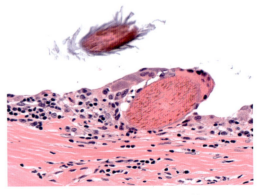

異物反応を伴った毛髪の断片．

症例4 オトガイの例

臨床像

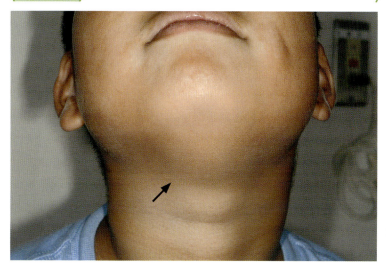

10歳，男児．頤（オトガイ）下の境界鮮明な，弾性に富んだ皮下結節（→）．

MRI像

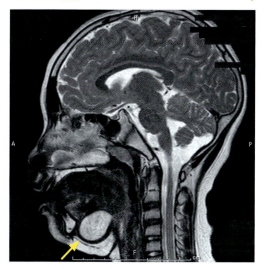

MRI．T2強調画像では口腔底に存在する腫瘤で，均一陰影を呈する（→）．

術中所見

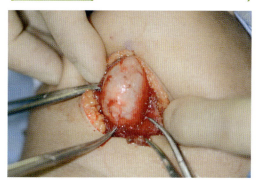

筋層下に腫瘤を確保した．

1章　角質嚢腫　2. 深在性　Ⅰ 脂腺細胞を含む

11　皮下皮様嚢腫（皮膚皮様嚢腫）

症例4（オトガイの例）

検体

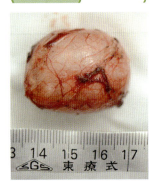

摘出検体．

病理組織像

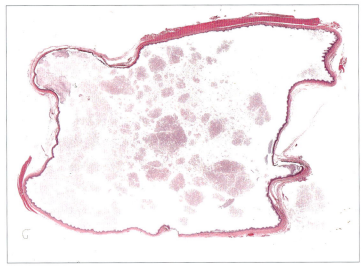

薄い壁で囲まれた角質嚢腫である．

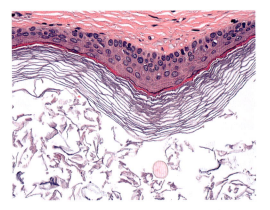

壁は数層の上皮細胞からなり，斜子織（ななこおり）の角層は破片となって内腔に浮遊する．毛髪も確認できる．

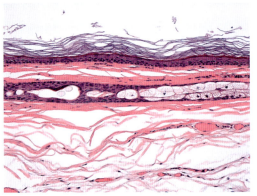

上皮細胞が圧排されて扁平化した部分．脂腺組織と毛髪も周囲に存在している．

⑪皮下皮様嚢腫（皮膚皮様嚢腫）

症例5（長期経過の症例）

症例5 長期経過の症例

臨床像

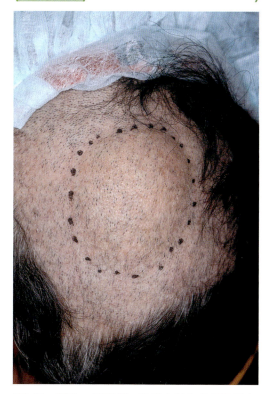

66歳，男性．後頭部．波動を触れる扁平隆起の結節．

CT像

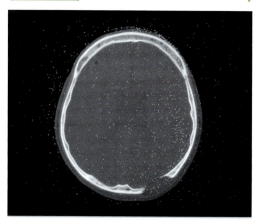
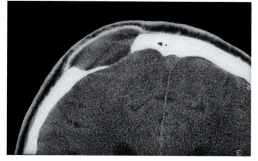

CTでは，腫瘤の慢性的圧迫によって骨が陥凹・菲薄化している．

術中所見

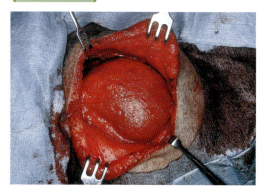

帽状腱膜の下に腫瘤を確認．

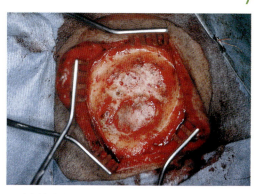

腫瘤摘出後，一部では硬膜が露出している．

■1章 角質囊腫　2. 深在性　I 脂腺細胞を含む

11 皮下皮様嚢腫（皮膚皮様嚢腫）

症例 5（長期経過の症例）

検 体

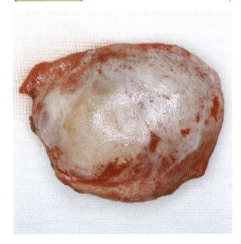

検体の裏面．病理は通常の皮様嚢腫 dermoid cyst であったが，壁のほとんどは厚い肉芽組織に置換されていた．

病理組織像

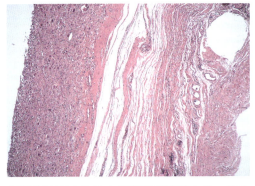

嚢腫壁は炎症性の肉芽組織で置換され，その外周に線維性被膜が形成されている．

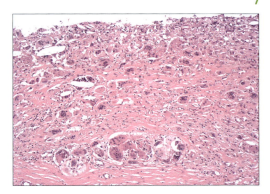

コレステロール結晶や異物巨細胞が目立つ．

1章　角質嚢腫　3. 放射状の二次構造　Ⅰ 二次毛包

12 毛包腫　Trichofolliculoma

キーワード	
臨　床	結節／中心陥凹，中心に毛髪や角栓
ダーモスコピー	中心に毛髪
病　理	裂隙，nubbin，毛芽構造，二次毛包，放射状

毛包腫とは
単一の毛包構造から，多数の二次毛包が放射状に増生する病態である．

臨床
臨床的には皮膚色の隆起性の小結節で頂点に陥凹があり，仔細に観察するとその陥凹から毛髪が伸びているのがわかる．ダーモスコピーなら確実に毛髪を見分けることができるが，なかなかダーモスコープを使おうという気にならないのが悔やまれる．

中央の角質が二次的な炎症をおこすこともあり，その場合は化膿性粉瘤（→ p.49）と間違えやすい．

症例1

臨床像

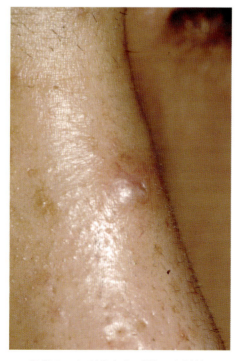

鼻背の，なだらかな丘状の小結節．

ダーモスコピー像

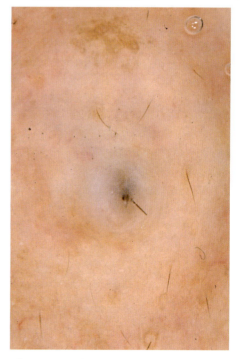

ダーモスコピーでは，毛髪が中心を貫通しているのがよくわかる．

1章 角質囊腫　3. 放射状の二次構造　I 二次毛包

12　毛包腫

症例1, 2

病理組織像

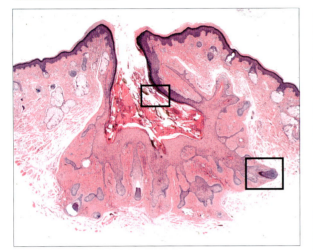

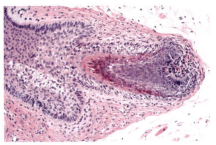

奇形的な毛囊構造である．

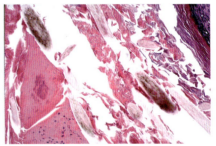

囊腫内には複数の毛髪が含まれている．

皮膚面に開孔する毛包（角質囊腫）から，二次毛包が放射状に伸展する．病巣を取り巻く結合織は増生し，周囲の健常組織との間に裂隙ができている．

症例2

臨床像

やや大型の円形結節で，中心が噴火口状に陥凹して角栓を容れる．

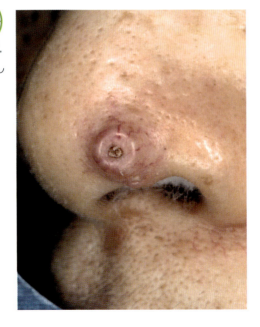

⑫毛包腫

症例2，3

病理組織像

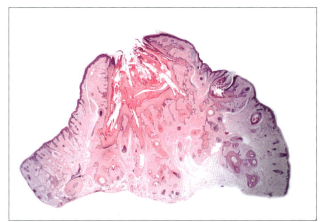

中心の角質囊腫（開大した毛包漏斗）の周囲に多数の毛包構造が集束している．

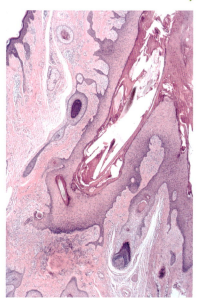

複雑に分岐する奇形的な毛嚢構造．間質との間に裂隙が生じている．

症例 3

臨床像

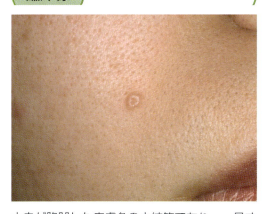

中央が陥凹した皮膚色の小結節であり，一見すると伝染性軟属腫を思わせる．拡大した臨床写真やダーモスコピーがないのも，初診医があまり興味をもたなかったせいかもしれない．

病理組織像

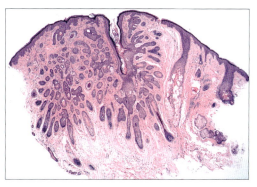

藤の花を連想させる，典型像である．

1章　角質嚢腫　3. 放射状の二次構造　I 二次毛包

12 毛包腫

症例 4

臨床像

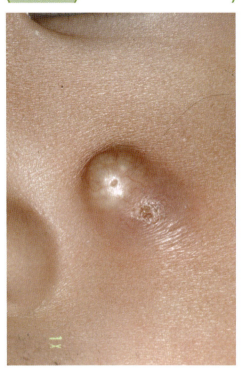

2歳女児の，半球状の白色結節とそれに続く膿瘍．Atheroma brei（粥状物）の排出があったので炎症性・化膿性粉瘤も考えたが，年齢的に合致しない．頂点と下方に開孔がみられる．

病理組織像

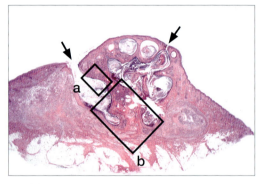

角質嚢腫の部分が二次炎症をおこしていたtrichofolliculomaだった．開孔部（→）．

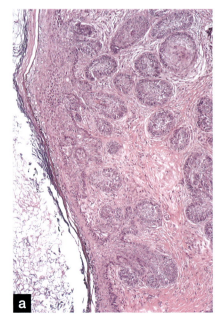

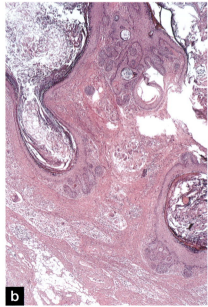

症例 5

臨床像

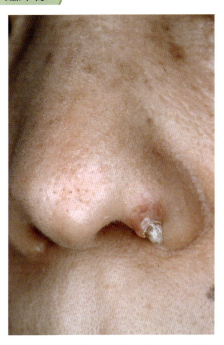

円柱状の充実性の結節で中央から角栓が飛び出ている．ケラトアカントーマを連想させるが，経過の長い点が合わない．

病理組織像

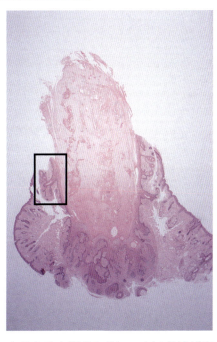

土の中の白菜のように，太い角栓が皮内にはまっている．

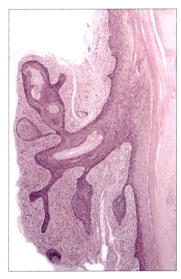

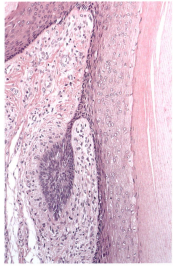

角質嚢腫の壁面には多数の毛包構造があり，トウモロコシの穂 nubbin と呼ばれる（つくしのような）形態のものもあり，その周囲は繊細な線維成分で取り巻かれている．

12 毛包腫

症例 6

臨床像

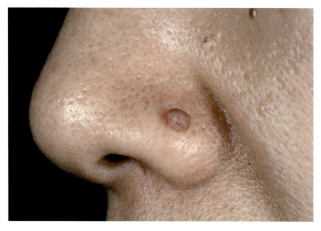

鼻翼の饅頭状の結節で，母斑細胞母斑あるいは fibrous papule を疑わせる．

病理組織像

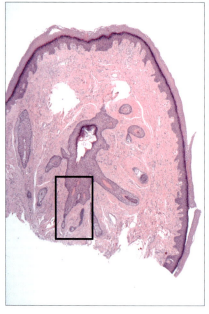 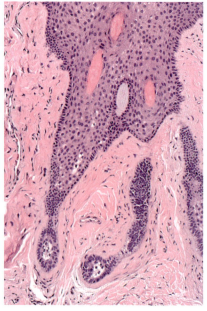

真皮内に毛包構造とおぼしき組織があり，数本の毛嚢構造が枝分かれしている．孤立性の毛包構造も散在している．これらと周囲の結合織とは裂隙で境されている．
この標本は，横切りになった trichofolliculoma なのである．小さな標本なので正しい方向性で病理が切り出されないことがあり，診断に迷わされる．

1章 角質嚢腫　3. 放射状の二次構造　II 放射状の脂腺

13 Folliculo-sebaceous cystic hamartoma

> **キーワード**
>
> | 臨　床 | 結節，黄色 |
> |---|---|
> | 病　理 | 毛包構造，放射状の脂腺，間葉系成分 |

Folliculo-sebaceous cystic hamartoma とは

　組織の基本構築は trichofolliculoma とほぼ類似で，角質嚢腫（開大した毛包漏斗部）から，毛乳頭構造に加えて脂腺組織も増生するものである．そして，間質には間葉系成分も増生しているのも特徴となる．

症例 1

臨床像

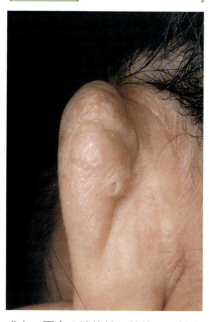

成人，耳介の連峰性の結節で，蛸壺のような孔が開いている．

病理組織像

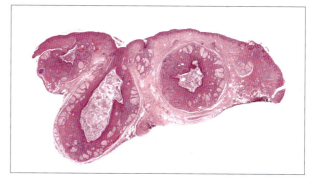

複数の角質嚢腫が並んでいて，横切れになっているものもある．標本の切れ方によって，横切れの切片しかないと表皮との連続性がわからず，診断がつけにくい．角質嚢腫の周囲は間質が濃染し，その外側とは裂隙がある．嚢腫からは細胞成分や明澄な胞巣が伸び出している．

1章　角質囊腫　3. 放射状の二次構造　Ⅱ 放射状の脂腺

症例1, 2

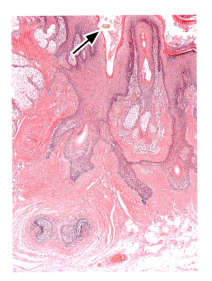

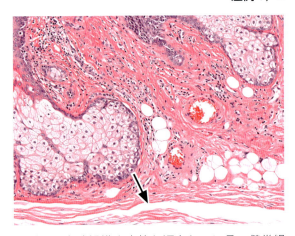

間質には脂肪組織や血管も混在している．健常組織との間の裂隙（→）も明らかである．

中拡大．囊腫壁から放射状に伸び出しているのは，毛包構造と脂腺組織である．囊腫内に毛髪の断片もみえる（→）．

症例2

臨床像

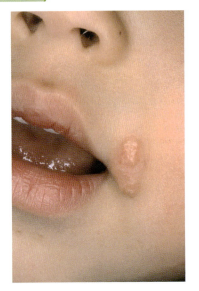

1歳，男児の口角にみられた淡黄褐色の隆起性病変．

ダーモスコピー像

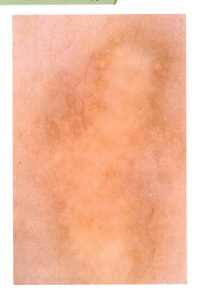

ダーモスコピーではレンズで圧迫された部分は白っぽいが，丸くて小さな黄色い構造が観察される．

⑬ Folliculo-sebaceous cystic hamartoma

症例2

病理組織像

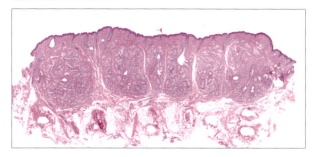

全体像．周囲と明瞭に境された結節集塊が並んでいて，個々の集塊は結合織の増生と細胞成分からなっている．

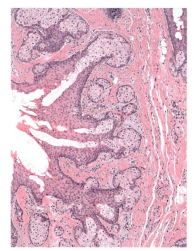

症例1と異なり，壁から伸び出している組織はすべて脂腺であり，毛乳頭構造はみられない．

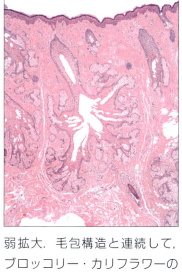

弱拡大．毛包構造と連続して，ブロッコリー・カリフラワーのような形状の脂腺組織が多数伸び出して，足を広げた蛸を連想させる．

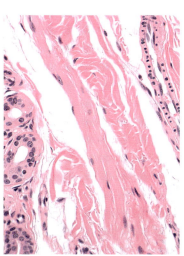

横紋筋や汗腺も増生していて，複合的な過誤腫である．

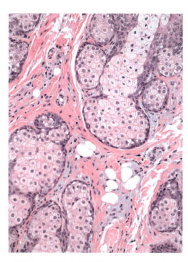

間質には脂肪細胞やムチンを産生する細胞も混在している．

■ 1章　角質嚢腫　4. 嚢腫壁上皮の増殖

14 Inverted follicular keratosis
反転性毛包角化症

キーワード	
臨　床	皮内硬結，毛包，角化性結節
病　理	squamous eddies，毛包性角化（trichilemmal keratinization），有棘細胞，毛包構造

Inverted follicular keratosis（反転性毛包角化症）とは

　通常の脂漏性角化症が上方に増殖するのと異なり，毛包に沿って皮内に陥入する病型である．
　臨床像は角化性結節であったり皮内硬結であったり，あまり注意を惹くような形態ではないが，病理はケラトアカントーマや有棘細胞癌，毛包癌と間違われやすい．

症例 1

臨床像

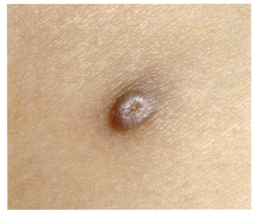

頂点が潰瘍化した紅褐色の結節で，周囲に硬結を触れる．
臨床的には皮膚線維腫，粉瘤，黄色肉芽腫，伝染性軟属腫などを考える．

ダーモスコピー像

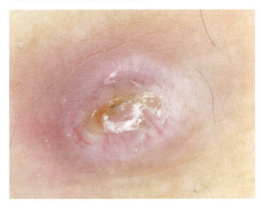

ダーモスコピーでは，頂点に痂皮を付し，山すそは伸展されたため薄い皮膚となって，血管拡張を伴う．

⑭ Inverted follicular keratosis

症例 1

病理組織像

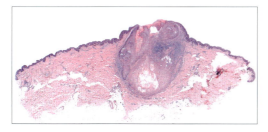

全体像では，角質嚢腫が皮内に彎入している．

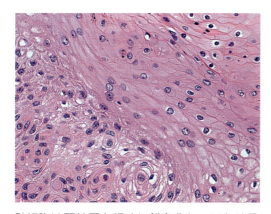

壁細胞は顆粒層を経ずに錯角化し，いわゆる毛包性角化 trichilemmal keratinization の様相を呈する．

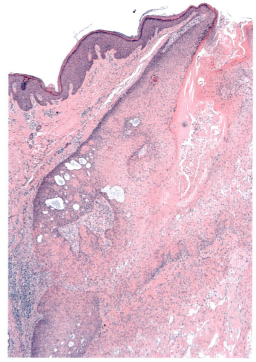

嚢腫は毛包上皮と連続しているようであり，有棘細胞の増生と角化が強い．

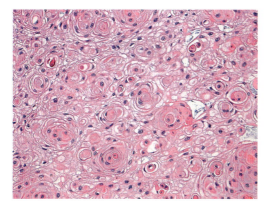
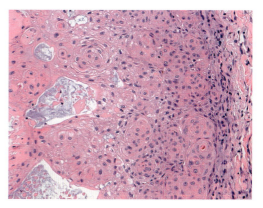

有棘細胞が同心円状に配列する squamous eddies が目立ち（左図），増殖傾向（右図）と相まって悪性と判断されやすい．

■1章 角質囊腫　4. 囊腫壁上皮の増殖

14 Inverted follicular keratosis

症例2

症例2

臨床像

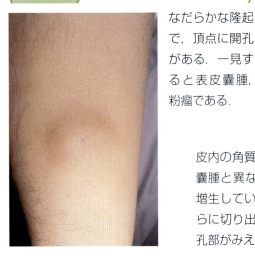

なだらかな隆起で，頂点に開孔がある．一見すると表皮囊腫，粉瘤である．

病理組織像

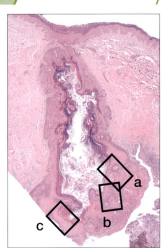

皮内の角質囊腫であり，表皮囊腫と異なり壁細胞は肥厚・増生している．病理切片をさらに切り出せば，皮膚への開孔部がみえてくるはずだ．

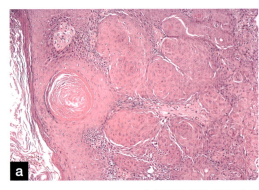
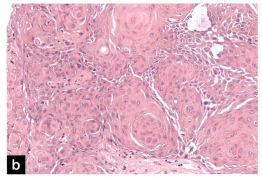

有棘細胞癌と思えるような浸潤・増殖がある．

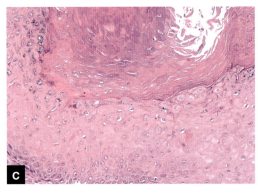

c 表皮性角化から，毛包性角化に移行するところ．

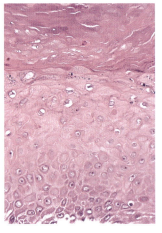

左図の拡大．

110

⑭ Inverted follicular keratosis

症例3

臨床像

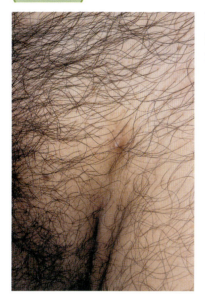

前例(**症例2**)と同様に皮内硬結である．

病理組織像

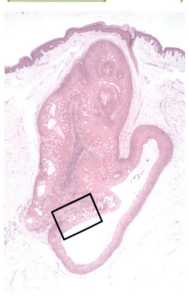

入り組んだ形の角質囊腫が皮内にあり，囊腫内に細胞成分が充満している．

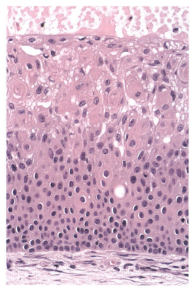

有棘細胞は好酸性を保ったまま腫大し，内腔に落ちていく．

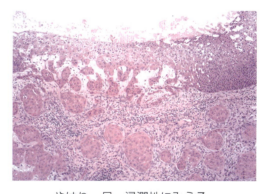

やはり一見，浸潤性にみえる．

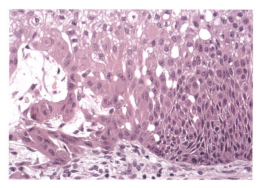

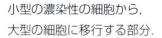

小型の濃染性の細胞から，大型の細胞に移行する部分．

15 石灰化上皮腫／毛母腫
Calcifying epithelioma / pilomatricoma

キーワード	
臨 床	"碁石をはめ込んだ"硬さ，水疱，血疱，石灰の排出
ダーモスコピー	石灰化を反映した白
病 理	basophilic cells，transitional cells，shadow cells，角化細胞，骨化

石灰化上皮腫／毛母腫とは
　従来言い習わされてきたとおり石灰化を特徴とする毛包系腫瘍で，とくに毛母への分化が強いので毛母腫の名称が一般化しつつある．この石灰化は，毛包腫瘍，たとえば trichilemmal cyst（→ p.60）の内腔の角質がしばしば石灰化するように，表皮細胞が角化する過程の variation と考えればよい．

臨床
　小児の顔面，とくに眼瞼周囲や耳前に好発するが，軀幹・四肢の発生例や成人例もある．通常は単発だが，時に多発し，家族性のことがある．

　物理的刺激を受けやすい肩や上腕などに発症した場合，表面に水疱を生じることがあり，これは靴擦れと同じく，硬い腫瘍の被覆皮膚が機械的に擦過されるためである（friction blister）．

　大きさは拇指頭までのことが多いが，巨大な例も報告されている．

治療
　薄い被膜に包まれてころりと摘出できるのが普通だが，被膜が破れて周囲に石灰物がこぼれていることも少なくない．その場合は病理でも異物反応（炎症，肉芽腫）を伴っている．

病理
　臨床像は多様であるが，病理像にはあまり変異がないので，まずは定型的病理像を提示しておく．

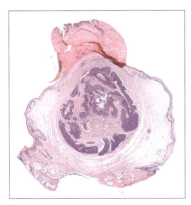 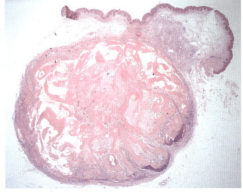

　基本的には境界鮮明な結節で，周囲の間質との間に裂隙がある．
　青紫に染まる好塩基細胞と，ピンクに染まる陰影細胞・角質との比率は，症例によってさまざまである．皮表に痂皮を付す例や，真皮に浮腫，水疱を伴う例もある．

⑮石灰化上皮腫／毛母腫

定型的病理像

定型的病理像

病理組織像

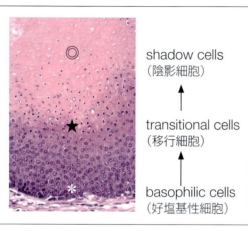

shadow cells（陰影細胞）
↑
transitional cells（移行細胞）
↑
basophilic cells（好塩基性細胞）

basophilic cells（＊）から transitional cells（★）を経て shadow cells（◎）に移行する．もっとも定型的な所見．被覆表皮における錯角化 parakeratosis と類似している．

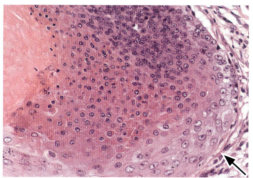

角化性の上皮細胞（→）をしばしば伴う．角質が堆積して炎症をおこすと，炎症性粉瘤（表皮囊腫）のような粥状物や細かい石灰が皮表に排出する．

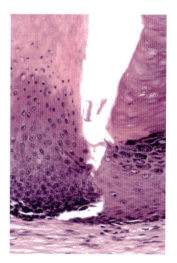

角化性の細胞群とは突然に衝突する．

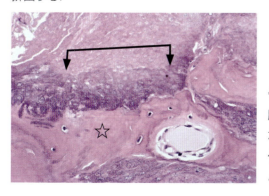

骨化の所見（☆）も珍しくないが，陰影細胞の石灰化（→）が高じて骨になるのではなく，間質の線維芽細胞 fibroblast の骨化である．母斑の骨化現象（Nanta 母斑）と同じである．

15 石灰化上皮腫／毛母腫

症例 1, 2

症例 1

臨床像

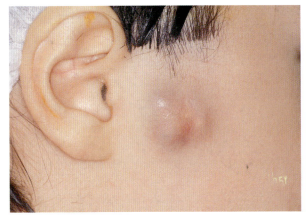

ごつごつと硬い結節で可動性は良好．境界鮮明ではあるが，豆餅（豆大福）のように多房性に突出する．表面から白く透見できる部分もある．

検体

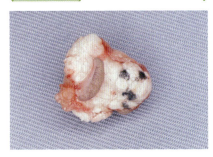

摘出検体は白色で硬いが意外と崩れやすい．ところどころにメラニン沈着がみえる．角化とメラニンは皮膚の上皮性腫瘍につきものと考えてよい．

症例 2

臨床像

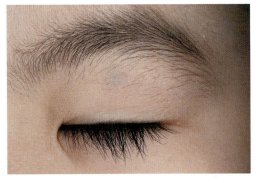

上眼瞼の皮膚の直下に触れる硬い結節．"碁石をはめ込んだ"と表現される特有の硬さと，円盤状の境界が特徴である．

ダーモスコピー像

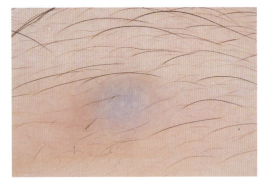

青い背景の中に小さな白い粒（石灰化）が透見できる．

⑮石灰化上皮腫／毛母腫

症例3（水疱を形成した例）

症例3 水疱を形成した例

臨床像

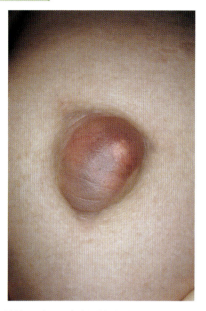

肩の結節で表面が弛緩性水疱になっているが，結節自体は本症特有の触感がある．摩擦などの物理的刺激によってできた friction blister である．

ダーモスコピー像

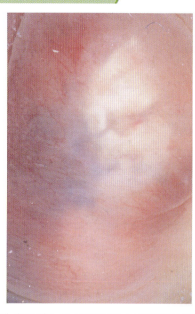

石灰化を反映した均質な白さが確認できる．

エコー像

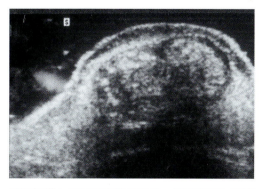

周辺組織との間に間隙のある，境界鮮明な結節で，内部には不均一な陰影が散在している．表皮直下は水疱のために low echo となっている．

病理組織像

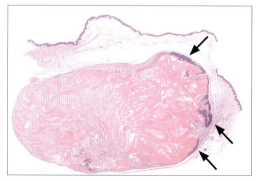

病理全体像．表面に水疱を伴う，皮下の境界鮮明な結節で，この症例では basophilic cells は辺縁のみに存在する（→）．

■ 1章　角質嚢腫　5. 石灰化 (basophilic cells)

15　石灰化上皮腫／毛母腫

症例4（血疱例），症例5（perforating pilomatricoma）

症例4　血疱を生じた例

臨床像

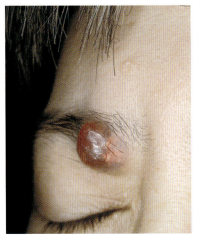

物理的刺激によって出血すると血疱となる．根元側に白い結節の集簇があり，それで臨床診断が可能である．

病理組織像

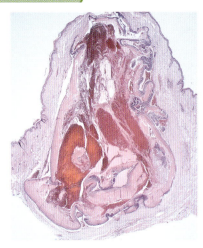

なすび型の細長い結節で，表面皮膚に開孔しかけている．

症例5　perforating pilomatricoma の例

臨床像

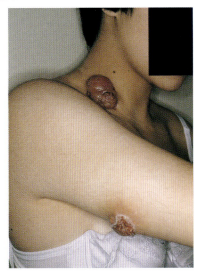

19歳，女性．頸部と上腕に2個の大きな結節が生じている．

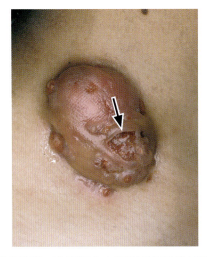

頸部の結節．表面に大小不規則な潰瘍があり，紅色肉芽様となっていて滲出液を伴う．潰瘍の中に白色の塊がみえる（→）．

⑮石灰化上皮腫／毛母腫

症例5，6（perforating pilomatricoma）

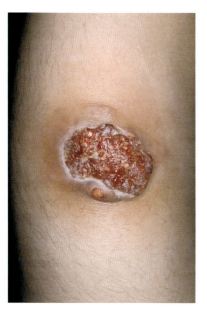

上腕の結節．被覆皮膚は失われ，肉芽で覆われている．よく見ると，白色の小結節が散在性に露出している．

病理組織像（上腕の結節）

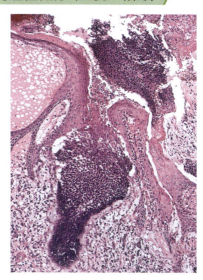

腫瘍塊が経表皮的に排泄（transepidermal elimination）されている．このような病型はperforating pilomatricoma ともよばれる．

症例6　小型の perforating pilomatricoma

臨床像

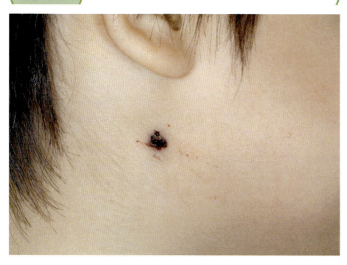

5歳，女児．血痂を付す小硬結．

1章　角質囊腫　5. 石灰化 (basophilic cells)

15 石灰化上皮腫／毛母腫

症例6（perforating pilomatricoma），症例7（広範囲の骨化例）

病理組織像

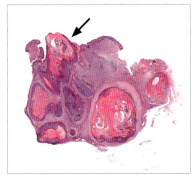
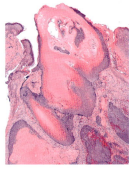

多発性の腫瘍塊の一部が表皮から突出している（矢印，右は拡大像）．穿孔，あるいは経表皮的排泄は必ずしも大きな病変だけにおこるわけではない．青から赤，ピンクへと移行する典型像である．

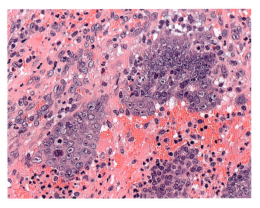

強拡大．間質には小胞巣が散在し，核分裂もみられるが，これを悪性とは解釈しない．

症例7　広範囲に骨化していた例

臨床像

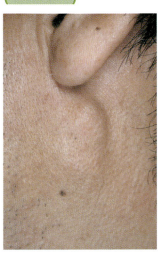

42歳，男性の耳下部の結節，輪郭が目で追える．触るとかちかちの骨様の硬さである．

病理組織像

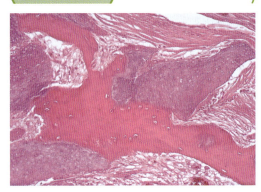

広範囲に骨化している．ただし，骨化は若年者においても珍しくない．

⑮石灰化上皮腫／毛母腫

症例 8（毛包と連続する症例）

症例 8 毛包と連続する症例

臨床像

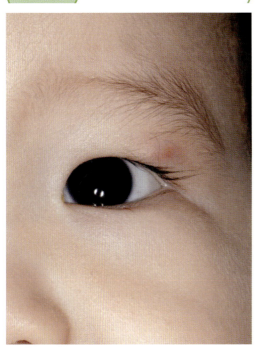

1 歳の幼児の上眼瞼の結節．

病理組織像

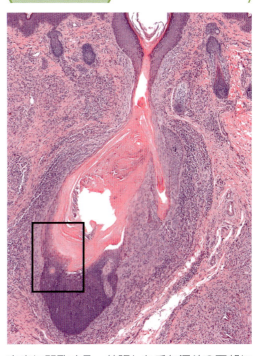

表皮に開孔する，拡張した毛包漏斗の下部に毛母腫の組織が併存している．

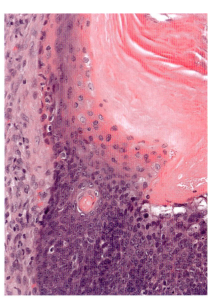

上図の囲み部分．
この部分だけを取り出せば，通常の毛母腫の病理と何ら変わるところがない．このような症例が，本症の発症機転の解明の糸口かもしれない．

■ 1章　角質嚢腫　5. 石灰化（basophilic cells）

15 石灰化上皮腫／毛母腫

症例9（悪性化を疑う所見）

症例9 悪性化を疑う所見

臨床像

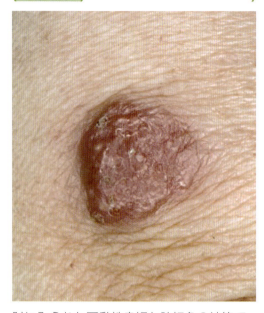

肘にみられた可動性良好な暗紅色の結節で，硬く触れる．

ダーモスコピー像

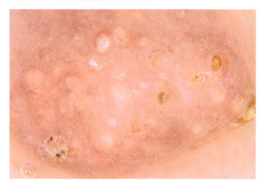

臨床でも観察できたが，ダーモスコピーではさらにはっきりと白色構造物が確認できる．そのいくつかは皮膚表面に顔を出している．

病理組織像

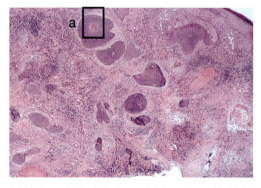

弱拡大．真皮内に basaloid cells の集塊がびまん性に散在している．ピンク色の角化（shadow cells）の比率が低く，低分化である．

病理組織像（shadow cells の移行部分）

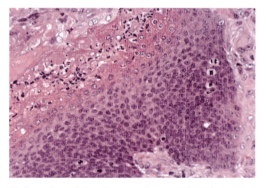

分化のよい（shadow cells への移行）部分は胞巣を形成せずに真皮に流れ込んでいて，分裂像も多い．

⑮石灰化上皮腫／毛母腫

症例9（悪性化を疑う所見），症例10

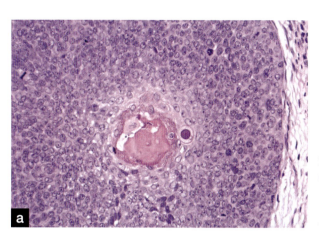

分化度の低い（basophilic cells が多い）部分でも分裂像が目立つ．
このような症例は，悪性に向かっていると解釈してもよさそうだ．

症例10

臨床像

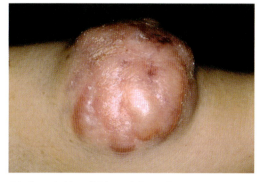

41歳，女性の上腕の腫瘍，12 x 10 x 3 cm の大きさ．もこもこと数多くの隆起があり，表面は弛緩性水疱となっている．触ると硬いが，下床との可動性は良好．

MRI像

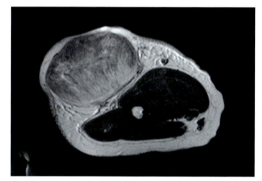

MRI では境界鮮明な腫瘍で，内部には平行線状の陰影がある．

検体

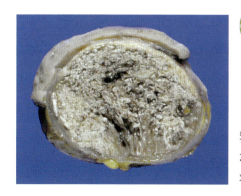

乳白色，褐色調の充実性結節で，微細な石灰化がある．右下方では線状，柱状の構造が立ち上がっている．

■1章　角質囊腫　5. 石灰化（basophilic cells）

15 石灰化上皮腫／毛母腫

症例 10

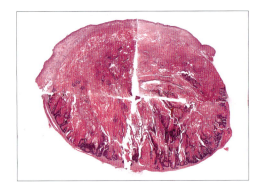

病理組織像

Viable な細胞成分よりも石灰化・壊死の比率が圧倒的に多いが，基本的には境界鮮明な腫瘤で浸潤傾向はない．細長く伸びる上皮成分が MRI の線状陰影に相当する（四分割された標本を合成した）．

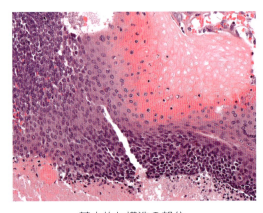

基本的な構造の部分．

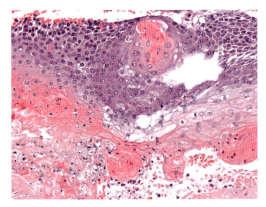

角化細胞との移行もみられる．

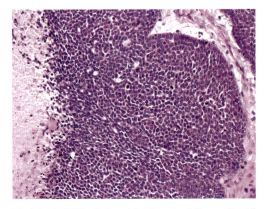

Viable な細胞成分では，basophilic cells が厚い層をなし，transitoinal cells，shadow cell を経ずに直接に壊死している．

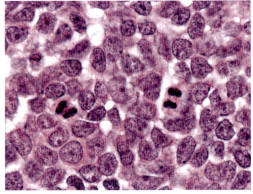

この部分では，核分裂像が目立つ．

第 2 章

毛芽構造

1. 毛包上皮腫

毛包上皮腫
線維増生性（硬化性）毛包上皮腫

2. 毛芽腫

①毛芽腫
②毛芽腫（鼻翼）
③毛芽腫（皮下型）
④毛芽腫（脂腺母斑に続発）

16 毛包上皮腫 Trichoepithelioma

キーワード	
臨 床	鼻，口囲，皮膚色，充実性，半球状，結節
ダーモスコピー	血管拡張，milia-like cyst
病 理	毛芽構造，basaloid cells，角質囊腫，裂隙，柵状配列

Trichoepithelioma（TE）とは

胎児期の毛芽に類似する細胞で構成される良性腫瘍であり，trichoblastoma（TB）（→ p.136）と同じ範疇の病態である．以前は TB という疾患概念はなかったのだが，TE だけでは説明しきれない症例に対応するために，TB という概念が提唱されたと想像される．TE，TB の悪性 counterpart が基底細胞上皮腫（basal cell epithelioma，BCE）である．

臨床と病理

定型的には顔面，とくに鼻や口囲に好発する皮膚色の充実性，半球状隆起の結節で，毛芽（毛乳頭類似）様の構造をもつ胞巣が結合織の増生を伴いながら，一塊を形成する．

腫瘍を構成する細胞は basaloid cells で，角質囊腫や石灰化もしばしば混在する．腫瘍全体と周囲の健常組織の間に裂隙がみられることもあるが，TB におけるほどの頻度ではない．

TE の病理所見は，一見すると基底細胞上皮腫と似ているので，誤診されやすい．若年者の，左右対称で壊死や潰瘍化がなく，境界鮮明な病変には注意しなければならない．

TE は通常は孤立性・単発性だが，家族性で多発性の症例もある（trichoepithelioma papulosum multiplex 多発性丘疹状毛包上皮腫）．

症例 1 単発性

臨床像

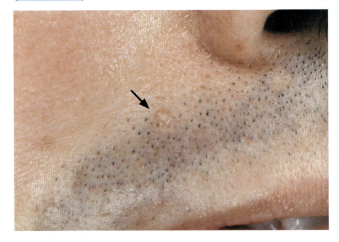

アメリカ人（白人）の上口唇の結節（→）．Fibrous papule，母斑細胞母斑，皮膚混合腫瘍，小型の基底細胞上皮腫などが鑑別となる．

⑯毛包上皮腫

症例 1（単発性），症例 2（単発性）

病理組織像

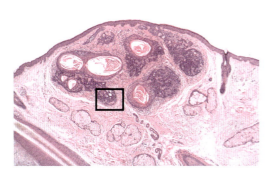

表皮から連続性，下膨れに房状，網目状，分岐性の胞巣が，角質嚢腫をつくりながら増生している．周囲の結合織との間に裂隙があり，個々の胞巣の周囲には裂隙はない．

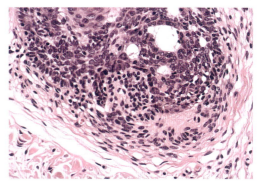

裂隙，線維成分，毛芽構造を示す．胞巣内には空隙があり，篩状構造となっている．

症例 2 単発性

臨床像

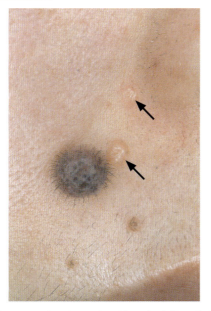

上口唇と鼻翼縁に光沢性の半球状，充実性の結節がある（→）．触ると，かなり硬い．黒い結節は Miescher 母斑．

ダーモスコピー像

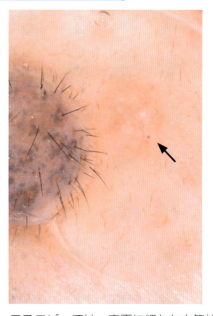

ダーモスコピーでは，表面に細かな血管拡張が走り，milia-like cyst も透見できる．小さなメラニン性の構造（dots）もみえる（→）．

16 毛包上皮腫

症例2（単発性），症例3（単発性）

病理組織像

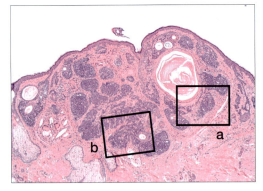

Basaloid cells からなる塊状・分岐状の胞巣が一塊となって全体をつくっている．腫瘍全体を包むように，周囲組織との間に裂隙が入っている．大小の角質囊腫も散在し，ダーモスコピーの milia-like cyst に相当する．表皮から連続して細く伸びる胞巣もみられる．

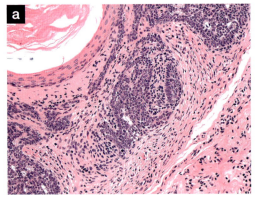

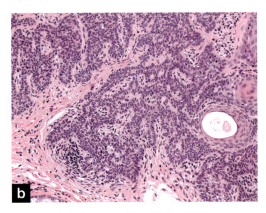

前図の(a)の拡大．裂隙，角質囊腫と繊細な線維で囲まれる毛芽類似構造．右上方，左下方の胞巣では篩状構造となっている．

(b) 索状，房状の構造の部分．

症例3 単発性

臨床像

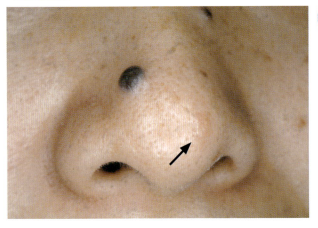

鼻尖部の充実性に触れるなだらかな隆起．黒色結節は基底細胞上皮腫であった．

⑯毛包上皮腫

症例3（単発性），症例4（単発性）

病理組織像

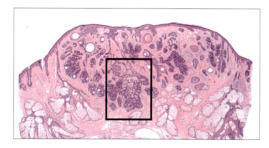

索状，網状，房状の胞巣が，一部では表皮と連続しながら増生し，一塊となっている．角質囊腫も目立つ．

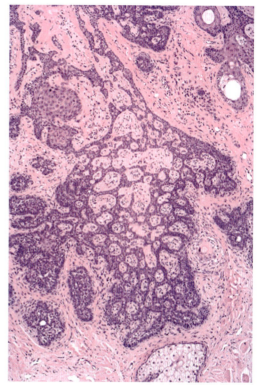

網目状の増殖部分．毛芽構造もみられ，角質囊腫や脂腺，squamoid cells も混在する．

症例4 単発性

臨床像

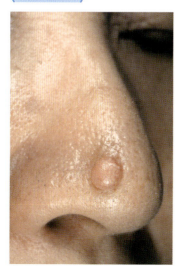

表面平滑な半球状の硬い結節で，可動性はない．

ダーモスコピー像

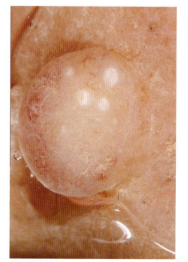

ダーモスコピーでは milia-like cysts がくっきりしており，血管拡張も浮かんでいる．

2章 毛芽構造　1. 毛包上皮腫

16 毛包上皮腫

症例4（単発性），症例5（多発性・個疹の数の少ない例）

病理組織像

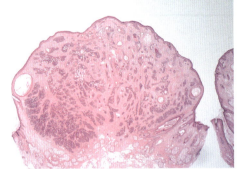

索状・分枝状・融合性の胞巣が集簇しているが，健常組織との間に裂隙はみられない．大小の角質嚢腫がみられる．

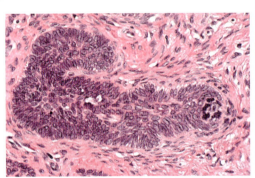
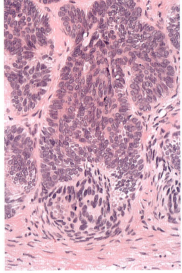

胞巣の辺縁では楕円形・円柱状の核が柵状に配列し，先端部では毛乳頭類似の構造をとる．間質の結合織は増生し，硬い印象．

症例5 多発性・個疹の数の少ない例

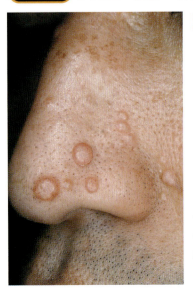

臨床像

多発性ではあるが，比較的個疹の数が少ない症例．個疹の状態は前図の症例（症例4，p.127）と酷似する．

⑯毛包上皮腫

症例5（多発性・個疹の数の少ない例），症例6（多発性・典型例）

病理組織像

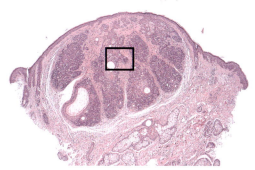

病理像は単発性（症例1〜4）と同じである．

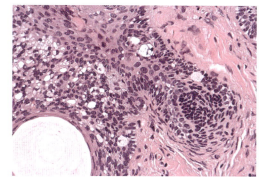

拡大像．

症例6 多発性・典型例

臨床像

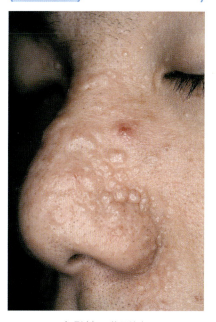

多発性の典型例．

病理組織像

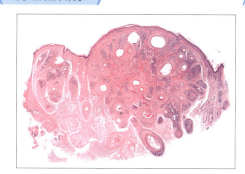

単発性（症例1〜4）と同様の病理．全体の周囲にも，胞巣の集合の周囲にも裂隙がみられる．

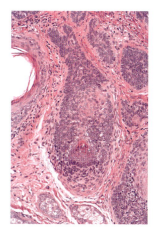

拡大像．胞巣から少し離れた外側に裂隙がある．

16 毛包上皮腫

症例7（多発性・個疹がやや大型）

症例7 多発性・個疹がやや大型

臨床像

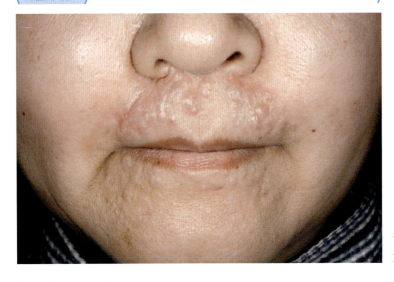

多発性で，個疹がやや大型．

病理組織像

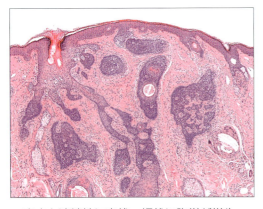

表皮と連続性に索状，網状に胞巣が増生．

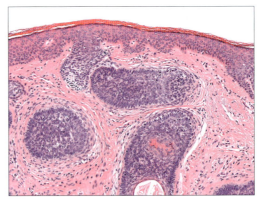

毛芽構造が目立つ．

2章 毛芽構造　1. 毛包上皮腫

17 線維増生性（硬化性）毛包上皮腫
Desmoplastic trichoepithelioma

キーワード	
臨　床	ドーナツ状，常色，結節
ダーモスコピー	milia-like cysts
病　理	毛芽構造，線維増生，おたまじゃくし様

線維増生性（硬化性）毛包上皮腫とは

　毛包上皮腫（trichoepithelioma，TE → p.124）の一型で，臨床的にはドーナツ状の形態を呈し，中心が陥凹して周堤が隆起する常色の結節としてみられる．

病理

　病理的には間質の線維増生，角質囊腫を特徴とする．強拡大で鏡検するとmorphea-like BCE と間違いやすいが，弱拡大でみれば限局性で小型の病変であることに気づく．

症例 1

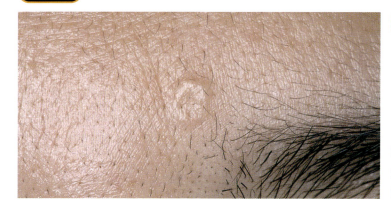

臨床像

26歳，女性の眉間部に生じた，ドーナツ状で皮膚色の充実性結節．

病理組織像

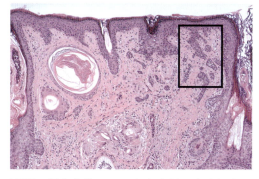

間質の増生を伴って，表皮囊腫，上皮細胞の索状胞巣が散在している．

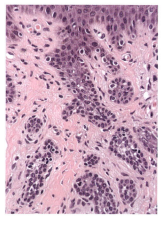

basaloid cells からなる索状胞巣が増生している．

2章 毛芽構造　1. 毛包上皮腫

17 線維増生性（硬化性）毛包上皮腫

症例 2

症例 2

臨床像

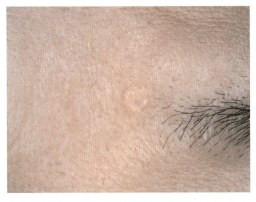

鼻根部に生じた，やはりドーナツ状の形状の結節．

ダーモスコピー像

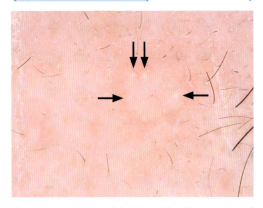

病変の中に白い小さな塊，milia-like cysts が確認できる（→）．

病理組織像

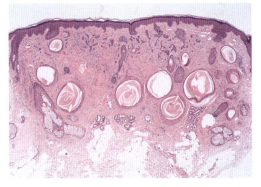

病理全体像．病変と周囲の皮膚を比べると，結合織の染色性が違う．
また，浅在性の角質囊腫がダーモスコピーで透見できていたことがわかる．上皮細胞索が真皮上層で散在性に認められる．

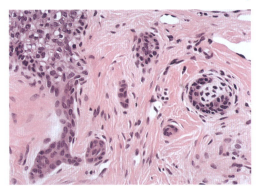

膨化した間質の中に毛芽構造がみえる．

⑰線維増生性（硬化性）毛包上皮腫

症例3

臨床像

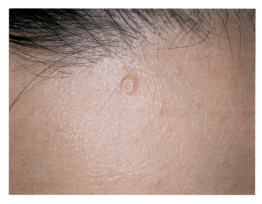

額部に生じた，中心の陥凹した円型結節.

病理組織像

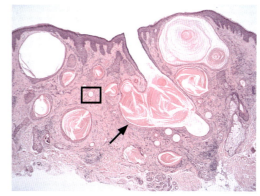

病理全体像．標本の切り出し方向にもよるのだろうが，この標本では中心の陥凹がよくわかる．角質囊腫が毛包漏斗部にはみ出そうとしている（→）のも面白い．

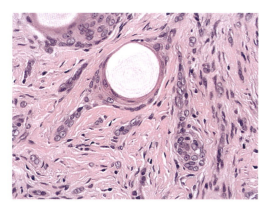

角質囊腫から上皮索が伸び出し，おたまじゃくし様である．

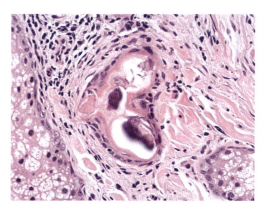

角質囊腫の石灰化もみられる.

2章 毛芽構造　1. 毛包上皮腫

17 線維増生性（硬化性）毛包上皮腫

症例4（完全なドーナツ型ではない例）

症例4 完全なドーナツ型ではない例

臨床像

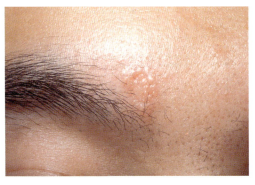

この症例では完全なドーナツ型になっておらず，辺縁は微小結節の連続である．

病理組織像

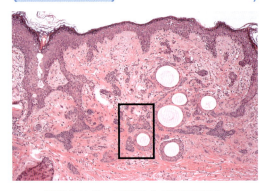

病理全体像．定型的な所見である．

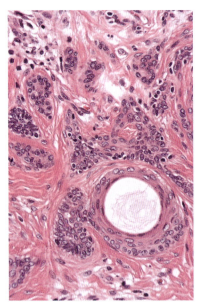

角質嚢腫と連続して上皮細胞索が伸び出している．

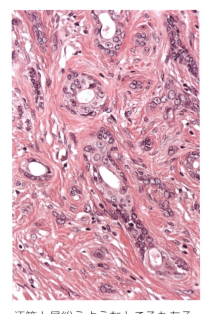

汗管と見紛うようなところもある．

⑰線維増生性（硬化性）毛包上皮腫

症例5（初期の臨床像・丘疹の集簇例）

症例5 初期の臨床像・丘疹の集簇例

臨床像

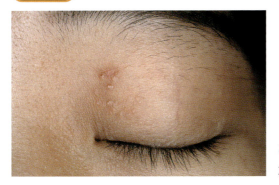

この症例では稗粒腫 milium の集簇かと思わせる臨床である．

病理組織像

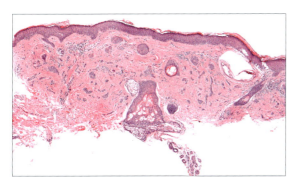

間質の増生を伴った，上皮細胞索の集簇であり，所々に角質嚢腫もみられる．

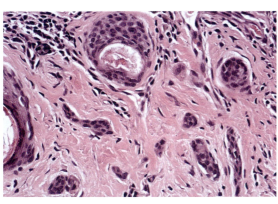

細長く屈曲する細胞索で，その周囲に部分的な裂隙はあるがムチン沈着はない．

　これら2例（症例4，5）は，本症の臨床像を完成させる経緯，すなわち chronology を物語ってくれた．

18 毛芽腫 ① Trichoblastoma

キーワード	
臨　床	頭頸部，皮膚色，硬い結節
ダーモスコピー	血管，globules
病　理	毛芽構造，basaloid cells，柵状配列，大型結節型，小型結節型，裂隙

Trichoblastoma（TB）とは— TE との異同

　基本的には trichoepithelioma（TE）毛包上皮腫（→ p.124）と同一範疇の腫瘍で，胎児期の毛芽に類似する細胞で構成される病態である．そうはいっても，皮膚科医のほとんどは胎児期の毛芽の病理をみたことがないわけで，実際的には，毛周期のうちで，成長期の毛球・毛乳頭を思い浮かべればよい．

　TB と TE の区別については異同があり，深在性を TB とし，浅在性を TE とする考え，また，TE を TB の中に含めて，篩状のパターンを示すものとする考えがある．大雑把には，TB の方がやや広い概念で，TE はその中の一型と考えておけばよく，現実的な対処には変わりがない．

臨床

　臨床的には，頭頸部に好発する皮膚色の硬い結節あるいは硬結の場合が多い．症例によっては（あるいは TE とするか TB とするかの診断によっても），メラニン塊が含まれていたり，血管拡張を伴っていたりする．

病理

　病理では，basaloid cells で構成される多数の胞巣が集簇して一つの塊をつくり，その全体と周囲の健常組織との間に裂隙がみられる．単位となる個々の胞巣の周囲には裂隙はないのが原則である．個々の胞巣のなかには，毛乳頭類似（毛芽構造）の構造をもつものがあり，その周囲には繊細な線維成分が層をなしている．個々の胞巣の形態や大きさ，増生パターンはさまざまで，大結節型（large nodular type），小結節型（small nodular type），篩状構造（cribriform pattern），網状構造（lacelike pattern），房状（ブドウの房，藤の花）などと形容されるが，その名称・分類にこだわる必要はない．

⑱毛芽腫 ①

症例 1

臨床像

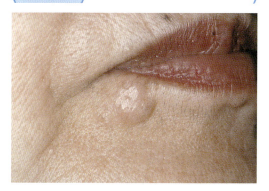

皮膚面から隆起する硬結で，触感は硬く，表面は光沢性で皮膚色である．

病理組織像

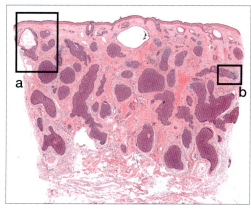

弱拡大．表皮直下から筋層にかけて大小の結節が集簇している．個々の結節は basaloid cells で構成される均一な集塊で，角張っていたり，折れ曲がっていたり多様な形状を呈している．この標本では，病巣と周囲の健常組織との間に裂隙があるかどうかは不明である．大結節型（large nodular type）である．

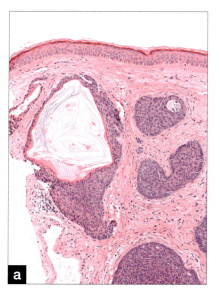

真皮上層の胞巣には，開大した角質嚢腫を含むものも見受けられる．

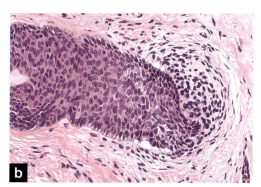

拡大．胞巣の先端部に一致して，濃染性の細胞が胞巣を取り囲むように集簇し，その周囲は繊細な線維成分が層を成している．胞巣の周囲に裂隙やムチン沈着はみられない．

2章 毛芽構造　2. 毛芽腫

18 毛芽腫 ① Trichoblastoma

症例2

症例2

臨床像

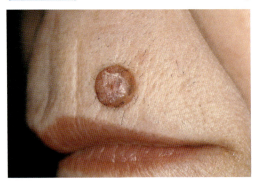

台地状に隆起する．左右対称性で円形の充実性結節で，色は紅褐色でところどころにメラニンの小塊が散在している．

病理組織像

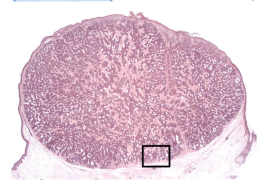

病理全体像．小さな塊が密集して一つの結節を形成していて，全体としてはきわめて境界鮮明な楕円形の構築である．

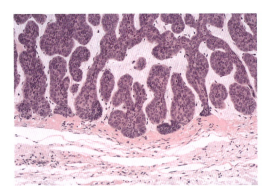

中拡大．揺らめくような形の胞巣が集簇し，その周囲には帯状の線維増生と裂隙がみられる．

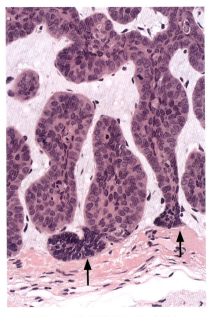

拡大．一部の胞巣の先端には濃染性の細胞が蕾状に伸びだしているが（矢印2箇所），通常の毛乳頭構造のようにはC字型の中に包まれておらず，細胞もやや大きめである．この症例では辺縁部における細胞の柵状配列はみられず，間質にムチンが沈着しているのがTBとしては定型的ではない．

⑱毛芽腫 ①

症例3

臨床像

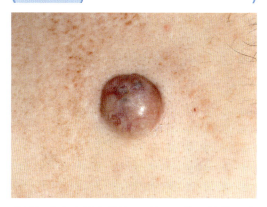

背部に生じた暗紅褐色，ドーム状の結節で血管拡張，色素沈着を伴っている．

病理組織像

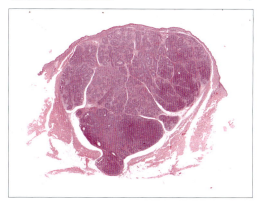

Basaloid cells が集簇して中型の結節を構成し，それがさらに一塊となって境界鮮明な全体構造を形作っている．そして，それらおのおのの間には裂隙が入っている．

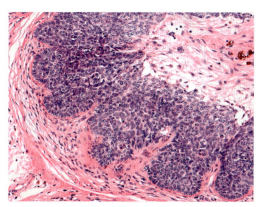

毛芽構造を示す大型の胞巣であり，large nodular type である．

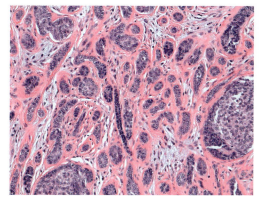

索状や小型の胞巣もあり，この部分は small nodular type になる．

18 毛芽腫 ① Trichoblastoma

症例 4

症例 4

臨床像

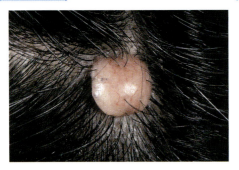

被髪部の充実性・広基有茎性の結節で，表面は平滑，一部に黒点がみられ，血管拡張も伴う．

ダーモスコピー像

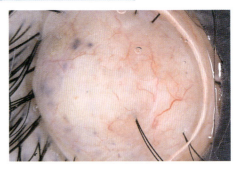

ダーモスコピーでは枝分かれの少ない血管が分布し，青黒い塊もみられる．

病理組織像

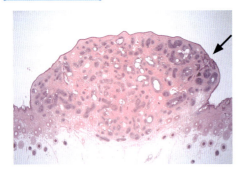

角質嚢腫を含んで，小型の胞巣が集簇している．Small nodular type である．

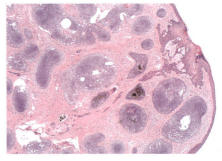

中拡大．左図の矢印部分．角質嚢腫と胞巣が表皮と連続して，下方に伸展している．

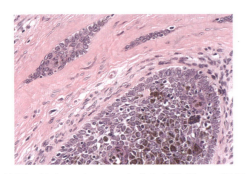

前図の拡大．メラニンを含んだ胞巣で，辺縁の柵状配列が際立つ．その周囲を繊細な線維成分が回り込んでいる．

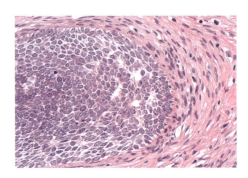

別の部分の拡大．

⑱毛芽腫 ①

症例 5

症例 5

臨床像

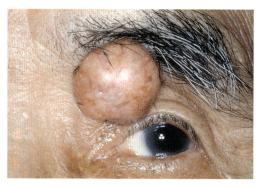

上眼瞼の大型の腫瘤で，**症例 4** の腫瘤を大きくしたものに相当する．

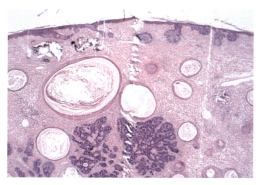

表皮に直接ぶら下がっている胞巣や，房状の胞巣，角質囊腫，石灰化がみえる．

病理組織像

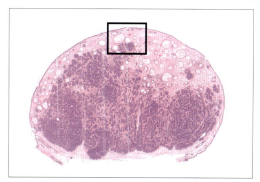

上層には角質囊腫が多く，下方に胞巣が集合している．

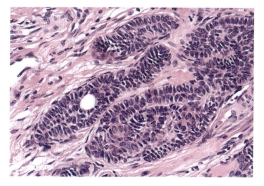

数珠状，算盤玉状の構造．

19 毛芽腫 ② 鼻翼
Trichoblastoma

キーワード	
臨 床	鼻翼，皮内，皮下，硬結
病 理	毛芽構造，石灰化

鼻翼の trichoblastoma

どの疾患においても，類似の臨床と病理を示す類型があり，TB の場合も以下のような一群が存在する．メラニン沈着や潰瘍化のない鼻翼の結節で，基本的には皮膚色を呈し，皮内・皮下の硬結・隆起という形態をとる．

病理

病理では，小型の胞巣が密集して皮下に及ぶ病変をつくるが，個々の胞巣における毛芽構造は少ない．結節全体と周囲との裂隙ははっきりしないが，鼻翼という部位における結合織の特性なのかもしれない．

症例 1

臨床像

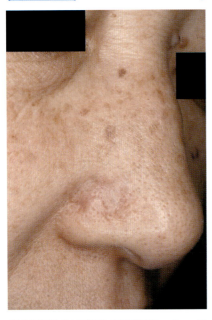

鼻翼溝部の皮膚色の硬結で，もっこりと盛り上がり，触ると浮腫状で弾性がある．

病理組織像

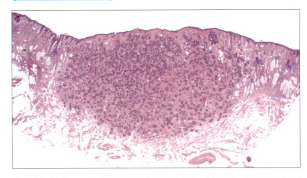

病理全体像．表皮直下から脂肪織・筋層にかけて小型の腫瘍塊が密生して，比較的に境界鮮明な楕円形の構造となっている．周囲の結合織との間に裂隙はみられない．

⑲毛芽腫 ② 鼻翼

症例 1，2

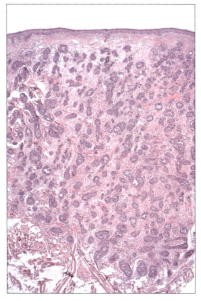

弱拡大．小型の胞巣が集簇している．Small nodular type である．

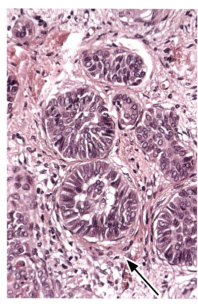

拡大．細胞が柵状配列する小胞巣の周囲に（→），少量の細胞成分と線維が付着している．間質との間に裂隙を生じている胞巣もある．

症例 2

臨床像

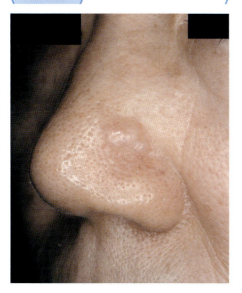

症例1と類似の臨床形態である．

病理組織像

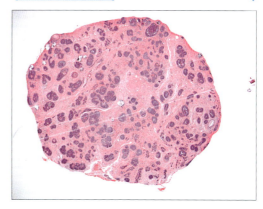

小型の胞巣が多数集簇して一つの病巣を形作っていて，間質には線維成分の増加と細かな細胞の増生がある．Small nodular type 小結節型である．

19 毛芽腫 ② 鼻翼

症例2，3

病理組織像

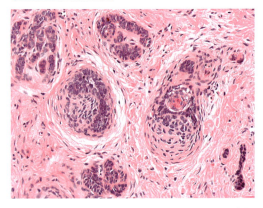
はっきりとした毛芽構造の周囲は微細な線維で囲まれている．連銭状の胞巣もある．

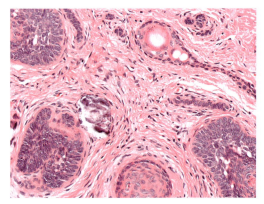
脂腺導管を含んだ細長いおたまじゃくし様の胞巣や，数珠玉状の胞巣，毛芽構造，石灰化，間質の線維増生がみられる．

症例3

臨床像

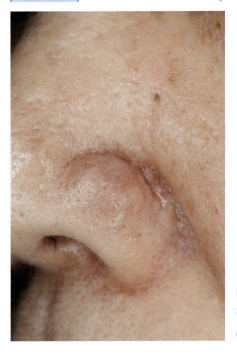

病理組織像

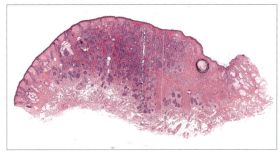
病理全体像．小型の胞巣が集簇している．

隆起が高度となった症例でやや赤みを帯びている．結節の根元（立ち上がり）の境界ははっきりしない．

⑲毛芽腫 ② 鼻翼

症例 3

病理組織像

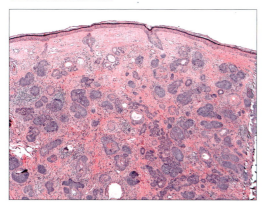

小型の胞巣が集簇していて，角質嚢腫が散見され，中心での角化もみられる．Small nodular type である．

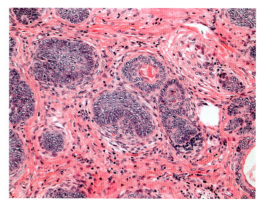

毛芽構造があちこちで確認できる．

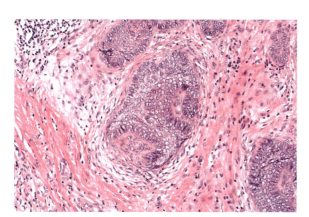

毛乳頭を模倣する構造が明らかで，繊細な線維増生も伴っている．

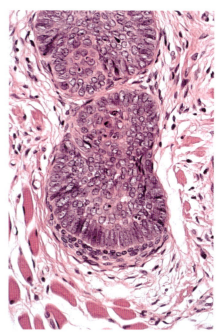

胞巣の先端部の毛芽構造．

20 毛芽腫 ③ 皮下型 Trichoblastoma

キーワード	
臨 床	皮下，硬い結節，基底細胞，pop out
病 理	毛芽構造，basaloid cells，石灰化，骨化，皮下

皮下型 trichoblastoma とは

　Trichoblastoma (TB) のうちで，頻度としては稀であるが，境界鮮明な硬い結節として皮下に存在する病型がある．これは，過去に"皮下型の基底細胞上皮腫"などの名称で報告されていた症例に相当する．英文の教本で，"摘出すると pop out（飛び出し）する"と書かれているのはこの病型に当てはまる表現であって，皮膚に接していたり，表皮直下に存在する TB では pop out しない．以下に 2 例を提示する．

症例 1

臨床像

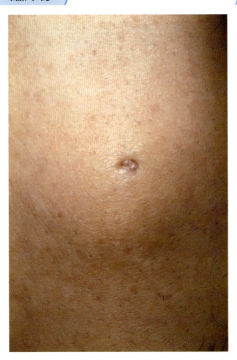

膝蓋の皮下に，軟骨硬の境界鮮明な結節がある．中央の陥凹は punch biopsy の瘢痕であるが，病変にまで届かずに検体を採取できなかった．

病理組織像

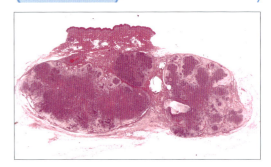

病理全体像．皮下に，basaloid cells の集塊からなる，境界鮮明な大小の充実性結節がある．周囲組織からくるりと剥離でき，摘出はきわめて容易であった．

⑳毛芽腫 ③ 皮下型

症例 1

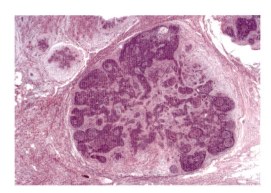

Basaloid cells の小結節が放射状・求心状に配列して胞巣をつくり，その胞巣の周囲に裂隙が形成されている．

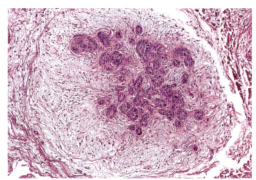

円型の小結節が集簇して一つの胞巣をつくり，その周囲にはムチンが豊富に沈着し，全体の胞巣の周囲には裂隙がある．

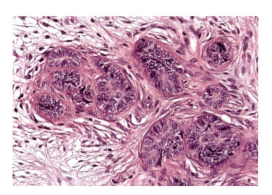

個々の結節は厚い結合織で取り囲まれている．

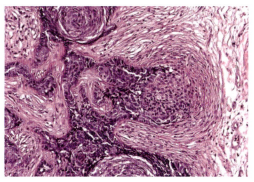

TB に特徴的な，毛乳頭に類似の構造が随所に存在する．

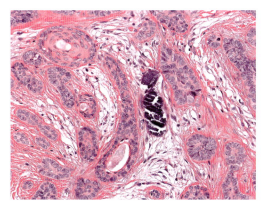

管腔構造を保有する胞巣もみられる．間質には石灰化が介在する．

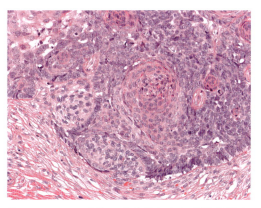

Squamous eddies のような丸い細胞集塊も含まれている．

20 毛芽腫 ③ 皮下型

症例2

症例2

臨床像

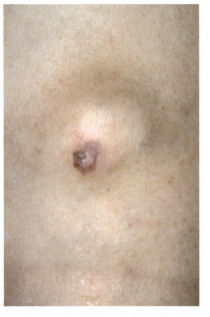

下腿の屈側．きわめて硬い皮下結節で，一部で皮膚に突出する部分がある．

ダーモスコピー像

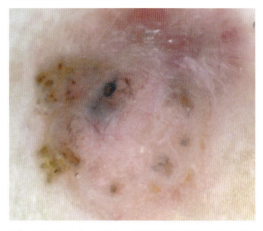

ダーモスコピーでは，辺縁部に茶褐色のメラニン構造が区画されて配列し，頂点部分では黒い環状構造もみられる．表面には細長い直線的な血管が走っている．上方の赤い瘢痕は前医での生検創である．

病理組織像（前医での生検）

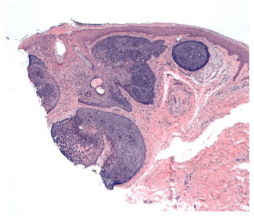

前医での生検組織．胞巣周囲の結合織は濃染し，細胞成分も増加している．健常な周囲組織との間には裂隙が生じている．

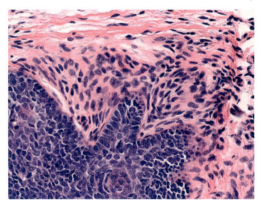

生検組織．胞巣の窪み部分に間葉細胞が集まって，毛芽を連想させる．

⑳毛芽腫 ③ 皮下型

症例2

手術標本

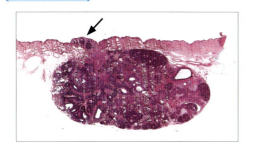

手術標本．Basaloid cells の胞巣の集簇する，きわめて境界鮮明な皮下結節で，ごく一部が表皮直下に上昇している（→）．嚢腫も多い．脱灰標本であり，画質は悪い．

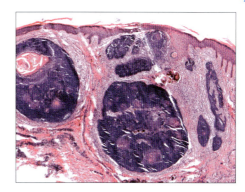

表皮に接する部分．

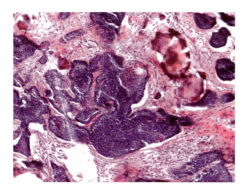

石灰化と骨化の多い検体だったのできれいな標本が作製できていないが，basaloid cells の集塊が密集している．この骨化が臨床的な硬さの理由であった．

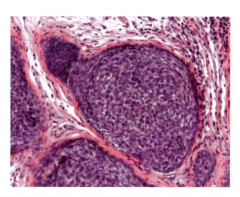

毛乳頭を模倣する構造が胞巣から伸び出している．

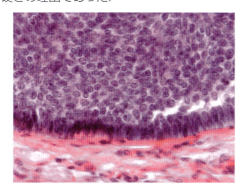

辺縁では，円柱状の核の細胞が柵状配列している．

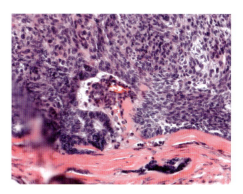

毛芽構造らしきところ．

21 毛芽腫 ④ 脂腺母斑に続発 Trichoblastoma

キーワード

臨 床	脂腺母斑, 黒色結節
病 理	境界鮮明, 毛芽構造

　Trichoblastoma (TB) が脂腺母斑に続発すること, また TB に類似した未熟な毛包構造が脂腺母斑にしばしば併発すること, これらは今では周知となった. 以前にはこれらの病変は基底細胞上皮腫 (BCE) と考えられていたのだが, 疾患概念が導入・訂正された結果の変化である. 皮膚線維腫の被覆表皮においても同様な変化が認められており, これも BCE ではなくて, 二次的な変化とみなされるようになった.

症例 1

臨床像

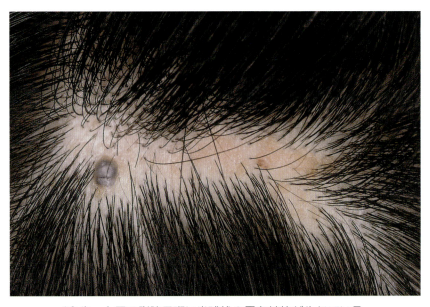

16歳, 女子の脂腺母斑に半球状の黒色結節が生じている.

㉑毛芽腫 ④ 脂腺母斑に続発

症例 1

病理組織像

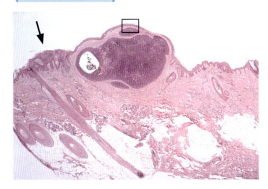

Basaloid cells からなる，境界鮮明な結節が皮膚を持ち上げている．周囲組織への浸潤傾向はない．隣接皮膚では表皮成分の増殖がみられる（→）．

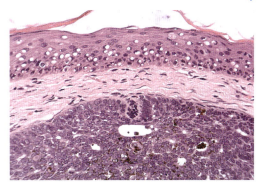

表皮直下の娘結節に小さな窪みが存在する．

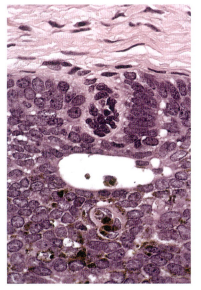

窪み部分には濃染性の小型の核の細胞が入り込んでいる．

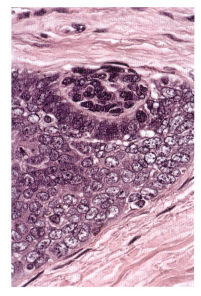

別の部分では，窪み部分の基底層の細胞が柵状に配列し，嵌入した間葉細胞を抱え込んでいる．毛乳頭類似の構造である．その周囲には繊細な線維成分が層状に増生している．

21 毛芽腫 ④ 脂腺母斑に続発

症例2

臨床像

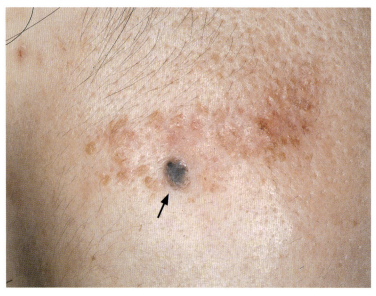

34歳, 女性の頬. 以前から脂腺母斑があり, そこに黒色結節が生じてきた（→）.

病理組織像

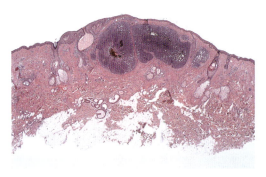

境界鮮明な結節で, 周囲への浸潤傾向はない.

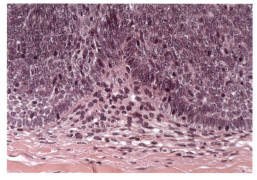

窪み部分に濃染性の細胞がもぐりこんでいる. 胞巣の基底側には柵状配列がみられる.

㉑毛芽腫 ④ 脂腺母斑に続発

症例 3

臨床像

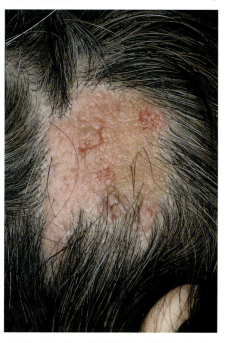

61歳の女性．幼児期から脱毛斑があり，その局面内にびらんを生じるようになった．

（→右写真）小型の basaloid cells が表皮から連続して伸長し，毛乳頭類似の構造を形作っている．これは，trichoblastoma 的な組織が間質誘導されたと考えられている．
このような所見は，臨床的な変化がなくても，病理標本を仔細に観察すれば，しばしば見出すことができる．

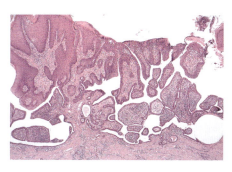

病理組織像

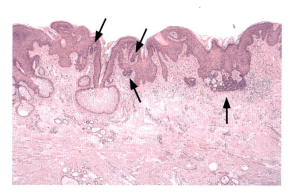

肉眼的には確認できなかったのではあるが，病理標本では脂腺母斑の局面内に trichoblastoma 的な所見が散見された．
皮膚の不規則な増生，脂腺の表皮突起への付着，汗管の開大に加え，濃染性の細胞集塊が表皮突起から釣鐘状にぶら下がっている（→）．

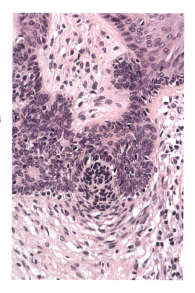

（←左写真）びらん部は syringocystadenoma papilliferum（→ p.298）である．隣接表皮は肥厚し，表皮成分がジグソーパズルのように浮遊している．

第 3 章

毛包性角化を示す突出性結節

外毛根鞘腫
悪性外毛根鞘腫
毛包癌 ② Malignant trichilemmomaからの浸潤
毛包癌 ③ 角栓の多発例
毛包癌 ④ *de novo*発症例

■ 3章 毛包性角化を示す突出性結節

22 外毛根鞘腫　Trichilemmoma

キーワード	
臨　床	高齢者，紅色，びらん，顔面，HPV感染症
病　理	澄明細胞，毛包性角化，U字状増殖，papillomatous proliferation

Trichilemmoma とは

　いわゆる外毛根鞘性角化（毛包性角化，trichilemmal keratinization，顆粒層を経ないで角化すること）を示す結節病変で，澄明細胞で構成される U 字状の乳頭状増殖 papillomatous proliferation を呈する．高齢者の日光裸露部に生じる結節病変で，表皮性角化ではないために表面は紅色にびらんしていたり，滲出液が固着して痂皮を付すことが多い．

　本症の独立性，疾患概念に関しては対立する意見があり，本症を独立した疾患ではなく，単なる毛嚢上皮へのヒト乳頭腫ウイルス HPV 感染にすぎないとする意見もある．

　ともあれ，きわめて特徴的な病理所見を示す病態であり，一つの表現型・疾患群であることには間違いない．

症例 1

【臨床像】

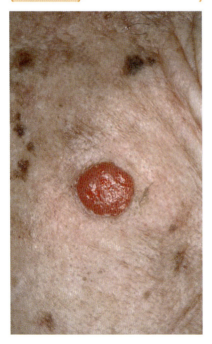

【病理組織像】

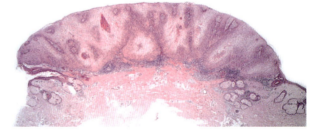

弧状に隆起する病変で，表皮突起が下方に延長して乳頭状に増殖している．下端は周囲の皮膚面と同高．

88歳の男性の頬に生じた湿潤性の結節で，左右対称性．

㉒外毛根鞘腫

症例1, 2

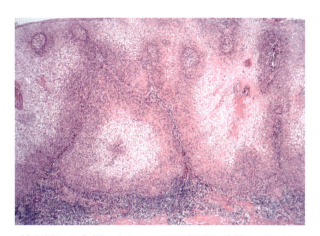

基底側から内側に向かって澄明細胞に変化している.

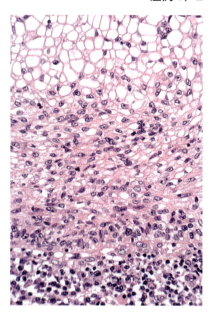

顆粒層を経ずに角化する
（trichilemmal keratinization）.

症例2

臨床像

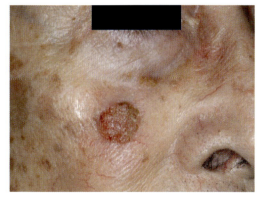

80歳, 男性の頬の結節で, 表面は紅色, 顆粒状.

病理組織像

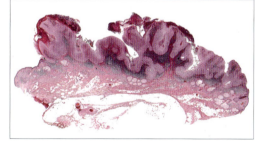

U字状の増殖を示す.

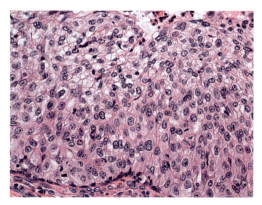

上方に向かうにつれて細胞は澄明化
して, 顆粒層を経ずに角化していく.

3章 毛包性角化を示す突出性結節

157

3章 毛包性角化を示す突出性結節

23 悪性外毛根鞘腫
Malignant trichilemmoma

キーワード	
臨　床	肉芽様，紅色，結節
病　理	乳頭腫状，細胞異型，多核巨細胞

Malignant trichilemmoma とは

Trichilemmoma（外毛根鞘腫，→ p.156）と基本構築は同一であるが，細胞異型の強いものを指す．しかし，良性の trichilemmoma の概念について HPV 説が根強いように，その悪性型 counterpart ともいうべき本症に関しても，毛包性 Bowen 病，あるいは澄明細胞型の有棘細胞癌であるという考えもある．

症例 1

臨床像

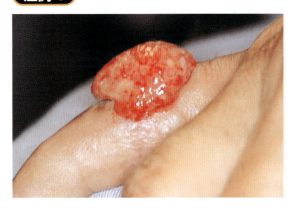

指背の肉芽様の結節．

病理組織像

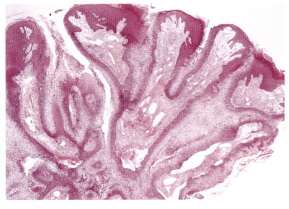

乳頭腫状に細長く増殖する．突出性病変である．辺縁は有棘細胞で，次第に明るい細胞に変化していく．

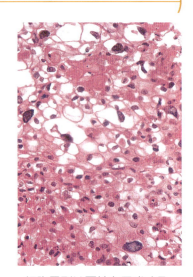

細胞異型は悪性を示唆する．

㉓悪性外毛根鞘腫

症例2

臨床像

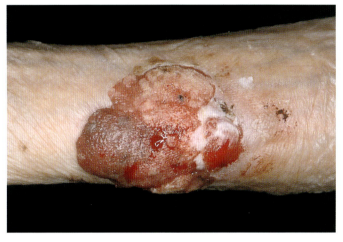

前腕に生じた，易出血性で不整な肉芽性局面．

病理組織像

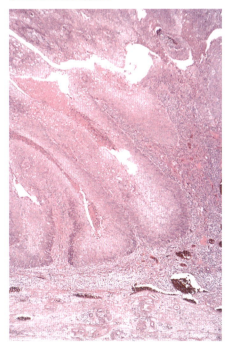

弱拡大．細長い表皮突起が連なっている．

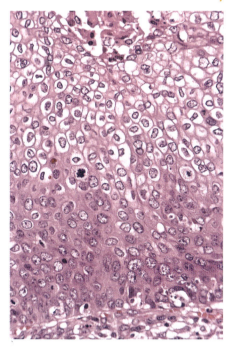

中拡大．毛包性角化を維持しながら，細胞は異型となっている．核分裂像も散見される．

3章　毛包性角化を示す突出性結節

23　悪性外毛根鞘腫

症例3

症例3

臨床像　　　　　**病理組織像**

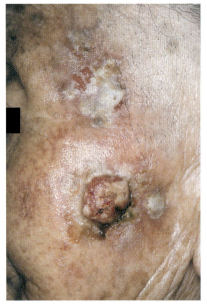

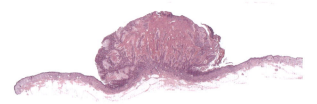

広基有茎性の結節で，明るい部分が混在している．

85歳，女性の頬に紅色，肉芽様外観の結節があり，それ以外に日光角化症も多発している．

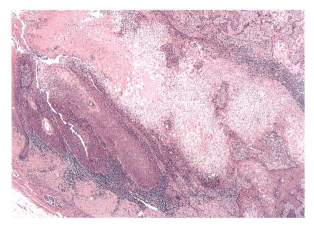

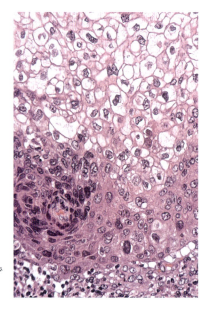

有棘細胞が澄明細胞に移行していく構造である．

有棘細胞，澄明細胞のいずれにも核異型がみられる．

㉓悪性外毛根鞘腫

症例 3, 4

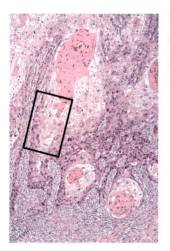

不整な形で下方に延長する表皮成分の内部には，核の遺残を含んだ濃縮性の角質が詰まっている．

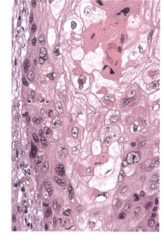

細胞異型は高度であるが，毛包性角化の名残がうかがえる．

症例 4

病理組織像

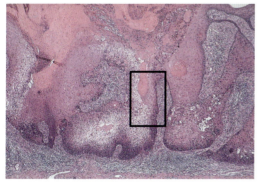

弱拡大．澄明細胞の胞巣と，好酸性の有棘細胞の胞巣が交互に並んでいる．

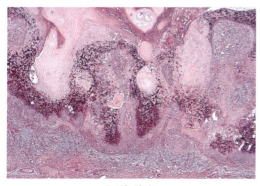

PAS 染色

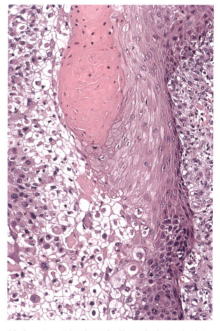

拡大．澄明細胞の部分は表皮と連続して，角質塊が長く延び，毛包漏斗部に類似する．

明澄な細胞は PAS 染色で強陽性である．

3章 毛包性角化を示す突出性結節

23 悪性外毛根鞘腫

症例 5

症例 5

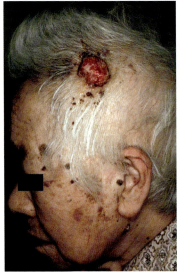
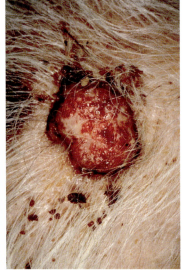

臨床像

側頭部の肉芽様結節で，浸軟した痂皮が表面に付着している．

病理組織像

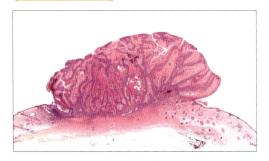

うねうねとしたU字状の乳頭増殖が，明澄な部分と暗調な部分のくり返しとなっている．

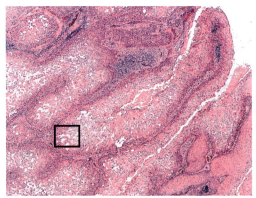

内腔に向かって明澄に角化していく構造が，細長く伸長している．

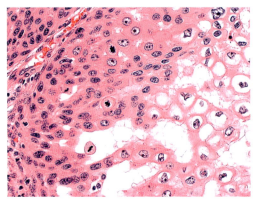

構成する細胞には異型や分裂像があり，悪性と考えられる．

■ 3章　毛包性角化を示す突出性結節

24 毛包癌 ② Malignant trichilemmoma からの浸潤 Trichilemmal carcinoma

キーワード	
臨　床	紅色，肉芽様結節，リンパ節腫脹
病　理	浸潤，trichilemmal keratinization，細胞異型，転移

Malignant trichilemmoma の浸潤・転移

Malignant trichilemmoma（MT → p.158）は表皮内癌のことが多いが，浸潤癌となり転移に至る例もある．

MT は表皮内癌の病態を指しており，浸潤性の病態に対応がある用語がない．本書では，広い意味で毛包癌としておく．

症例 1

臨床像

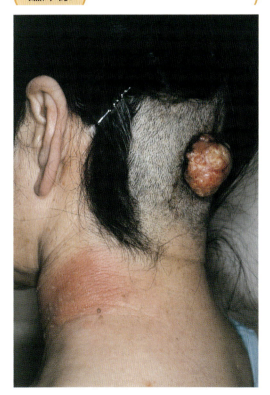

後頭部の紅色肉芽様の結節で，頸部に発赤を伴ったリンパ節腫脹がある．

病理組織像

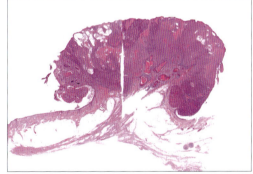

標本作成の際に検体が半割されたので，2枚の標本を合成した．茸状の有茎性結節で，紅色の角化壊死，青く染まる細胞集塊，空胞が混在する．

3章 毛包性角化を示す突出性結節

24 毛包癌 ② Malignant trichilemmoma からの浸潤

症例1

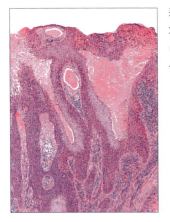

表面では，細長いU字状・管状構造が連なっていて，内腔に向かって澄明化してから角化する構造となっている．

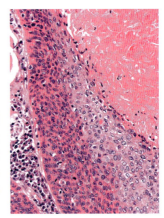

外層の小型細胞も澄明な大型細胞も配列が乱れ，核の大小や異型性がある．顆粒層を経ないで角化する，いわゆるtrichilemmal keratinizationのパターンを保持している．

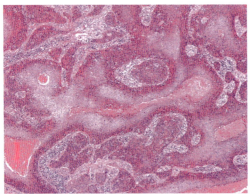

結節の内部にも同じ模様が波打っている．

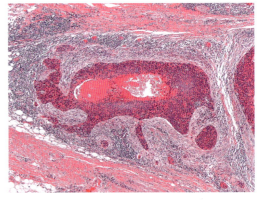

異形な囊腫構造からは不整形の枝分かれが伸びだしている．

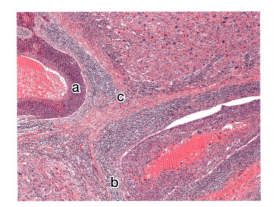

囊腫構造の構築が乱れると同時に，細胞異型が高度になっていく様子を段階的にみることができる．

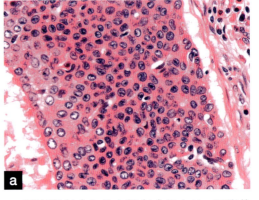

a：基底側（右）から内腔（左）に向かって胞体が淡くなり，核の内容が抜けてくる．個細胞角化もみられる．細胞の配列は乱れているが，核異型は軽度である．

㉔毛包癌 ② Malignant trichilemmoma からの浸潤

症例 1

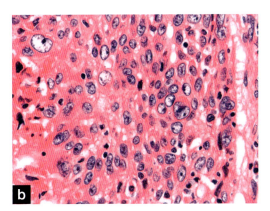

b：核異型が強くなっている．

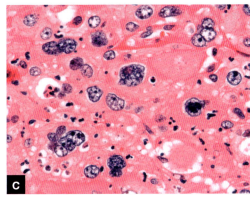

c：高度の細胞異型や壊死・変性が高度であり，細胞相互の接着が失われている．

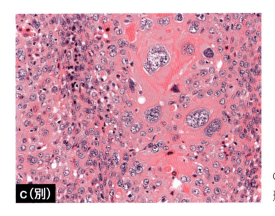

c（別）：別の個所でも異形細胞の増殖が目立つ．

リンパ節転移の所見

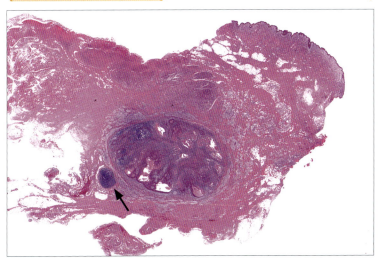

炎症性のリンパ節転移．隣接したリンパ節（→）には転移なし．

24 毛包癌 ② Malignant trichilemmoma からの浸潤

症例 1

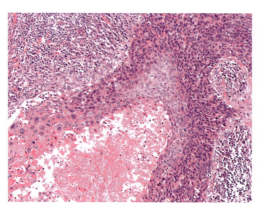

皮膚と同様に，基本構築は小型の暗調な細胞から大型で明澄な細胞への移行像であり，移行につれて細胞異型がはっきりする．

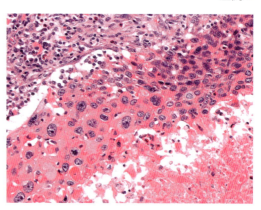

大型，小型のいずれの細胞にも異型性がある．顆粒層を経ない角化・壊死も皮膚と同様．

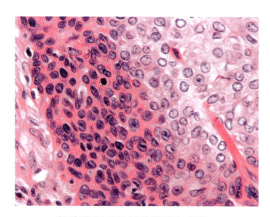

細胞異型の比較的軽度な部分．

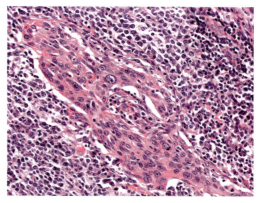

間質への浸潤．

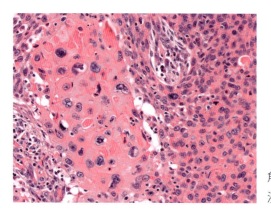

角化性の異型細胞が間質に浸潤している．

3章 毛包性角化を示す突出性結節

25 毛包癌 ③ 角栓の多発例
Trichilemmal carcinoma

キーワード	
臨　床	黄白色の細粒
ダーモスコピー	黄白色の角栓
病　理	trichilemmal keratinization，毛包性角化，細胞異型

毛包に関連する浸潤癌の種類

　毛に関連する悪性腫瘍としては，PTC（proliferating trichilemmal cyst）の基底層が破れて周囲に浸潤したもの（→p.78），前駆症なしに de novo に毛の組織から発生するもの（→p.170）があり，その他に malignant trichilemmoma が浸潤性になるものがある．

　Malignant trichilemmoma に関しては疾患概念を疑問視する考えもあるが（→p.158 参照），ここでは，きわめて特徴的な病理所見を呈する病態としてとらえておく．

症例1

臨床像

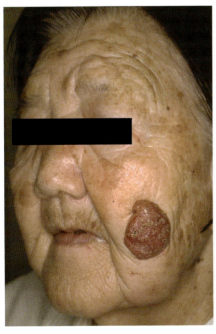 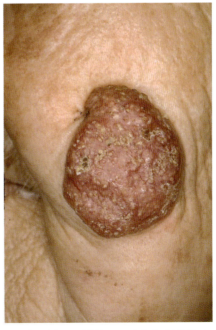

頬に生じた庭石のような外観の，暗紅褐色の境界鮮明な結節で，表面には細かな黄白色の粒が撒布している．

3章　毛包性角化を示す突出性結節

25 毛包癌 ③ 角栓の多発例

症例 1

ダーモスコピー像

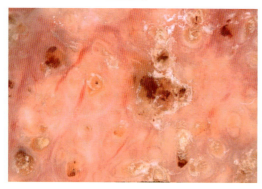
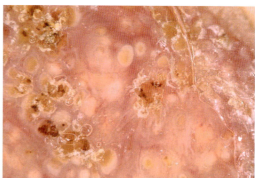

ダーモスコピーでは，肉眼で見えた黄白色の粒は毛孔に一致した角栓であり，皮内にも楕円形の構造として透見できる．

病理組織像

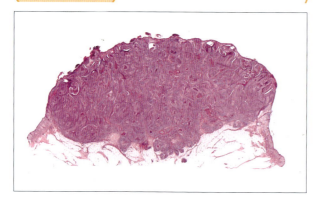

脂肪織にまで至る比較的に境界鮮明な腫瘤で，丸い胞巣が増殖性に周囲組織に拡がっている．

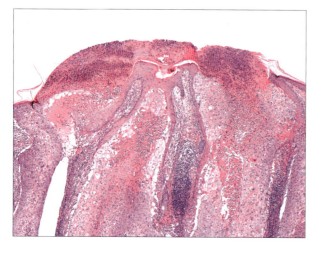

表面に排出された角質にはリンパ球や好中球が入り混じって，臨床的な痂皮となっている．また，細長い胞巣内に充満した角質が，ダーモスコピーでの黄白色構造に一致する．

㉕毛包癌 ③ 角栓の多発例

症例1

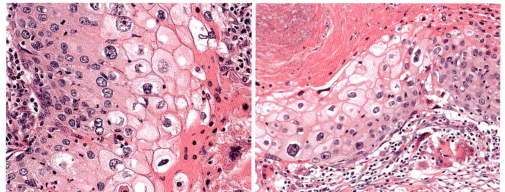

拡大像で細胞の異型性が明らかであり，腫瘍の厚さ，浸潤の深さも勘案して浸潤癌と判断する．

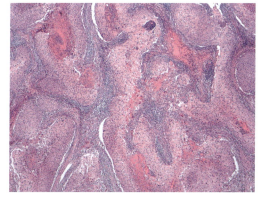

いわゆる trichilemmal keratinization の胞巣が，うねうねと彎曲しながら増殖している．

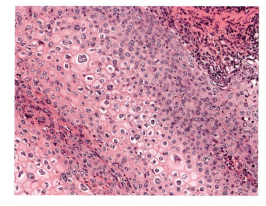

辺縁の小型細胞から，中心の大型で澄明な細胞への変化を示す．個細胞角化や異型な大型核が目立つ．

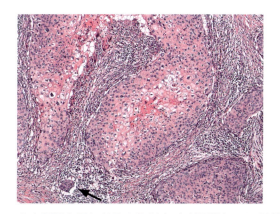

真皮浸潤を思わせる小胞巣（→）が浮遊している部分．

26 毛包癌 ④ *de novo* 発症例
Trichilemmal carcinoma

キーワード	
臨 床	頭部，毛髪が疎，隆起性結節
ダーモスコピー	黄色の塊状構造，血管拡張
病 理	毛包との連続性，異型細胞，角質嚢腫

　毛包に関連する癌には，TC → PTC → 浸潤癌と進む系列（p.60 ～ 81）と，いわゆる malignant trichilemmoma が癌化する場合（p.158 ～ 169）がある．

　それ以外に，稀ではあるがこのような"前駆症"とは関係なく，*de novo* に発癌することがある．以下に症例を示す．

症例 1

臨床像

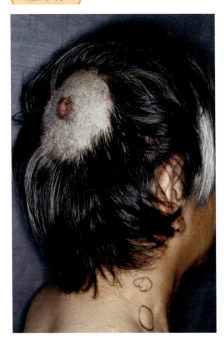
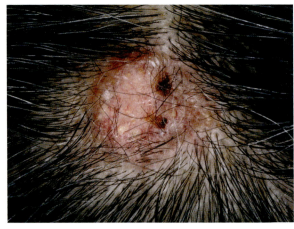

頸部リンパ節に転移した症例．紅褐色の結節であるが黄色味を帯びた部分も混在し，血管拡張を伴う．

㉖毛包癌 ④ *de novo* 発症例

症例 1

ダーモスコピー像

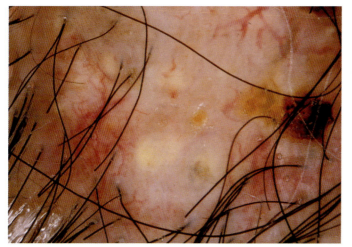

ダーモスコピー像．黄色い構造が散在し，血管拡張も多い．白さはレンズ面の圧迫であって，診断的意味はない．

病理組織像

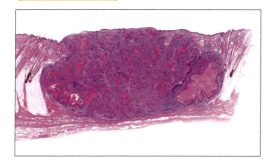

表皮直下から帽状腱膜に及ぶ皮内・皮下結節で境界は鮮明であり，右下方に角質囊腫構造がみえる．全体を包み込む囊腫はみられない．

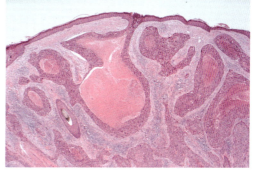

表皮と細く連続する角質囊腫が面皰癌のように膨らんでいる．

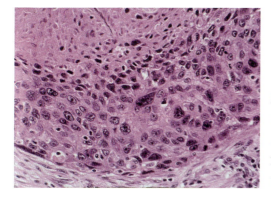

囊腫壁の細胞異型は強い．いわゆる trichilemmal keratinization と異なり，内腔側に向かって澄明な細胞には移行せず，角化細胞のままで上昇している．

3章　毛包性角化を示す突出性結節

26 毛包癌 ④ *de novo* 発症例

症例1

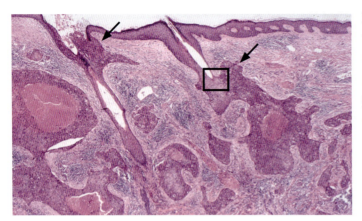

既存の毛包の峡部と連続して，角化細胞の集塊が不規則に増殖している．この症例では，毛包壁自体から直接的に癌化したようであり（→），興味をそそられる．

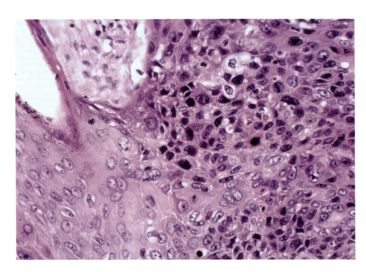

核の染色性や大きさ，配列が不整である．

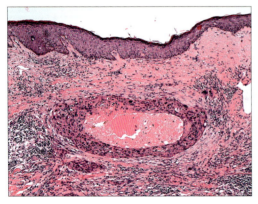

真皮内に，異型な細胞で構成される角質囊腫が多数存在する．

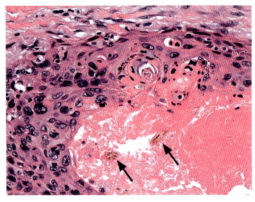

拡大すると，囊腫内に毛髪の断片が浮かんでいる（→）．

㉖毛包癌 ④ *de novo* 発症例

症例 1

> **PET 像**

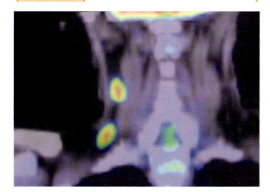

PET で頸部リンパ節の転移が予想された．

> **リンパ節転移の所見**

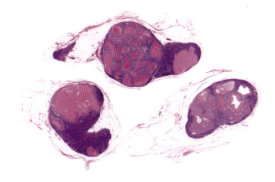

リンパ節転移．

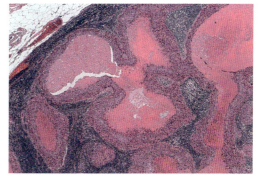

リンパ節の内部でも大小の嚢腫を形成して，互いに吻合している．

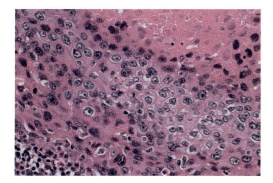

やはり trichilemmal keratinization の様相を残している．

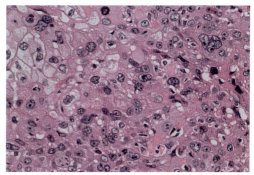

異型性の強い細胞が，間質内に浸潤している．明澄で大型の胞体をもつ細胞もみられる．

第 4 章

脂腺細胞，脂腺組織

1. 正常構造／異所性増殖／過形成
脂腺の正常状態／
Fordyce 状態／
（老人性）脂腺増殖症

2. 腫瘍
脂腺腺腫
脂腺腫
脂腺癌

3. 脂腺の房状増殖と線維増生
毛盤腫

27 脂腺の正常状態／Fordyce 状態／(老人性)脂腺増殖症
Sebaceous gland ／ Fordyce's condition ／ (senile) sebaceous hyperplasia

4章　脂腺細胞, 脂腺組織　1. 正常構造／異所性増殖／過形成

キーワード	
臨　床	黄色い病変，乳暈，口唇，陰部
ダーモスコピー	白黄色
病　理	脂腺，開孔

① 脂腺の正常状態

腫瘍を記述する前に，生理的な状態を提示しておく．異常な状態を論じるためには，正常状態を知っておかなければならない．良性，悪性の判断の基本は，正常な状態からどれくらい逸脱しているかで判断するからである．

症例 1 ▶ 正常像，中年男性の鼻

病理組織像

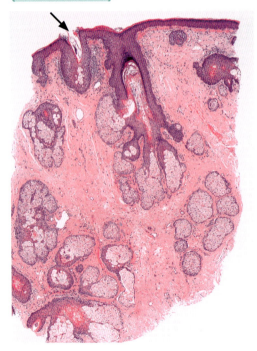
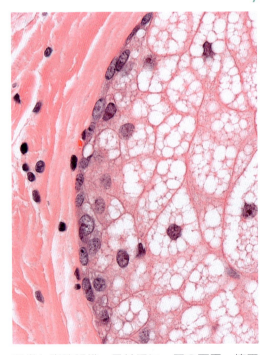

脂腺の数は多いが，中年男性の鼻なので正常組織像である．皮脂腺は毛包に開孔し，皮膚には直接には開孔しない．左側で皮膚に開孔しているようにみえるのは，退縮期毛包である（→）．

正常な脂腺組織．最外層に一層の扁平・楕円形の胚細胞があり，内方に向かうにつれて，大型で泡沫状の胞体と中心性の核をもつ細胞（成熟脂腺細胞）となる．

㉗脂腺の正常状態／Fordyce 状態／（老人性）脂腺増殖症

症例 2（Fordyce 状態（乳暈））

② Fordyce 状態 Fordyce's condition

Fordyce 状態とは
　真の意味での腫瘍ではなくて，異所性増殖の範疇である．したがって，組織形態そのものは正常組織と何ら変わるところがないが，脂腺導管が皮膚に直接開孔するという点が異なっている．口唇（赤唇），陰部皮膚などの一定の範囲内に，小さな黄白色結節の集簇局面としてみられる．

症例 2　Fordyce 状態（乳暈）

臨床像

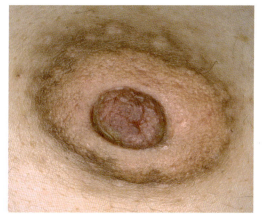

若年女性の乳暈に黄白色の小結節が集簇している．

ダーモスコピー像

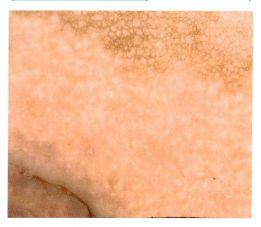

ダーモスコピーでは小さな結節が無数に観察できる．外側は，生理的，正常な網目模様 network である．

病理組織像

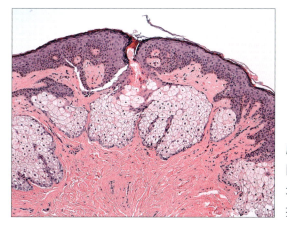

脂腺の構造は正常組織と同じであるが，浅在性に増殖していて，皮膚に直接開孔している．

27 脂腺の正常状態／Fordyce 状態／(老人性)脂腺増殖症

症例3（Fordyce 状態（陰部皮膚）），症例4（Fordyce 状態（口唇））

症例3 Fordyce 状態（陰部皮膚）

臨床像

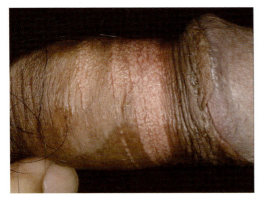

ダーモスコピー像

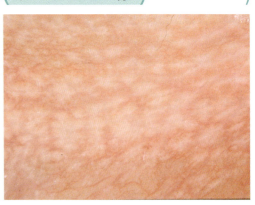

男性の包皮の例．黄白色の小結節が帯状，線状に配列している．

症例4 Fordyce 状態（口唇）

臨床像

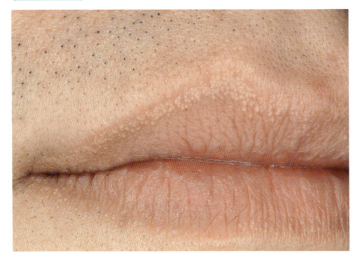

一般的によく見かける，口唇の例．
唇紅縁に沿って均一な大きさの黄白色小結節が集簇する．

㉗脂腺の正常状態／Fordyce 状態／（老人性）脂腺増殖症

症例 5（脂腺増殖症（若年））

③（老人性）脂腺増殖症（senile）sebaceous hyperplasia

（老人性）脂腺増殖症とは

　自律性に増殖するという意味での"腫瘍"ではなく，局所限局性の過形成 hyperplasia であり，加齢や紫外線の影響がある．孤立性の結節で，額，頬，眼瞼に多発する傾向がある．
　初期のうちは，ドーナツのように中心が陥凹して周囲が隆起しているが，大きくなるにつれて半球状となる．

症例 5　脂腺増殖症（若年）

臨床像

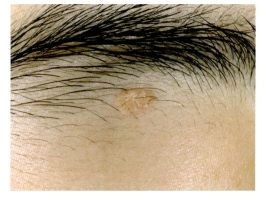

15 歳，男児の上眼瞼．老人性という形容語句は不適当かもしれない．黄色い扁平隆起した結節．中心はやや陥凹している．

ダーモスコピー像

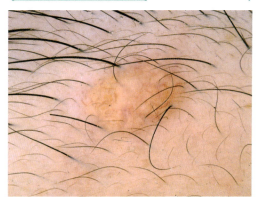

辺縁に細かな血管拡張がみられる．

病理組織像

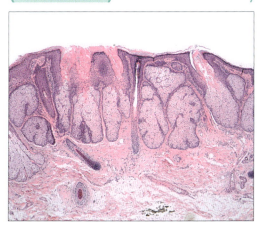

浅在性の脂腺が毛包内に開孔している．

27 脂腺の正常状態／Fordyce 状態／(老人性)脂腺増殖症

症例6（老人性脂腺増殖症）

症例6 老人性脂腺増殖症

臨床像

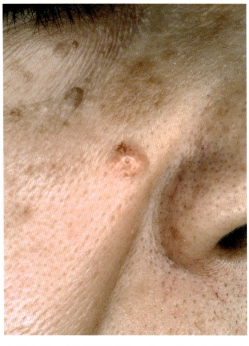

中年女性．半球状に隆起した，やや大きめの病態．

ダーモスコピー像

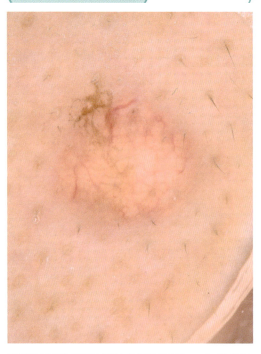

表面に血管拡張が網目状に分布し，白黄色い結節が集簇している．

病理組織像

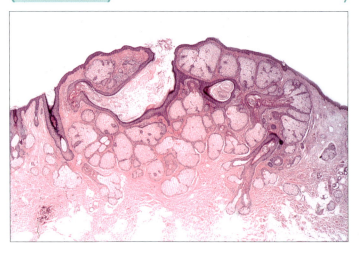

多数の脂腺組織が中心の開孔部に向かって集束している．

4章 脂腺細胞, 脂腺組織　2. 腫瘍

28　脂腺腺腫　Sebaceous adenoma

キーワード	
臨　床	黄色結節, 単発
ダーモスコピー	黄色
病　理	脂腺, 胚細胞, basaloid cells

脂腺腺腫 (sebaceous adenoma) と脂腺腫 (sebaceoma) の違い

　脂腺分化を示す良性腫瘍の分類・名称は一時期混沌としていたが, 名称こそ変わったけれど結局は旧来の分類方針に戻ったといえそうである. すなわち, 成熟脂腺細胞の多い, つまり分化度の良い病変を従来どおり脂腺腺腫 sebaceous adenoma, そして, やや未熟ではあるがあくまで良性の範疇の, 胚細胞 (基底細胞類似の, 本来は脂腺の辺縁を縁取る細胞, germ cell) が優位な病変を脂腺腫 sebaceoma (過去における脂腺上皮腫 sebaceous epithelioma に相当) (→ p.185) と称する.

　脂腺腺腫は当然のことながら, 成熟脂腺細胞が多ければ多いほど臨床的には黄色くみえ, 病理でも脂腺細胞を容易に見出すことができる. しかし, 胚細胞が多数を占めるようになるにつれ黄色味は目立たなくなり, 病理でも脂腺細胞をみつけるのがむずかしくなる.

脂腺増殖症 (sebaceous hyperplasia) と脂腺腺腫 (sebaceous adenoma) の違い

　脂腺増殖症 (→ p.179) と脂腺腺腫の違いは, 多発か単発か, 毛囊に開孔するかあるいは皮膚に直接か, 胚細胞の増殖のなし・あり, 脂腺組織の成熟・分化の程度が主となる.

　脂腺系の腫瘍は健常皮膚から新生 (de novo) することもあるが, 脂腺母斑から続発することも多い. また, 多発する場合には, Muir-Torre 症候群を疑う必要がある.

症例1　脂腺腺腫 sebaceous adenoma

病理組織像

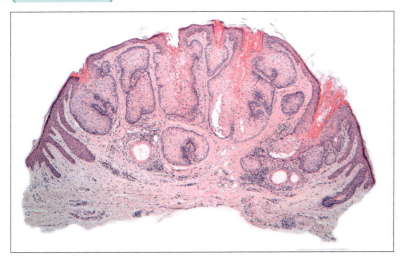

複数の成熟した脂腺組織が, 個別に皮膚へ直接に開孔している.

28 脂腺腺腫

症例1（脂腺腺腫 sebaceous adenoma），症例2（脂腺母斑の一部に生じた脂腺腺腫）

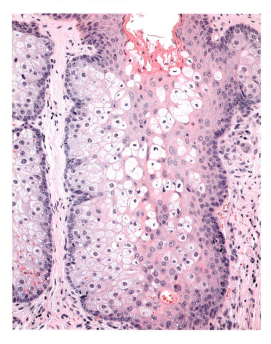

辺縁に位置する胚細胞が，次第に成熟脂腺細胞に移行していく様子がわかる．

症例2 脂腺母斑の一部に生じた脂腺腺腫

病理組織像

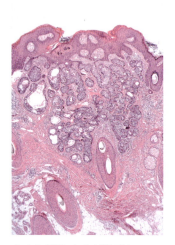

小さな脂腺小葉が集簇し，被覆皮膚に連続している．管腔様構造は脂腺管である．

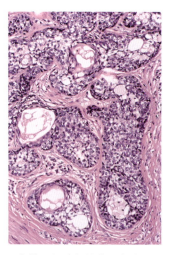

成熟した（高分化の）脂腺細胞と，未熟な脂腺細胞の比率が近くなっている．拡張した脂腺管の内腔には角質もみられる．

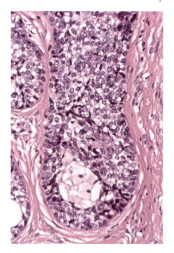

拡大像．未熟な細胞が目立つ．

㉘脂腺腺腫

症例3（鼻背部の脂腺腺腫）

症例3 鼻背部の脂腺腺腫

臨床像

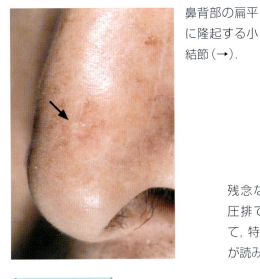

鼻背部の扁平に隆起する小結節（→）.

ダーモスコピー像

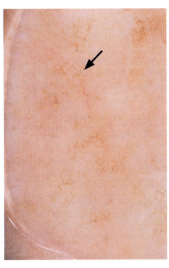

残念ながらレンズの圧排で白くなっていて，特異的な所見（→）が読みとれない．

病理組織像

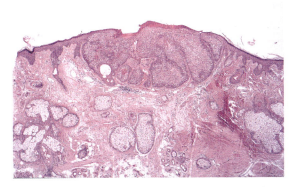

多房性の胞巣が求心性に中心に向かっている．個々の胞巣の内部は明るく，辺縁は basaloid の細胞で取り囲まれている．

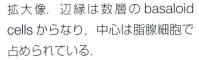

拡大像．辺縁は数層の basaloid cells からなり，中心は脂腺細胞で占められている．

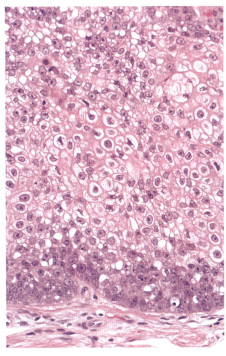

4章 脂腺細胞・脂腺組織

28 脂腺腺腫

症例4 背部の脂腺腺腫

臨床像

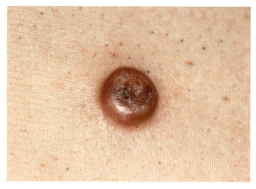

台地状の円型結節で，紅褐色で充実性．表面の一部がびらんしている．

病理組織像

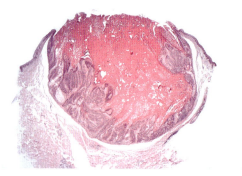

U字状に陥凹した結節で内腔は角質で満たされ，壁細胞は乳頭状に入り組んでいる．下床の境界は鮮明で，基底層は保たれている．

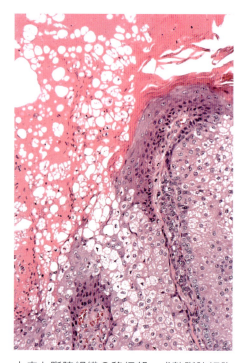

上皮と脂腺組織の移行部．成熟脂腺細胞はそのまま内腔内に排出されて，角質に混入していく．

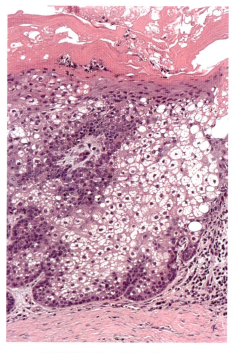

成熟脂腺細胞の増殖が明らか．

29 脂腺腫 Sebaceoma

キーワード	
臨　床	突出性結節，ポリープ状，黄色
ダーモスコピー	黄色
病　理	胚細胞 (germ cell)，rippled pattern，indian file arrangement，SudanⅢ染色，脂腺細胞 (sebocyte)

脂腺腫とは

　やや未熟ではあるがあくまで良性の範疇の，胚細胞（基底細胞類似の，本来は脂腺の辺縁を縁取る細胞，germ cell）が優位な病変を脂腺腫 sebaceoma（過去における脂腺上皮腫 sebaceous epithelioma に相当）と称する．脂腺腺腫との違いは p.181 を参照のこと．

症例 1

臨床像

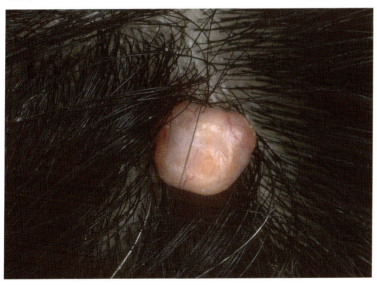

頭部のポリープ状に突出する小結節で，肉眼的にもやや黄色くみえる部分があり，血管拡張も伴っている．

4章 脂腺細胞，脂腺組織　2. 腫瘍

29 脂腺腫

症例1

病理組織像

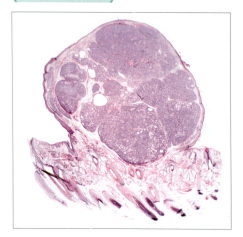

境界鮮明な胞巣で成り立っていて，拡張した管腔様構造も存在する．構成細胞の染色性はほぼ均一にみえるが，ところにより明るい部分もありそうだ．

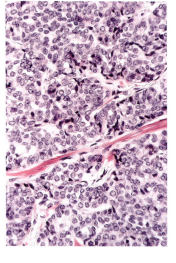

いわゆるbasaloidな細胞が主体を占めている．

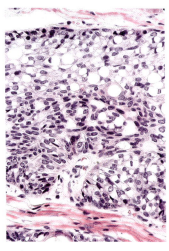

一部には，明るい胞体をもつ細胞が集簇しているところもある．

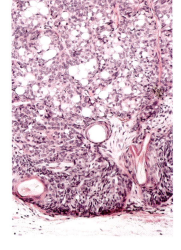

空胞化している細胞や，管腔構造（脂腺導管）も存在する．

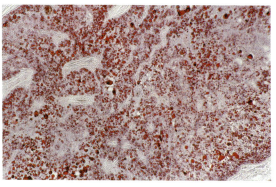

Sudan Ⅲ染色が陽性であり，脂肪細胞であることがわかる．

㉙脂腺腫

症例2

臨床像

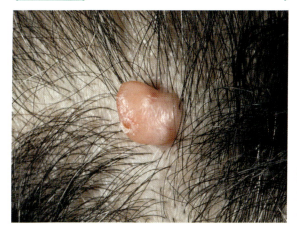

頭部の，**症例1**と同様な臨床症状の症例．橙黄色を呈している．

病理組織像

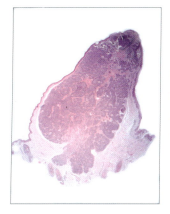

大小の胞巣が融合する境界鮮明な結節で，周囲の間質との間に裂隙がある．不規則な形状ではあるが，真皮への浸潤傾向はない．

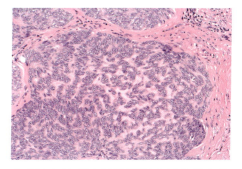

さざ波を連想させる配列の部分がある（rippled pattern）．

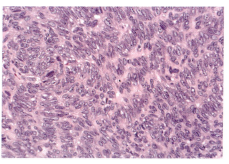

列をなして，渦巻き状の部分．

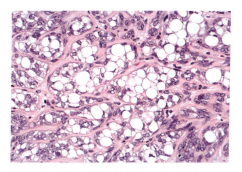

空胞状の細胞（脂肪細胞）のみられるところもあり，脂腺腫と診断できる．

4章 脂腺細胞，脂腺組織　2. 腫瘍

29　脂腺腫

症例3

症例3

臨床像

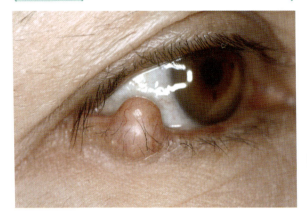

眼瞼縁の，釣鐘状（おむすび様）の結節．表面に血管拡張がみえる．

病理組織像

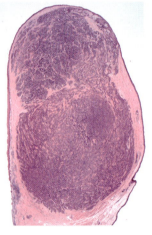

下半分は一塊の境界鮮明な結節だが，上半分では細かな索状構造が吻合，伸長している．

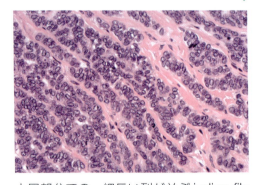

上層部分での，細長い列が並ぶindian file arrangement．

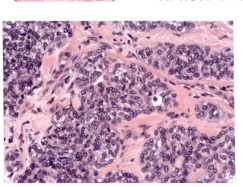

ごく一部に明るい，空胞細胞が存在する．

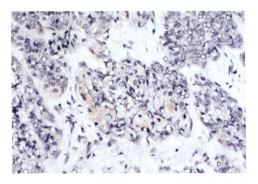

SudanⅢ染色が陽性であり，脂腺腫と診断できる．

㉙脂腺腫

症例 4

臨床像

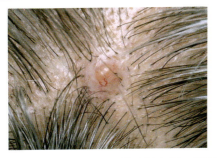

頭部の半球状の結節で，硬く触れる．表面は光沢性で血管拡張を伴い，黄色くみえる．

ダーモスコピー像

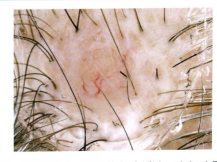

ダーモスコピーでは黄色味がはっきりする．

病理組織像

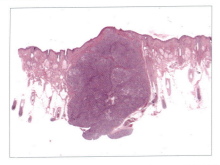

表面の部分はいわば氷山の一角で，脂肪織に至る病変だった．頭の皮膚は硬いので，周辺から摘んで予測できなかった．境界は鮮明であり，周囲と裂隙で境されている．

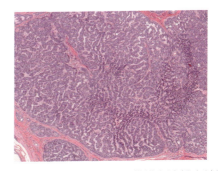

脳回転状，あるいは巻貝の模様を連想させる．

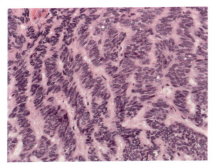

細長い細胞が一列に並ぶ，いわゆる rippled pattern．ごく少数の空胞細胞が混在．

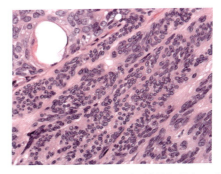

管腔構造にはもやもやした角質がみられ，1層の扁平上皮で構成されているので脂腺導管である．増生する細胞は多型性を示す．

4章 脂腺細胞，脂腺組織 2. 腫瘍

29 脂腺腫

症例 5

症例 5

臨床像

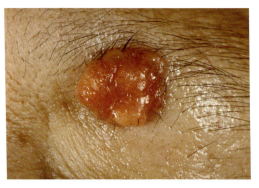

眉毛部の，表面がびらんした紅黄色の肉芽様結節である．肉眼的にも黄色味がみてとれる．

ダーモスコピー像

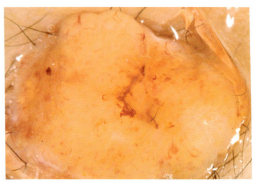

ダーモスコピーでは，黄色みが一層はっきりする．

病理組織像

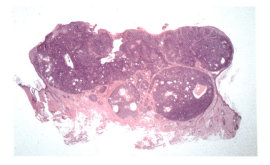

表面に突出するだけでなく，皮内にも増殖巣がある．ところどころに空胞，管腔様構造が混在する．

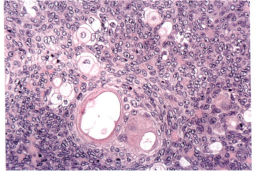

Basaloid cells（つまり胚細胞）と明らかな成熟脂肪細胞が混在し，脂腺導管もあるので，脂腺腫と診断できる．

㉙脂腺腫

症例6（脂腺母斑から生じた症例）

症例6 脂腺母斑から生じた症例

臨床像

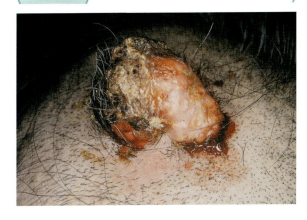

黄褐色の脱毛局面から，厚い痂皮に覆われた黄色い結節が立ち上がっている．その表面は粗大顆粒状にぶつぶつしていて，黄色味が強調されている．

ダーモスコピー像

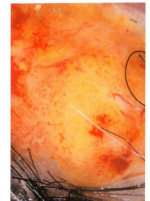

肉眼よりも黄色調がはっきりする．

病理組織像

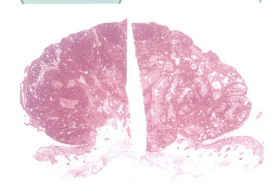

病理全体像．半割されたものを合成してある．

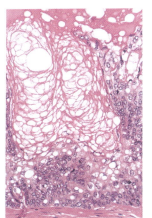

渦巻き状の角質．

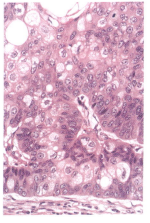

脂腺分化が明瞭である．

4章 脂腺細胞，脂腺組織　2. 腫瘍

30 脂腺癌　Sebaceous carcinoma

キーワード

臨　床	眼瞼，黄色結節
病　理	面皰壊死，basaloid cells，Sudan Ⅲ染色，石灰化，澄明細胞

脂腺癌とは

　脂腺分化を示す癌であり，眼瞼に好発する．毛包に付属する皮脂腺の数と眼瞼の Meibom 腺，Zeis 腺の数を体表面積に占める割合で考えれば，眼瞼発生率が際立って高いといえる．

　眼瞼発生例は再発率が高いが，機能・整容・再建の制限から，切除範囲を広くとりにくいことが原因であろう．

症例 1　低分化型の症例

臨床像

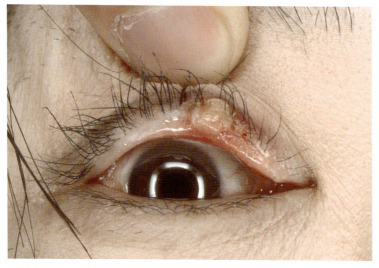

眼瞼縁の扁平隆起する黄色結節で，周囲もびらんしている．結節の辺縁は不整で周りのびらん面に崩れ落ちている（**症例 2** と比較）．

㉚脂腺癌

症例1（低分化型の症例）

病理組織像（びらん面の病理）

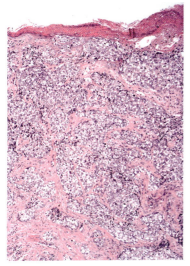
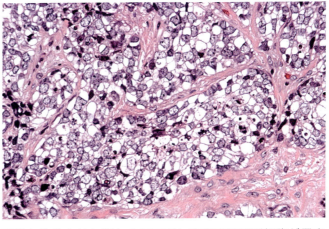

明澄な胞体と核に粗なクロマチンを有する澄明細胞が目立つ．濃縮した核の細胞も混在し，分裂像も散在する．

病理組織像（結節部の病理）

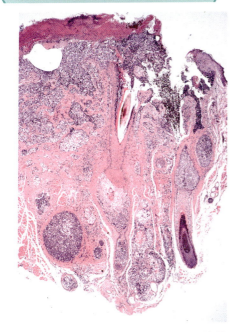
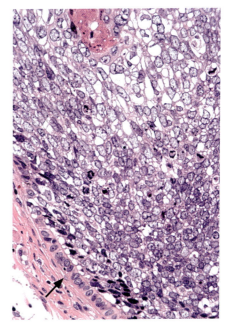

生検組織．右側では毛包と連続して伸展し，左では潰瘍，皮下に浸潤する大小の胞巣となって増殖している．

辺縁に一列に並ぶ胚細胞（→）にも核の不整があり，配列も乱れている．中心に向かって淡明な細胞となりながら排泄されて行くが，核異型は強く，分裂像も多い．

4章 脂腺細胞，脂腺組織　2. 腫瘍

30　脂腺癌

症例1（低分化型の症例）

病理組織像（毛包に接している部分）

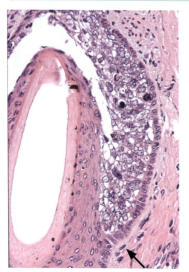

毛包に接している部分．辺縁の細胞は毛包上皮と連続している（→）．胞巣内の細胞は分化度が低い．

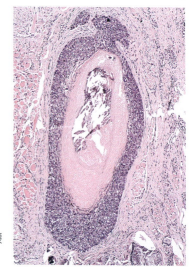

大きな面皰壊死と石灰化．

臨床像（3年半後）

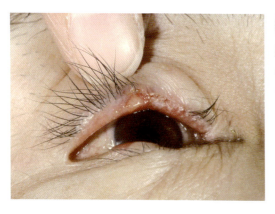

患者が小範囲切除を希望した結果，3年半後に眼瞼の中央，縫合縁に黄色結節が局所再発した．

病理組織像

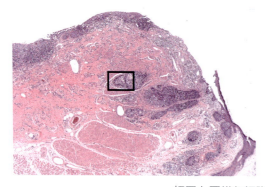
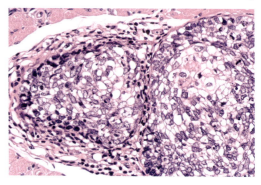

初回と同様な細胞が再発している．

㉚脂腺癌

症例2（高分化型の症例）

症例2 高分化型の症例

臨床像

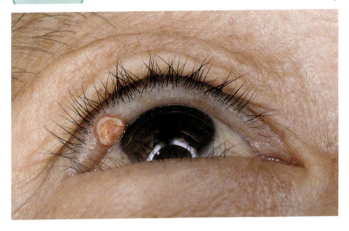

眼瞼の境界鮮明な黄紅色結節．前図の症例よりも縁取りがくっきりしている．

病理組織像

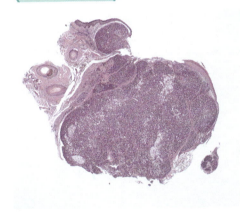

全体像（生検）．生検なので下床断端は陽性であるが，側方は境界鮮明．充実性の腫瘍塊で一部に明るい部分がある．

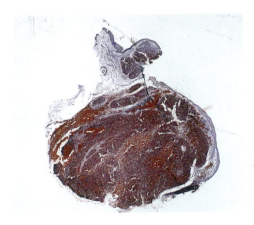

Sudan Ⅲ染色が強陽性である．

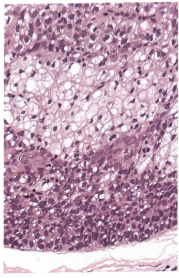

乱雑に密集した胚細胞と，脂肪細胞．

4章 脂腺細胞，脂腺組織

4章 脂腺細胞，脂腺組織　2. 腫瘍

30 脂腺癌

症例2（高分化型の症例）

臨床像（1年半後）

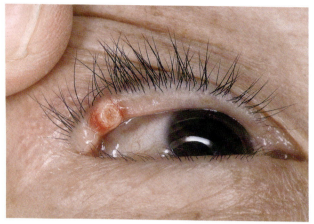

1年半後の再発．重度の糖尿病で下腿切断の既往があり，根治手術を望まなかったので，初回は生検後の追加切除と一次縫合のみであった．

病理組織像

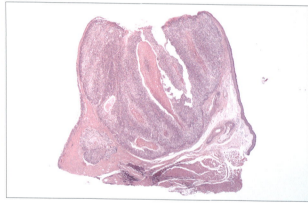

突出性の境界鮮明な結節だが，周辺にも胞巣が存在している．結節は basaloid cells と明澄な細胞で構成され，その中央には角化壊死が陥入する．

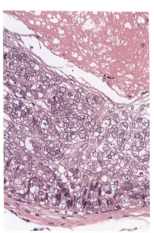

未熟な細胞が積層しており，壊死の内腔には空胞様の"抜け"が目立つ．

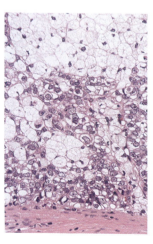

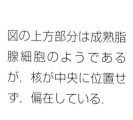

図の上方部分は成熟脂腺細胞のようであるが，核が中央に位置せず，偏在している．

㉚脂腺癌

症例3（乳房部の症例）

症例3 乳房部の症例

臨床像

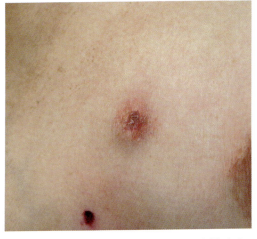

乳房の硬結．中心の潰瘍は前医での生検瘢痕．下方の色は画像検査の色素．（駒込病院症例）

マンモグラフィー像

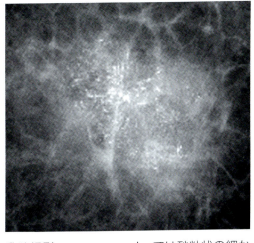

乳腺撮影 mammography では砂粒状の細かい石灰化が見出された．

検体

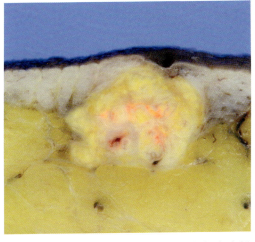

切除検体の半割面．黄色の胞巣と白色充実部からなり，出血も混じっている．

病理組織像

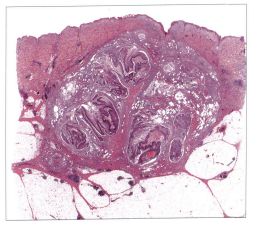

角化壊死を含む胞巣と空胞状の小塊で構成されている．

30 脂腺癌

症例 3（乳房部の症例）

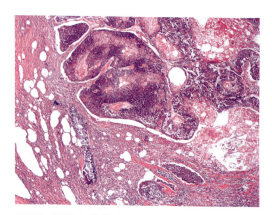

周囲に裂隙を伴う大小の胞巣があり，内部には角化物と脂肪滴が満ちている．間質にも脂肪の空隙が散在し，石灰化の塊もみえる．

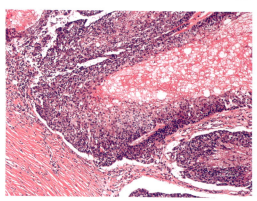

Basalid cells から明澄な脂腺細胞に移行する．

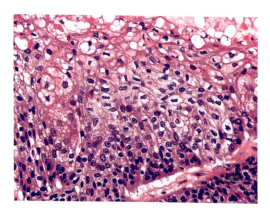

大きな面皰壊死の中は泡が充満している．

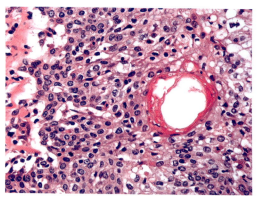

脂腺導管と思しき構造も存在する．

adipophirin 染色

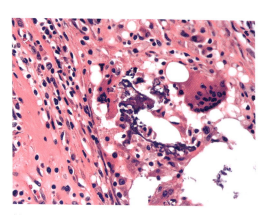

壊死巣内や間質には石灰化が認められ，mammography と一致する．

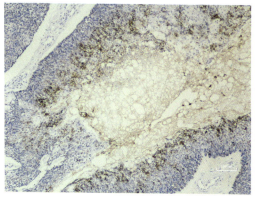

胞巣の内腔側の細胞は adipophirin が陽性である．

㉚脂腺癌

症例4（脂腺母斑に続発した症例）

症例4 脂腺母斑に続発した症例

臨床像

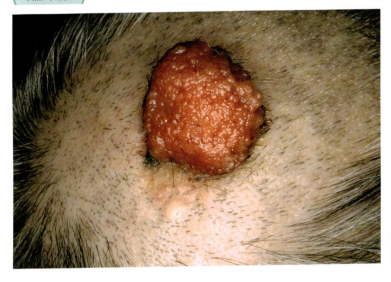

脂腺母斑から生じた紅色顆粒状の結節.

病理組織像

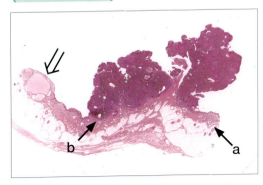

上方に突出性の腫瘍．左端には高度に拡張したアポクリン腺（⇒）がみえる．

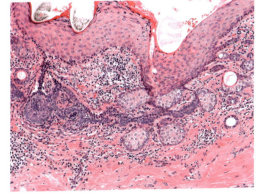

右端には，脂腺組織を伴った毛芽構造が存在する．脂腺母斑が母床なことがわかる（前図の矢印aの部分）．

4章 脂腺細胞，脂腺組織　2. 腫瘍

30　脂腺癌

症例4（脂腺母斑に続発した症例）

結節の左端（前図の矢印bの部分）には，メラニンを豊富にもった細胞塊が存在する．

上方（c）では脂腺分化がうかがえるが，下方（d）ではそれがない．

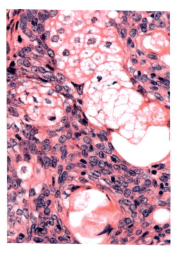

前図の上方部分（c）では，脂腺細胞，導管への分化がある．

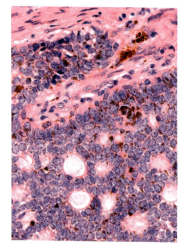

前図の下方部分（d）はadenoid typeの基底細胞上皮腫である．

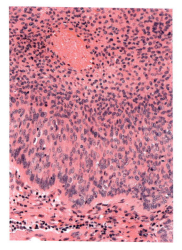

楕円形の細胞（胚細胞）が増殖して，面皰壊死となる部分．

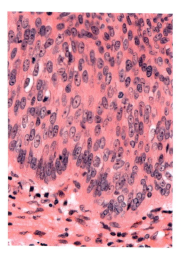

左図の拡大．核異型，多数の分裂像は悪性を考えさせる．

■ 4章 脂腺細胞，脂腺組織　3. 脂腺の房状増殖と線維増生

31 毛盤腫　Trichodiscoma

キーワード	
臨　床	単発，充実性
ダーモスコピー	黄色
病　理	毛盤，マントル，脂腺

Trichodiscoma とは

毛盤 hair disc（haarsheibe）に関連する病変としての病名がつけられたが，実際には毛包を包み込む構造であるマントル mantle の線維上皮性 fibroepithelial な過誤腫的増殖とされる．

マントルとは，毛包漏斗部から峡部を取り巻く上皮索のことで（→），脂腺の原基に相当し，年齢的に変動する構造物である．

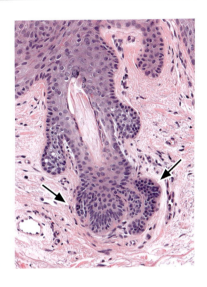

マントル（→）．

症例 1

臨床像

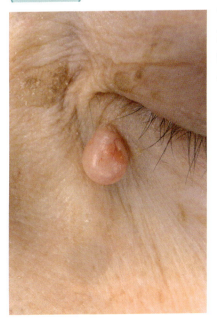

下眼瞼に単発した，充実性で懸垂性の結節である．

ダーモスコピー像

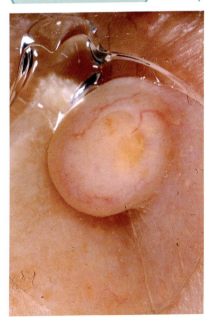

結節の表面を分岐のない細長い血管が走り，黄色い色調が透見できる．

4章 脂腺細胞，脂腺組織　3. 脂腺の房状増殖と線維増生

31　毛盤腫

症例1

> 病理組織像

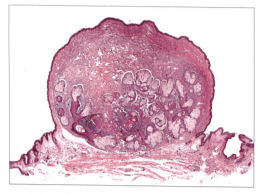

気球状に盛り上がった結節で線維増生と皮脂腺が目立ち，この皮脂腺がダーモスコピーでの黄色さの本態であった．

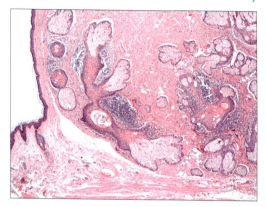

前図の左下方に相当する部分では，複数の皮脂腺が野球のミットあるいはバナナの房のように広がって結合織をつかもうとしているようである．病変と健常組織との間には裂隙が入っている．

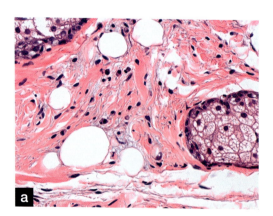

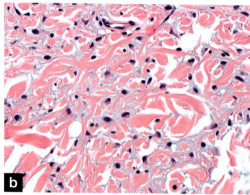

結合織には膠原線維が増生し，脂肪（a）とムチン（b）を産生する線維芽細胞も混じている．

第 5 章

液性嚢腫

エクリン汗嚢腫
アポクリン汗嚢胞(嚢腫)
Poroid hidradenoma

■ 5章 液性嚢腫

32 エクリン汗嚢腫
Eccrine hidrocystoma

キーワード	
臨　床	多発性，小結節，皮膚色，液性嚢腫，顔面，夏季に増大
病　理	単房性嚢腫，上皮細胞

エクリン汗嚢腫とは
　エクリン汗腺の真皮内導管の貯留嚢腫で，アポクリン型（→p.207）と比べて小型で多発し，夏季に目立つが秋・冬には縮小して目立たなくなる．発生部位も眼瞼周囲のみならず，鼻，口唇，頬，額と広範囲に及ぶ．

病理
　病理では，壁は1〜2層の上皮細胞で構成されるということになっているが，上記の臨床症状に当てはまる症例でも2相性の細胞，断頭分泌がみられる例もあり，エクリンかアポクリンかの線引きが微妙である．実際的には，あまり目くじら立てて論議するほどでもない．

症例1

臨床像

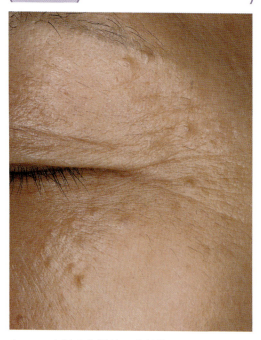

1 mm 内外の多発性の小結節で，頂点がやや青くみえる．

病理組織像

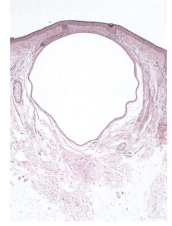

病理は単房性の液性嚢腫である．

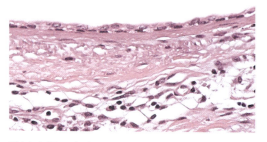

壁は1層の上皮細胞であり，断頭分泌はない．

㉜エクリン汗嚢腫

症例2

臨床像

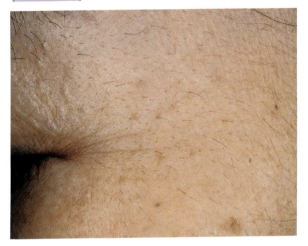

口唇にも多発している.

眼瞼周囲の多発性,小結節.

病理組織像

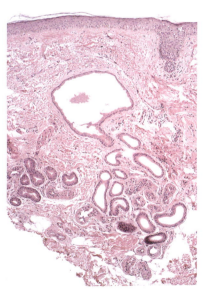

病理では,真皮下層から中層にかけての管腔の拡張あるいは嚢腫である.

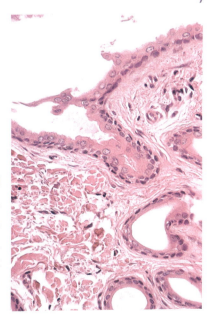

壁は二相性の細胞(内腔側の立方状の上皮細胞と基底側の筋上皮細胞)からなり,断頭分泌も認められる.

すると症例2は,アポクリン汗嚢腫ということになるのだろうか？

■5章　液性嚢腫

32　エクリン汗嚢腫

症例3

臨床像

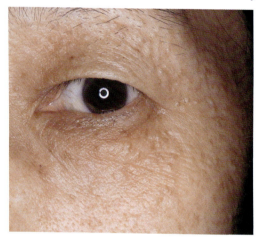

2～3 mm大の皮膚色の結節が多発している．

病理組織像

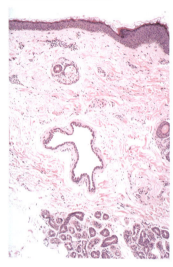

真皮下層には多数の汗腺分泌部が集簇し，真皮中層に拡張した管腔が存在する．

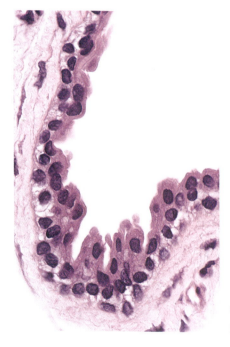

1層の扁平化した上皮細胞（あるいは筋上皮細胞）と少数の明澄細胞の部分もある．

典型的なアポクリン構造の部分もある．

症例3を総括すると，臨床的にはエクリン汗嚢腫に合致するが，病理ではアポクリン汗嚢腫に軍配があがりそうだ．

5章 液性嚢腫

33 アポクリン汗嚢胞（嚢腫） Apocrine hidrocystoma

キーワード	
臨 床	透光性，軟らかい，眼瞼周囲，液性嚢腫，単発性の大型結節
病 理	断頭分泌，フリンジ，リポフスチン，単房性嚢腫

アポクリン汗嚢胞（嚢腫）とは

真皮内のアポクリン汗管が拡張した貯留嚢腫であり，壁の一部が腫瘍状に増殖する場合をアポクリン汗嚢胞腺腫 apocrine cystadenoma とも呼ぶが，両者の線引きはむずかしい．顔面，とくに眼瞼周囲に好発する単発性の嚢腫で，液体が充満しているため透光性があり，きわめて軟らかく，容易につぶれてしまう．皮膚色が基本だが，内容液中のリポフスチンにより青くみえることもある．

治療

手術で摘出するならば，天蓋皮膚を含めてやや広めに切除する方が安全である．このとき皮膚欠損が大きくても，可及的に縫縮して開放療法で十分である．

症例 1

臨床像

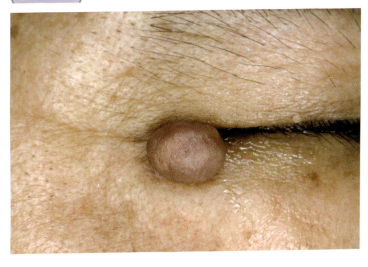

内眼角の単房性でやや大型の嚢腫．

5章 液性囊腫

33 アポクリン汗嚢胞（囊腫）

症例1, 2

病理組織像

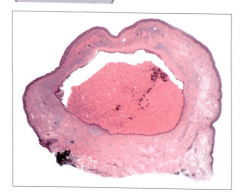

拡張した管腔内に液体が充満している．

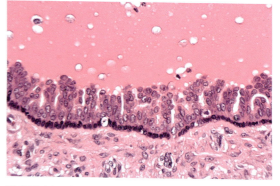

壁細胞は二相性で，内腔側は繊毛状に伸び出し，断頭分泌している（アポクリンスナウト）．
（第11章 ㊾アポクリン汗腺癌② p.336参照）

症例2

臨床像

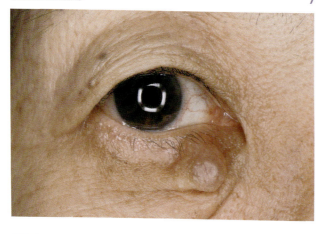

下眼瞼の単房性嚢腫．

検体

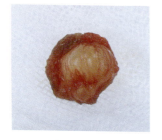

摘出検体．

病理組織像

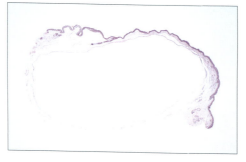

病理全体像．拡張した嚢腫であり，壁は伸展されて菲薄化している．

㉝アポクリン汗囊胞（囊腫）

症例3

臨床像

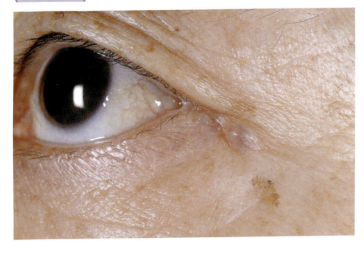

外眼角の小さな囊腫．

病理組織像

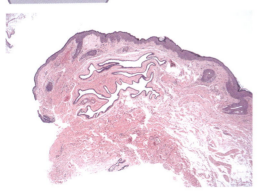

複雑に分枝する管腔構造．

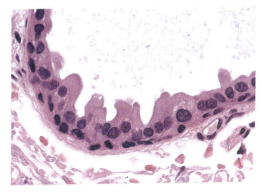

2層性の細胞と断頭分泌（アポクリンスナウト）．

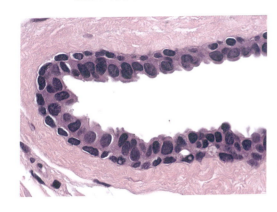

分泌後の，表面のささくれ
（フリンジ）．

5章 液性嚢腫

33 アポクリン汗嚢胞（嚢腫）

症例 4

症例 4

臨床像

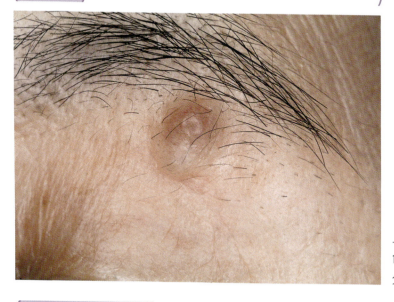

上眼瞼の嚢腫．淡く紅褐色調の部分と皮膚色の部分に分かれている．

ダーモスコピー像

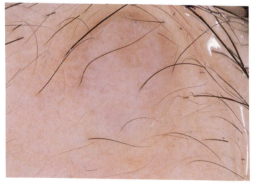

ダーモスコピーでは，疾患特異的な所見に乏しい．

病理組織像

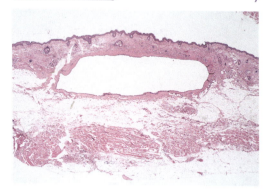

単房性の開大した嚢腫である．

㉝アポクリン汗嚢胞(嚢腫)

症例5

臨床像

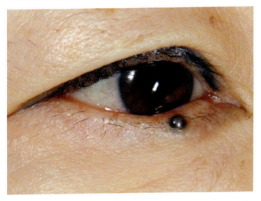

下眼瞼の青黒い結節．基底細胞上皮腫や青色母斑を疑った．

ダーモスコピー像

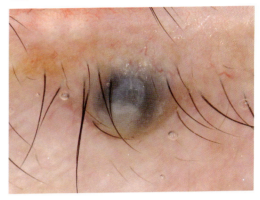

Ovoid nest とも考えられるが，下半分は均一な淡褐色で無構造．

病理組織像

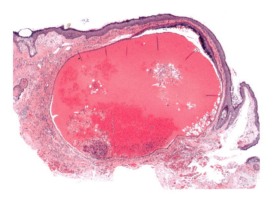

開大した液性嚢腫であって，内腔には細胞の debris や出血がある．

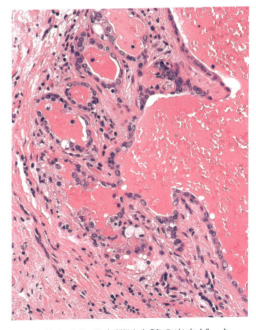

臨床的な青みの本態は内腔の出血だった．

5章 液性嚢腫

33 アポクリン汗嚢胞（嚢腫）

症例6（耳介の症例）

症例6 耳介の症例

臨床像

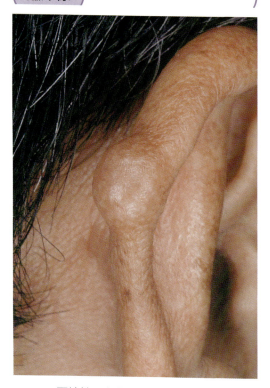

圧縮性のある，軟らかい結節．

病理組織像

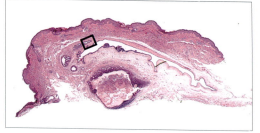

開大した長い管腔と，液が充満した嚢腫．壁に増殖傾向がうかがえる．

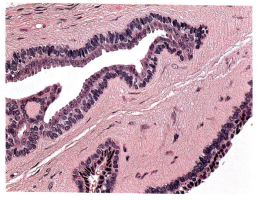

基底側の細胞（筋上皮細胞 myoepithelial cells）が通常と異なり，円柱上皮の様相を呈している．内腔側の細胞に褐色の色素（リポフスチン）が含まれている．

壁が乳頭状 papillary に増殖する部分があり，その割合が高ければ cystadenoma となる．

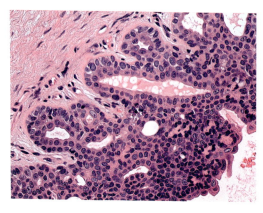

■5章 液性嚢腫

34 Poroid hidradenoma
ポローマ様汗腺腫（別名　汗腺腫 hidradenoma）

キーワード	
臨 床	液性嚢腫，軟らかい，皮表に変化なし
病 理	管腔構造，深在性，リポフスチン

Poroid hidradenoma とは
　汗孔腫 poroma の一型で，真皮から皮下にかけて存在し，液性嚢腫が目立つものを指す．表在性でないために早期受診しないせいか，やや大型の病変が多い．皮膚に開孔して，漿液性の分泌をみる場合もある．ぷよぷよと軟らかく，薄青く透見できることもあるため，リンパ管腫や静脈性血管腫（海綿状血管腫）と思い込みやすい．（第7章 ㊳エクリン汗孔腫 症例21 ～ 24，p.256 ～ 259，および㊴澄明細胞汗腺腫 p.265 参照）

治療
　被膜は薄いが，それに沿って丁寧に剥離すれば摘出は困難ではない．

病理
　真皮から皮下にかけての大型の嚢腫あるいは結節であり，汗管分化を示す．poroid cells（孔細胞）がグリコーゲンを保有して明澄化することもある．

症例 1

臨床像

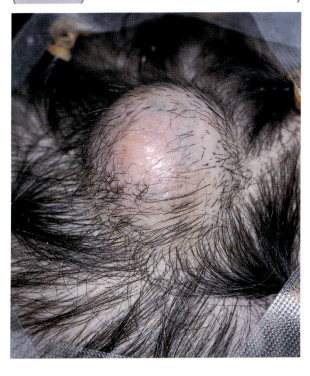

頭部に生じた，圧縮性，波動のある軟らかい鶏卵大結節．一部は青黒く透見できる．

（日産厚生会，玉川病院の症例）

5章 液性嚢腫

34 Poroid hidradenoma

症例1

検体

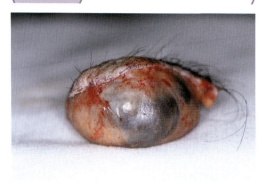

薄い被膜に包まれた結節で，軟式テニスボールの触感がある．青黒い部分が目立つ．

病理組織像

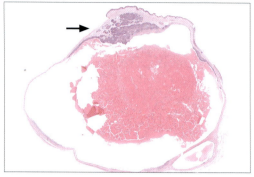

真皮中層から下層に充実性増殖があり（→），大きな嚢腫内には好酸性の液体が詰まっている．

病理組織像（細胞増殖の部分）

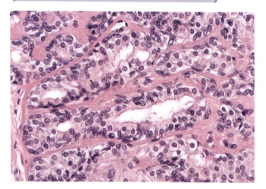

細胞増殖の部分は多彩な様相を呈する．図は二相性の細胞で構成された管腔．

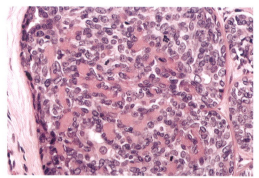

分泌物を含む，胞巣性の充実性増殖．

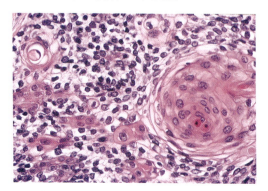

明澄化した poroid cells（孔細胞）と角化性上皮細胞（小皮縁細胞 cuticular cells）．

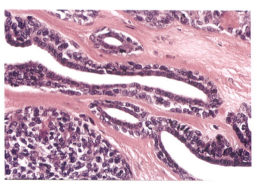

長い管状増殖 tubular proliferation.

㉞ Poroid hidradenoma

症例1

病理組織像（嚢腫壁の部分）

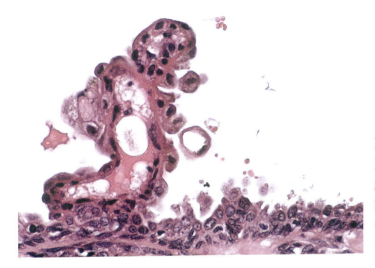

アポクリン分泌像とリポフスチン．（**リポフスチン**：細胞質内の不飽和脂肪酸の過酸化により形成される不溶性の色素のことで，消耗性色素ともよばれる．）

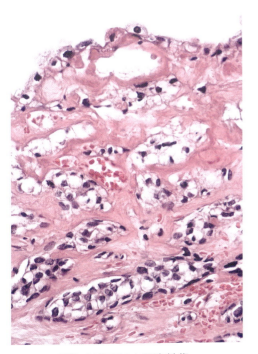

既往の炎症による変性像．

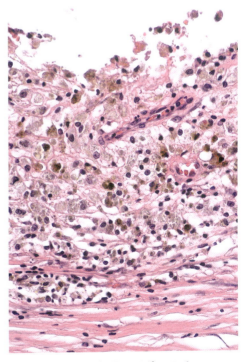

肉芽組織と多量のリポフスチン．

5章 液性嚢腫

34 Poroid hidradenoma

症例 2

臨床像

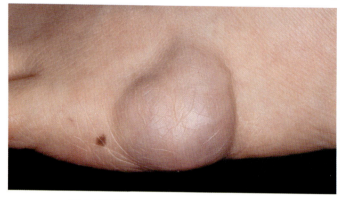

足の外側縁の，波動のある柔軟な結節．

検体

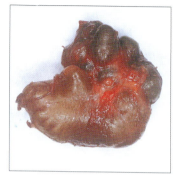

摘出検体の裏面．多房性の突出がみられる．

病理組織像

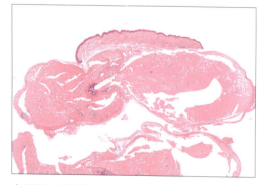

多房性の嚢腫にみえるが，本来は，**症例1**のように一塊である．

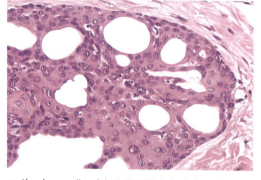

cuticular cells（小皮縁細胞）からなる管腔構造が集簇している部分．

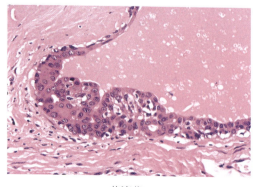

分泌像．

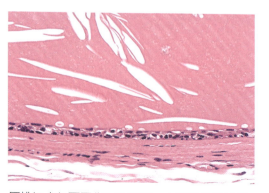

圧排により扁平化した細胞，内腔の針状結晶．

㉞ Poroid hidradenoma

症例 3

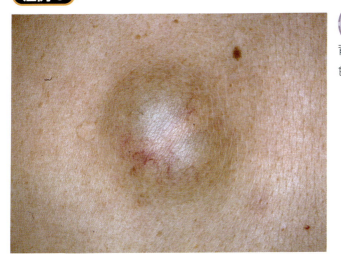

臨床像

背部に発症した大型の囊腫．灰青色に透見でき，血管拡張を伴う．

検体

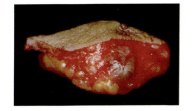

摘出検体．

病理組織像

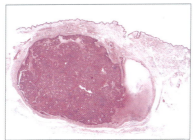

この割面では，充実性の部分が約80％を占める．

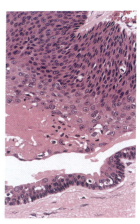

別の割面 1

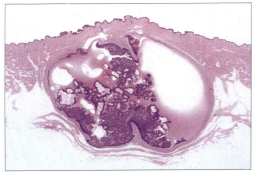

こちらの割面では囊腫構造の比率が約半分．

別の割面 2

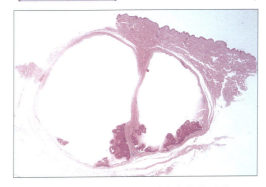

他の割面では囊腫構造が大半を占める．

5章 液性囊腫

5章 液性嚢腫

34 Poroid hidradenoma

症例 4

臨床像

（この症例はp.267，㊴澄明細胞汗腺腫 症例2と同一症例）

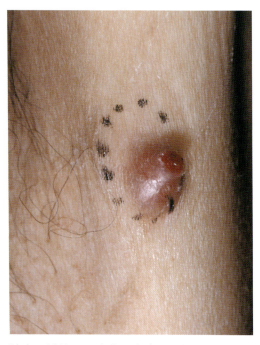

腋窩の結節で，皮表に突出する紅褐色部分とそれに続く皮内硬結からなる．

エコー像

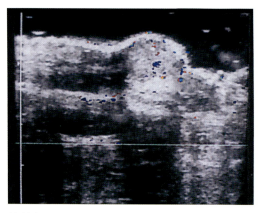

結節部では後方エコーは減弱する．結節に接して，それよりlow echoicな部分が横に広がっているのがわかる．

病理組織像

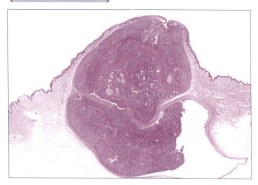

超音波画像に一致して，充実性部分と液性嚢腫で構成されている．

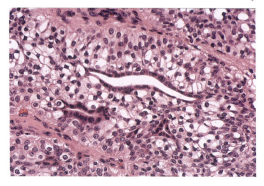

明澄な細胞clear cellsが目立つ部分．

㉞ Poroid hidradenoma

症例 5

臨床像

（この症例は p.256，㊳エクリン汗孔腫 症例 21 と同一症例）

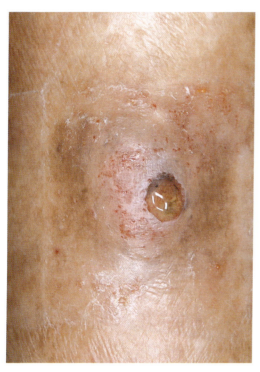

下腿の，波動を触れる病変で，さらっとした滲出液が排出している．表面の色素沈着は摩擦などの慢性炎症に起因すると考えた．

超音波所見

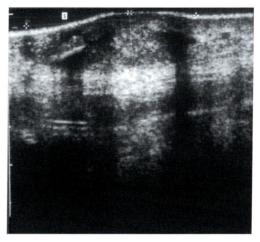

超音波では，結節の周辺が low echoic となっている．

病理組織像

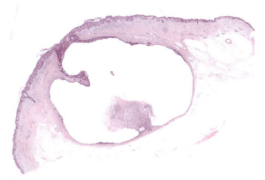

病理全体像．細胞成分を介して表皮と連続する液性嚢腫である．この連続部分を通じて内腔の液体が流出していたのである．
（p.256 の標本とは別の切片）

5章　液性嚢腫

34 Poroid hidradenoma

症例5，症例6（手掌の例）

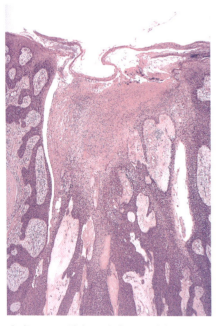

皮膚への開孔部．吻合する索状増殖から分泌液が皮表に排出されている．

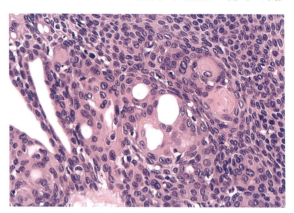

内腔に突出する部分では，cuticular cells が管腔の内面を作り，poroid cells がそれを取り囲んで増殖している．

症例6 手掌の例

臨床像

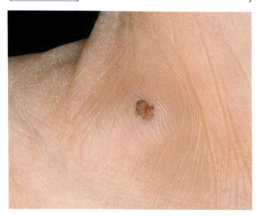

手掌のドーム状結節で，頂点に開孔部が開いている．

ダーモスコピー像

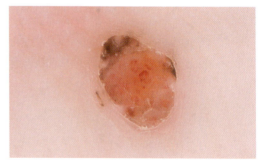

開孔部のダーモスコピー像．中心は肉芽様で，辺縁に軽度の色素沈着がある．

㉞ Poroid hidradenoma

症例6（手掌の例）

検体

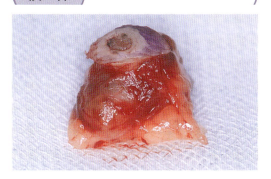

開孔部を含めた摘出検体は，境界鮮明な皮内の構造である．

病理組織像

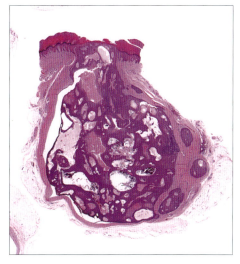

皮表に開孔する結節で，充実性部分と嚢腫部分の混成である．

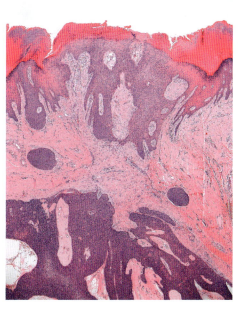

表皮に連続して上皮細胞索が垂れ下がり，真皮内では大小の細長い胞巣が融合して液性嚢胞も形成している．

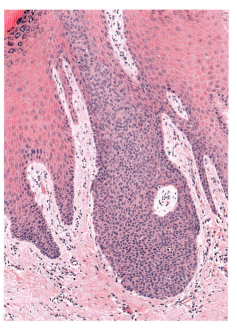

延長した表皮突起には poroid cells が充満している．

5章 液性嚢腫

221

5章 液性囊腫

34 Poroid hidradenoma

症例6（手掌の例）

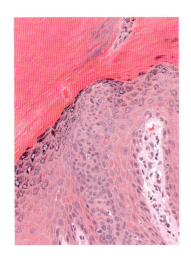

皮膚に開孔する部分では周囲の有棘細胞よりもむしろ小型の細胞で，胞体は淡く，核小体も明瞭，配列もやや乱れがある．メラニンをもつ細胞もみられ，角層にも核の遺残とともにメラニンが排出され，これがダーモスコピーにおける開孔部の黒色調に対応する．

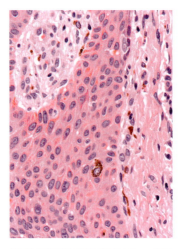

皮膚に連続する部分で，メラニンの多いところ．

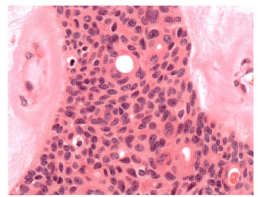

Poroid cells, cuticular cellsと 管腔構造，その周囲の浮腫性の間質．

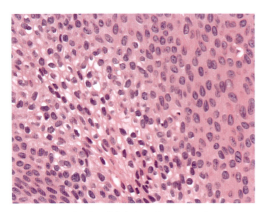

明澄な細胞の増殖するところもある．

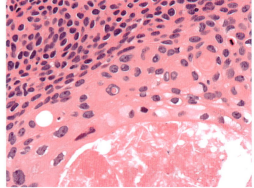

Cuticular cellsには異型が認められるが，これをもって癌とはいいかねる．周囲のporoid cellsには異型はない．

第 6 章

真皮内の汗管増生

汗管腫
Tubular adenoma
アポクリン汗腺癌 ①

35 汗管腫 Syringoma

6章 真皮内の汗管増生

キーワード	
臨　床	多発性小結節，扁平隆起，集簇性，眼瞼
ダーモスコピー	淡褐色構造
病　理	おたまじゃくし，索状，管状の汗管構造，多発

汗管腫とは
エクリン汗管類似の小管腔が真皮内に多発する病態である．

臨床像
1 mm 内外の小結節が眼瞼周囲に多発するのが典型像だが，頸部や腋窩，外陰に発症したり，軀幹に播種状に生じることや，帯状に分布することもある．

通常は皮膚色だが，褐色調が強い例も経験される．

① 汗管腫の臨床像

症例 1

臨床像

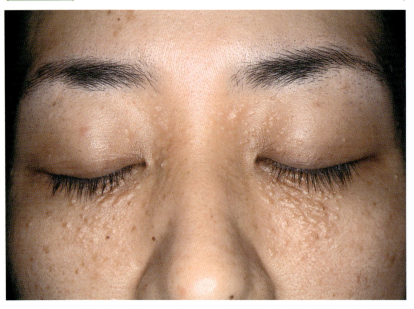

眼瞼周囲に小結節が多発している．青年性扁平疣贅や稗粒腫，顔面播種状粟粒性狼瘡（lupus miliaris disseminatus faciei：LMDF）と鑑別が必要なことがある．

㉟汗管腫

症例2, 3, 4

症例2

臨床像

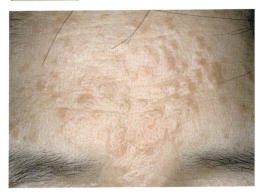

やや大型で扁平隆起する淡褐色結節.

症例3

臨床像

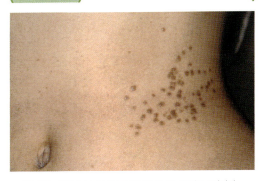

腹部に帯状に分布する褐色調の強い症例.

症例4

臨床像

腹部に播種性に多発する症例.

ダーモスコピー像

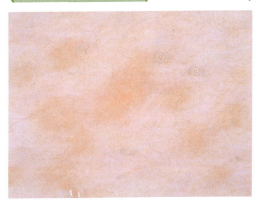

そのダーモスコピー. 褐色の局面の内部に白身を帯びた丸い構造がみられる.

6章 真皮内の汗管増生

35 汗管腫

症例5, 6

② 汗管腫の病理組織像

症例5

病理組織像

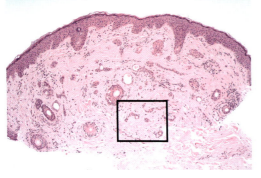

病理全体像．密な膠原線維の塊の中に，小さな管腔構造が集簇している．

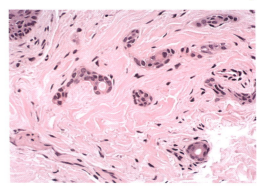

拡大．屈曲・折れ曲がった管腔が，均質に染まる膠原線維の中に埋もれている．

症例6

病理組織像

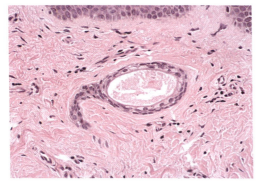

別症例．いわゆる"おたまじゃくし"形の汗管．実際にはこのような典型像は多くはなく，索状・管状の構造の方が主である．

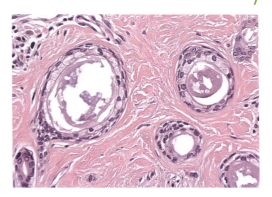

別症例．管腔の内側は明るい胞体をもつやや大型の細胞で，基底側は暗調小型細胞で構成されている．

㉟汗管腫

症例 7，8

症例 7

臨床像

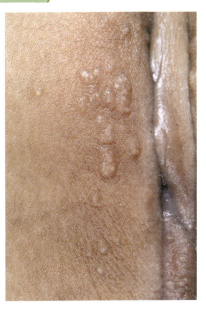

小児の大陰唇の症例．小結節が多発，融合している．頂点に稗粒腫のような白い点をもつものもある．なぜか男児の陰囊の汗管腫は経験がない．

病理組織像

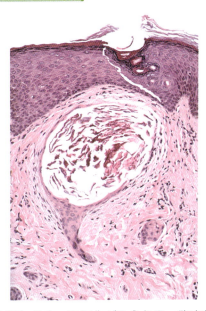

内腔に角化，石灰化がみられる．臨床的に白くみえた頂点に相当する．眼瞼例でも，稗粒腫のような角化を伴うことがある．

症例 8

病理組織像

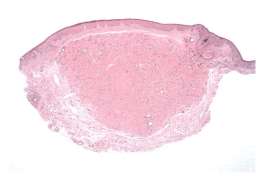

外陰の別症例．膠原線維の増生が顕著である．

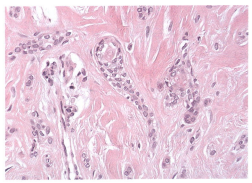

拡大．硝子化した間質に包まれた"おたまじゃくし"．

36 Tubular adenoma
管状腺腫（仮称）

6章 真皮内の汗管増生

キーワード	
臨 床	皮膚線維腫様，半球状，硬い
病 理	アポクリン分泌，管状・環状構造

Tubular adenoma とは
真皮内に，管状の汗管構造が一塊となって増殖する孤立性の病態で，アポクリン分泌を示すことが多い．

病理
弱拡大のパターンとしては汗管腫と相似であるが，汗管腫は主にエクリン系で多発すること，管腔の開大の程度が低いこと，おたまじゃくし構造があること，が差異である．

臨床
頻度としては稀な腫瘍で，筆者の自験例は1例だけである．文献的な臨床症状は非特異的・あるいは皮膚線維腫に似るようである．

症例 1

臨床像

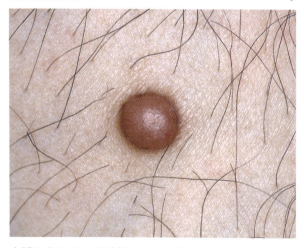

大腿に生じた，半球状の左右対称性の結節．充実性で硬く触れ，表面の色は紅褐色．

ダーモスコピー像

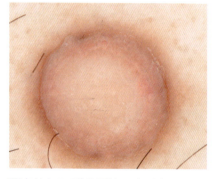

頂点はレンズの圧迫で白くなっていて非特異的で，辺縁に細かな血管構造がみえる．疾患特異的な所見とはいいにくい．

㊱ Tubular adenoma

症例 1

病理組織像

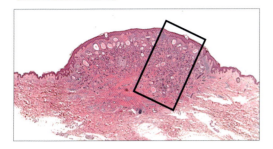

拡張した管腔構造が集簇した病変で，なだらかに隆起し，被覆表皮はやや肥厚している．間質の均一な増生もありそうだ．

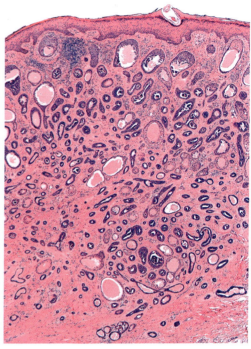

嚢腫状に開大したものや，管状，環状の構造が密集している．

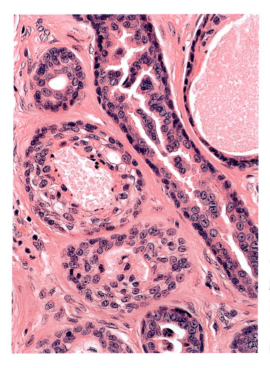

管腔壁は，横長で扁平な濃染性細胞（筋上皮細胞）と内腔側の好酸性の胞体の細胞からなり，アポクリン分泌像を示す．内腔側の細胞は重積して内腔に向かって突出し，乳頭状 papillary にみえる．

229

6章　真皮内の汗管増生

37　アポクリン汗腺癌 ①
Apocrine carcinoma

悪性腫瘍の疾患名・分類は確立していない

真皮〜皮下に管腔構造の増殖する病態をみた場合，周囲組織に浸潤性であったり，構造異型，細胞異型があれば汗腺癌を疑うことになる．良性腫瘍では細かな分類がされているが，悪性腫瘍となると疾患名，分類が確立しているものは少なく，さらに悪性度が増して分化方向が特定できなくなると，おおざっぱに汗腺癌という病名にせざるを得ない．

症例1

臨床像

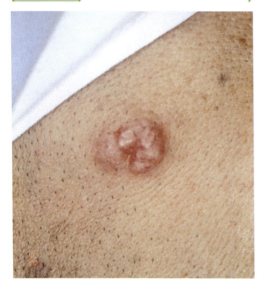

耳前部の紅褐色結節．多房性，分葉状の形態で表面に光沢があり，角化や潰瘍，色素沈着はない．
（旧・厚生年金病院　症例）

病理組織像

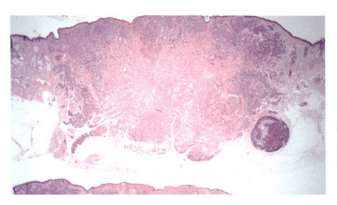

表皮直下から脂肪織に至る，不規則胞巣状の病変．縦，斜めに連続する胞巣や円形の結節状のものもある．

㊲アポクリン汗腺癌 ①

症例 1

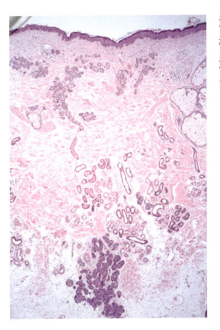

汗管構造を模す構造がみられ，汗腺腫瘍を考えさせる．

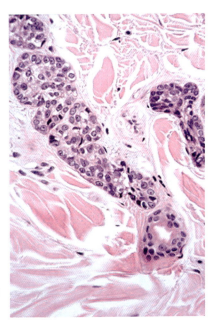

左図の拡大．管腔構造が明らかである．

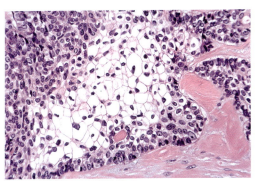

澄明な細胞が増殖する部分もある．

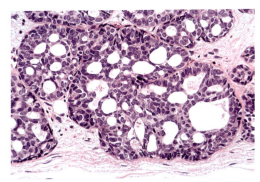

篩状の構造の胞巣．

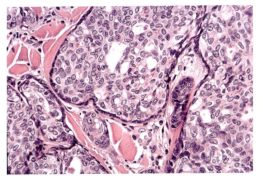

辺縁には濃染性の小型細胞が一列に並び，内側には大型の核をもつ細胞が増生している．

汗孔癌（→ p.276 ～）を考えたいが典型とはいえず，汗腺癌ということにした．

第 7 章

Poroid cells, cuticular cells, 管腔構造

（エクリン）汗孔腫　Poromaの多様な臨床像
澄明細胞汗腺腫
アポクリン汗孔腫
汗孔癌 ① 良性病変の一部に悪性変化
汗孔癌 ② 臨床では良性を思わせた例
汗孔癌 ③ 典型例
汗孔癌 ④ 浸潤・転移の例

■ 7章　Poroid cells，cuticular cells，管腔構造

38 （エクリン）汗孔腫　Poromaの多様な臨床像
(eccrine) Poroma

キーワード	
臨　床	多様な臨床像，足底，紅色結節，有茎性，メラニン，滲出液
ダーモスコピー	white network，魚卵様，点状血管
病　理	汗管，表皮肥厚，intraepidermal epithelioma，囊腫，色素沈着，管腔構造，poroid cells，cuticular cells，面皰壊死

汗孔腫 poroma とは

　汗管（汗腺の導管）への分化を示す腫瘍であり，分泌部に分化する混合腫瘍 mixed tumor（→ p.304）と対をなす．

　螺旋腺腫 spiradenoma（→ p.316）も汗管へ分化する病態であるが，文字通り螺旋形を描きながら下方から上方に伸びる形状であるのに対し，汗孔腫は横広がりあるいは結節状に増殖するのが異なる．

　汗管腫 syringoma（→ p.224）も汗管分化の腫瘍だが，顔面，とくに眼囲に好発する多発性の小結節で，線維化を伴いながら小胞巣が限局性に増殖する．

汗孔腫の特徴

　本症を構成する細胞は，汗管の外側の poroid cells と内腔側の cuticular cells であり，cuticular cells は表皮の有棘細胞と同じく角化能をもつ．病理でも，好酸性の胞体をもち，やや大型の核をもつので容易に認識できる．

表皮内汗管の病理組織像

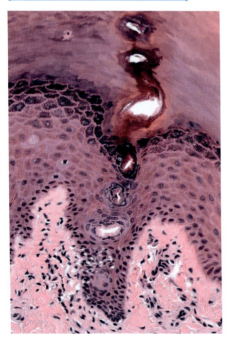

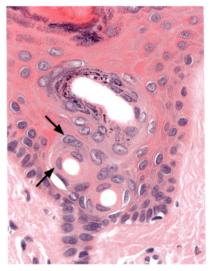

表皮内，角層での汗管が螺旋状に上行する様子．

管腔の内側側が cuticular cells，汗管を取り囲む細胞が poroid cells である．

㊳（エクリン）汗孔腫　Poroma の多様な臨床像

汗孔腫の病理分類と臨床像の関係

本症は従来，エクリンという名称を冠されてきたが，アポクリン系の症例も多いことから，単に汗孔腫 poroma と呼ぶようになった．

汗孔腫の病理は 4 型に分類されているが，腫瘍の発生部位，占拠部位を考慮すれば理解しやすい．① 表皮内に限局した境界鮮明な胞巣を作る hidracanthoma simplex，② 表皮の増殖を伴う Pinkus 型，③ 真皮内汗管を模倣する dermal duct tumor，そして④ 真皮から皮下に存在し，液性嚢腫を作る poroid hidradenoma に区分されている．なお，poroid hidradenoma については p.213 にも "㉞ Poroid hidradenoma" として独立して記載した．

これら 4 型は概念的な分類であり，実際には各病型が混在，併存することが多い．

汗孔腫（poroma）の分類

病理学的な分類	病態	別名	臨床像の特徴
① hidracanthoma simplex	表皮内汗管を模倣．表皮内に限局した境界鮮明な胞巣を作る	Smith-Coburn 型	扁平な局面，境界鮮明 →p.236
② "狭義の eccrine poroma"	表皮の増殖を伴う	Pinkus 型	角化の乏しい紅色結節→有茎性に上方に増殖．足底に好発，他の部位は稀 →p.236, 242, 245, 250
③ dermal duct tumor	真皮内汗管を模倣する	Winkelmann-McLeod 型	下腿に好発，茶褐色の硬い皮内小結節 →p.238
④ poroid hidradenoma	真皮から皮下に存在し，液性嚢腫を作る	Mayer 型	液性嚢腫，やや大型，ぷよぷよとして青黒く透見 →p.213, 256

その他：⑤クローン型，⑥アポクリン汗孔腫（→p.272）など

Poroma の臨床形態は実にさまざまであるが，ある一定のパターンがあるので，それに従って供覧する．

■7章 Poroid cells, cuticular cells, 管腔構造

38 （エクリン）汗孔腫 Poroma の多様な臨床像

症例1（扁平な局面）

Poroma の臨床形態

① 扁平な局面（hidracanthoma simplex）

まず，表皮内に限局する hidracanthoma simplex, Smith-Coburn 型を提示する．これこそまさに表皮内汗管を模倣する病型で，臨床的には扁平な局面を呈する．

症例1

臨床像

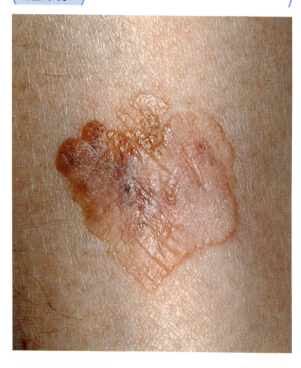

境界鮮明な淡褐色局面で，表面は細顆粒状を呈し，軽度の角化傾向があり，病変は皺で区分されている．部分的に色の濃淡がみられる．

病理組織像

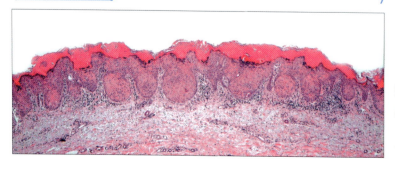

病理全体像．角層は軽度に肥厚し，蕾状に膨らんだ表皮突起が並んでいる．

㊳（エクリン）汗孔腫 Poroma の多様な臨床像

症例1，2（扁平な局面）

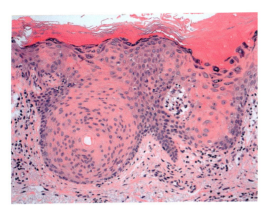

拡大像．表皮内に，同心円状の構造を呈する島状の結節があり，結節全体が有棘細胞で取り囲まれている．

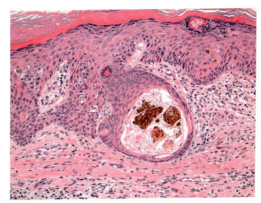

開大した管腔内に，あるいは腫瘍細胞自体がメラニンを保有している．表皮の腫瘍では，メラニンと角化はつきものである．

症例2

臨床像

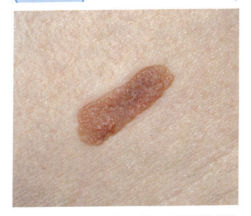

大腿部．境界鮮明な赤褐色の扁平隆起局面で表面は顆粒状．

病理組織像

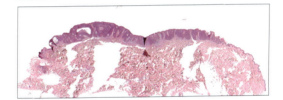

表皮突起に一致して細胞が増殖している．

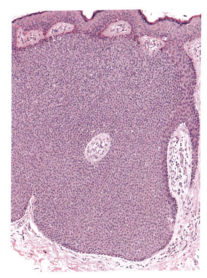

表皮突起が吻合した中に小型円型細胞が増生する．周囲は角化細胞で縁どられている．

7章 Poroid cells，cuticular cells，管腔構造

38 （エクリン）汗孔腫 Poroma の多様な臨床像

症例 3, 4（顆粒状局面）

Poroma の臨床形態

② 顆粒状局面，足底以外の poroma（主に Pinkus 型）

次も顆粒状局面だが，主に Pinkus 型である．症例ごとに徐々に増大していくさまもご覧いただきたい．

症例 3 ▶ Pinkus 型

臨床像

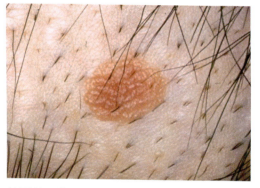

被髪部，黄紅色の軽度に隆起する局面で，表面に細かな皺がある．

病理組織像

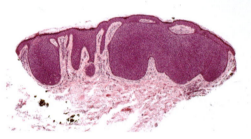

腫瘍増殖の結果，表皮が太く肥厚して延長している．Pinkus 型である．

症例 4 ▶ Pinkus 型と dermal duct tumor の併存

臨床像

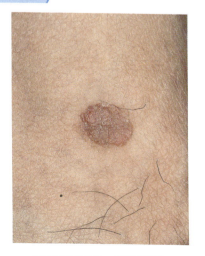

足背の茶褐色・扁平局面．

病理組織像

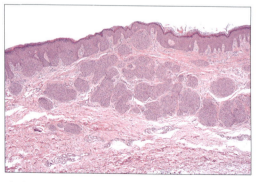

表皮内に蕾状の腫瘍増殖巣があり，真皮上層にもやや斜め方向に結節が連なっている．Pinkus 型と Winkelmann-McLeod 型・dermal duct tumor の併存した病型である．

㊳（エクリン）汗孔腫　Poroma の多様な臨床像

症例5（顆粒状局面）

症例5　hidracanthoma simplex

臨床像

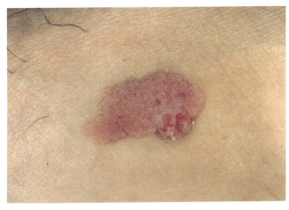

ごく軽度に扁平隆起する紅色局面．

ダーモスコピー像

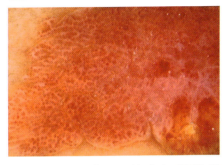

ダーモスコピーでは白い隔壁がnetworkのように広がっている．

病理組織像

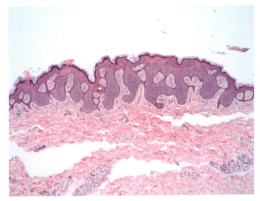

病理全体像．全体に軽度に隆起する病変で，表皮突起が肥大・延長し，吻合している．

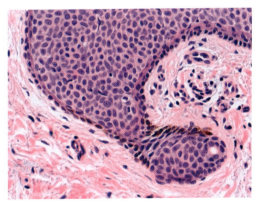

拡大像．Poroid cellsが増殖しているが基底層には正常の有棘細胞が残っていて，hidracanthoma simplexである．メラニン沈着，管腔構造もみられる．

■ 7章 Poroid cells，cuticular cells，管腔構造

38 （エクリン）汗孔腫　Poroma の多様な臨床像

症例 5, 6（顆粒状局面）

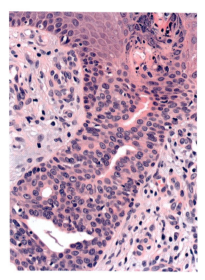

表皮内汗管に沿って poroid cells が増生している．

症例 6　Pinkus 型，小型の軟らかい局面

臨床像

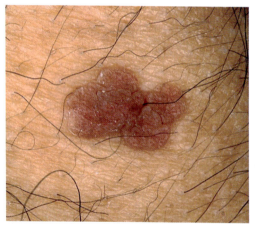

臀部の葉状の扁平隆起局面．粗大な皺が入っている．触ってみると軟らかい．

ダーモスコピー像

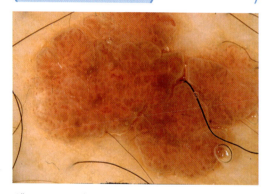

ダーモスコピーでは魚卵様の小さな構造の集簇である．

病理組織像

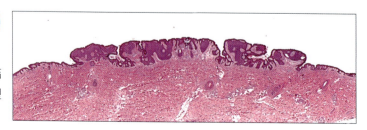

表皮増殖を伴う乳頭状の結節が並んでいる．Pinkus 型である．

㊳（エクリン）汗孔腫　Poroma の多様な臨床像

症例 6，7（顆粒状局面）

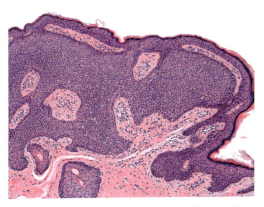

Poroid cells が表皮を置換して，均一な印象（シート状増殖）である．

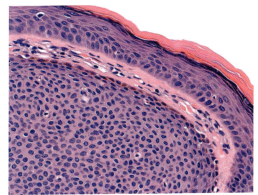

強拡大．小型で楕円形の poroid cells の集合である．メラニン沈着や血管拡張もみられる．

症例 7　Pinkus 型，症例 6 よりさらに大型化

臨床像

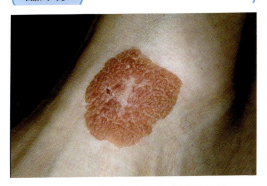

さらに大型化した，足関節部の局面．

ダーモスコピー像

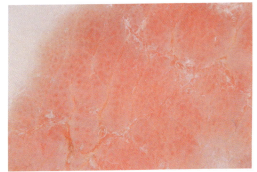

細かな血管構造が点々とみえる．

病理組織像

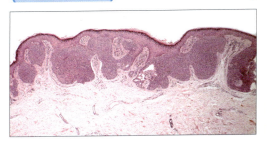

病理は**症例 6** と同様で，Pinkus 型の典型である．

7章 Poroid cells，cuticular cells，管腔構造

38 （エクリン）汗孔腫　Poroma の多様な臨床像

症例8（テーブル状紅色結節）

Poroma の臨床形態

③ テーブル状の紅色結節，足底の poroma（Pinkus 型）

次に，好発部位である足底の Pinkus 型の症例を提示する．症例ごとに病変が増大していくさまを chronological に示した．

症例8 初期病変

臨床像

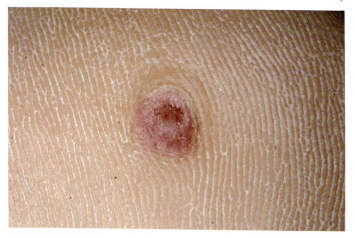

足底の扁平な結節で，皮膚に埋まりこんだ印象を受ける．皮膚の紋理が腫瘍を避けるように迂回するのが特徴的である．周辺の健常皮膚に比べると，角化が乏しい．

病理組織像

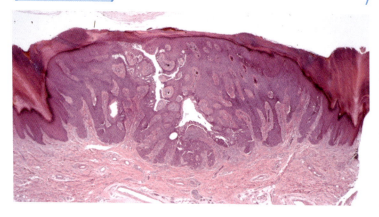

テーブル状に隆起する結節で，角層を持ち上げるように，あるいは角層内に埋もれているような形状である．病変内に大きな管腔や裂隙がみえる．Pinkus 型の臨床・病理の原型 prototype である．

㊳（エクリン）汗孔腫　Poroma の多様な臨床像

症例 9, 10（テーブル状紅色結節）

症例 9 増大，点状色素沈着

臨床像

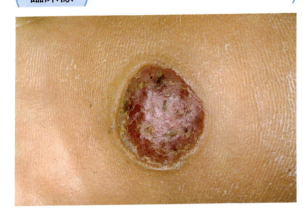

前図の症例（**症例 8**）が増大すれば，このような臨床型になる．ところどころにメラニンが沈着している．

病理組織像

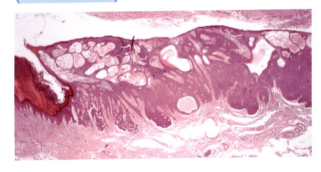

テーブル状の結節が，角層を突き破って皮膚表面に盛り上がってきている．Pinkus 型である．

症例 10 さらに増大

臨床像

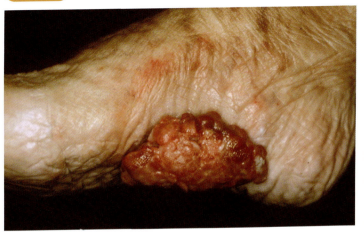

さらに増大した場合の臨床で，表面は紅色肉芽様，茸状に有茎性の大きな結節である．触感は軟らかい．一見すると悪性を思わせるが，病理は良性である．

7章 Poroid cells，cuticular cells，管腔構造

38 （エクリン）汗孔腫　Poromaの多様な臨床像

症例10（テーブル状紅色結節）

病理組織像

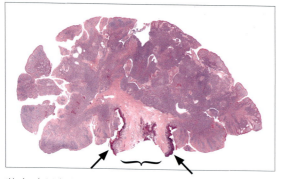

茎（→）は想像以上に狭くて，切除後は一次縫縮が可能であった．

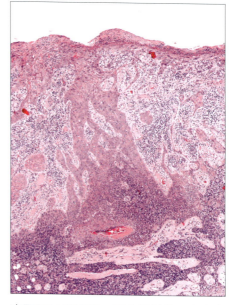

表面には滲出液，痂皮が付着．真皮上層には血管拡張とリンパ球浸潤が著明．表皮から連続して，太い索状の上皮構造が伸展し，粗大な網目を形成している．管腔構造も含まれている．

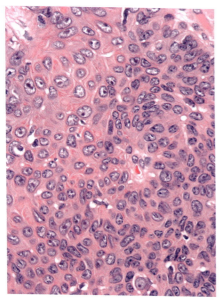

増殖するporoid cellsには多少の大小不同がある．

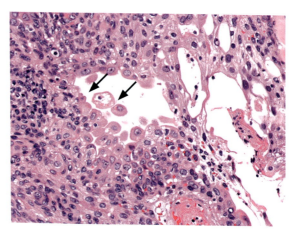

足底ではあるが，アポクリンを想起させる分泌パターン（→）である．

症例 11（茸状の有茎性結節）

Poroma の臨床形態
④ 茸状の有茎性結節，足底以外の poroma（Pinkus 型）

茸状の有茎性結節の臨床型を示す．これも増大の過程を症例ごとに chronological に示した．

症例11

臨床像

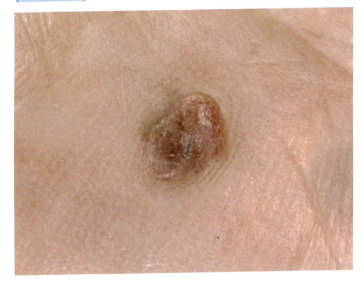

薄皮をかぶった，手掌の紅褐色の小腫瘍で，皮膚から軽度に突出している．

ダーモスコピー像

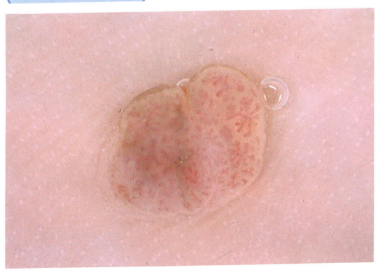

ダーモスコピーでは，白い隔壁で区分された紅色結節である．

> 7章　Poroid cells，cuticular cells，管腔構造

38　（エクリン）汗孔腫　Poromaの多様な臨床像

症例11，12（茸状の有茎性結節）

病理組織像

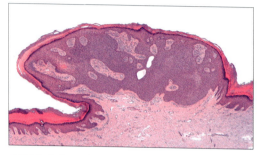

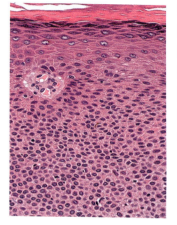

病理全体像．広基有茎性の形状で，腫瘍に置換された表皮が肥大・延長し，互いに吻合している．病変は均一な色調で，びまん性であり，いわゆるシート状増殖を呈している．

強拡大．被覆表皮の有棘細胞と比べ，核は小型で濃染性，類円形である（poroid cells）．

症例12

臨床像

手関節部の茸状結節で，表面は一部びらんして肉芽様である．

病理組織像

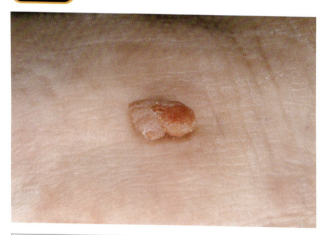

斜めに突出した結節で，表皮内成分と真皮内成分が併存している．

㊳（エクリン）汗孔腫　Poroma の多様な臨床像

症例 13（茸状の有茎性結節）

症例13

臨床像

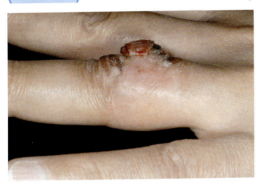

手背の軟らかい有茎性結節で，表面は肉芽様にびらんしている．血管拡張性肉芽腫と誤診されやすい．

病理組織像

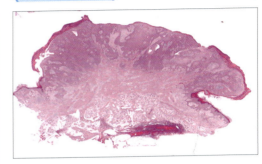

病理全体像．広基有茎性の充実性腫瘍である．

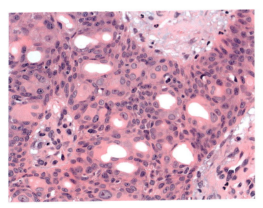

強拡大．管腔構造が多い部分．

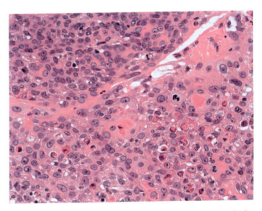

強拡大．右側の cuticular cells には個細胞角化，分裂像がみられる．Bowenoid change の項を参照（→ p.276，7章㊶汗孔癌①）．

■7章 Poroid cells，cuticular cells，管腔構造

38 （エクリン）汗孔腫　Poromaの多様な臨床像

症例14（茸状の有茎性結節，色素沈着）

症例14　色素沈着

臨床像

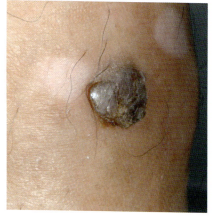

膝蓋部の黒褐色の有茎性結節．

病理組織像

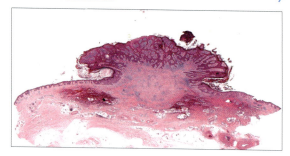

病理全体像．茸状の結節で，表皮策が延長，融合している．

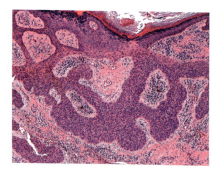

Poroid cellsの増殖により，表皮索が表皮から連続性に伸長し，粗大な網目を形成している．

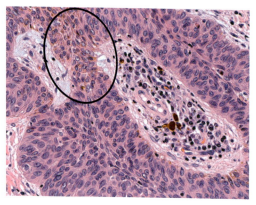

強拡大．真皮のメラノフェージが目立つが，poroid cellsもメラニンを保有している（囲み）．

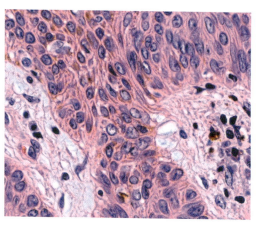

左図の囲み部分．Poroid cellsの胞体内にメラニン色素が溜まっている．

㊳（エクリン）汗孔腫 Poroma の多様な臨床像

症例 15（茸状の有茎性結節，色素沈着）

症例15 色素沈着

臨床像

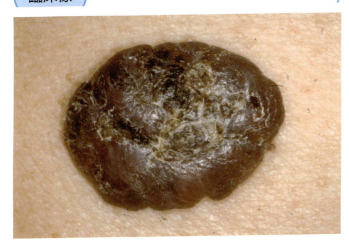

背部に生じた，濃褐色の大型結節．表面の一部はびらん，痂皮を付着する．

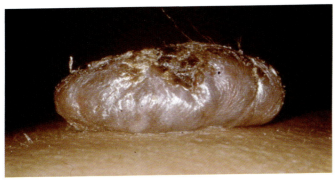

側面から眺めると，根元がくびれている．

病理組織像

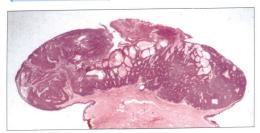

広基有茎性の病変で，液性の嚢腫が集簇している．

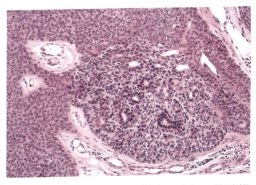

弱拡大．Poroid cells の増生の中に，管腔構造が島状に集簇している．

■ 7章 Poroid cells，cuticular cells，管腔構造

38 （エクリン）汗孔腫 Poroma の多様な臨床像

症例16（なだらかに隆起する結節）

◉ Poroma の臨床形態

⑤ なだらかに隆起する結節（Pinkus 型）

なだらかに隆起する，すなわち有茎性ではない結節の臨床型を示す．これも Pinkus 型であり，症例ごとに増大していき，最終的にはドーム状に隆起するさまも示す．

症例16

臨床像

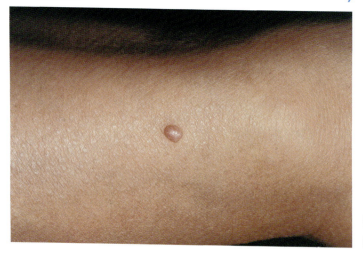

前腕のやや赤みを帯びた充実性の小結節．

病理組織像

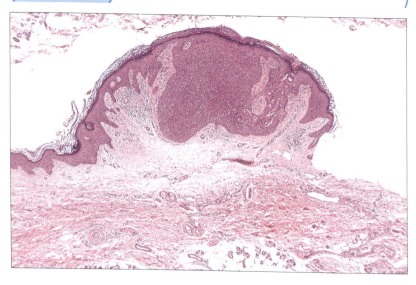

病理全体像．小さいけれど，典型的な Pinkus 型である．

㊳（エクリン）汗孔腫　Poroma の多様な臨床像

症例 17（なだらかに隆起する結節）

症例17

臨床像

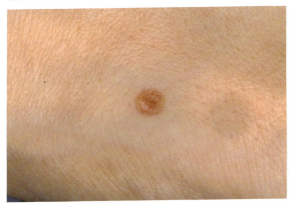

手背の橙色結節．

ダーモスコピー像

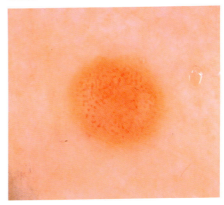

ダーモスコピーでは，点状，屈曲線状の血管拡張が隔壁で区分されている．

病理組織像

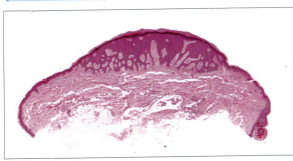

病理全体像．なだらかに隆起する結節で，肥大した表皮突起から索状構造が細く伸び出し，吻合している．

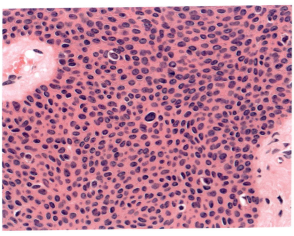

強拡大．Poroid cells の均一な増殖だが，核の大きさに多少の大小がある．

7章 Poroid cells，cuticular cells，管腔構造

38 （エクリン）汗孔腫　Poroma の多様な臨床像

症例18（なだらかに隆起する結節，色素沈着）

症例18 色素沈着

臨床像

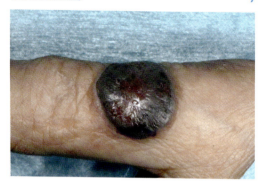

手指．ボタン状の黒色結節で，中央は赤く潰瘍化している．結節型のメラノーマと誤診されやすい．

ダーモスコピー像

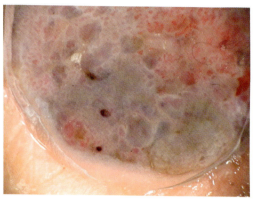

ダーモスコピー像は，点状，屈曲線状の血管拡張が主体である．白い隔壁で境された大型の胞巣は，メラニン色素でくすんだ青褐色を呈する．メラノーマではない．

病理組織像

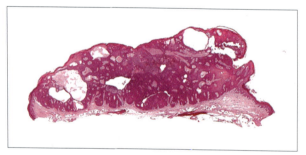

病理全体像．大小の液性嚢腫を含んだ，表皮成分の増殖である．

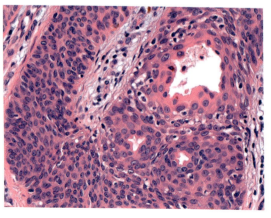

強拡大．管腔構造と poroid cells．

㊳（エクリン）汗孔腫 Poroma の多様な臨床像

症例 19（なだらかに隆起する結節，色素沈着）

症例19 色素沈着

臨床像

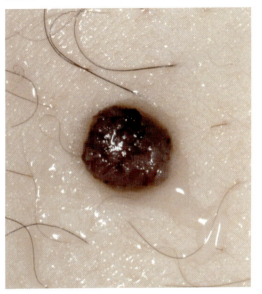

ドーム状に隆起する，大腿の濃褐色結節．

ダーモスコピー像

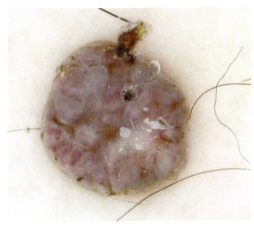

やはり血管構造が主体であり，メラニン色素がかぶさっている．

病理組織像

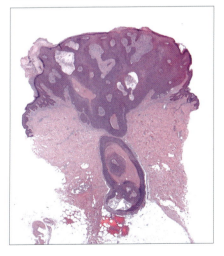

病理全体像．表皮の増殖性変化とともに，面皰壊死を含んだ縦長の真皮内成分が併存している．

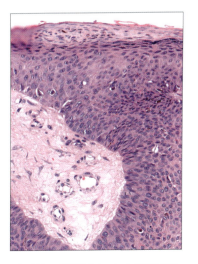

浮腫性の間質内に小血管が増生していて，これがダーモスコピーでの血管構造に対応する．

■ 7章　Poroid cells, cuticular cells, 管腔構造

38　(エクリン) 汗孔腫　Poromaの多様な臨床像

症例19（なだらかに隆起する結節，色素沈着）

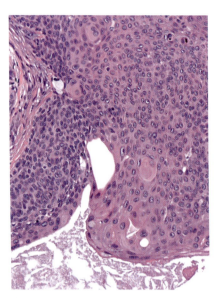

強拡大．Poroid cellsとcuticular cells, そして管腔構造．

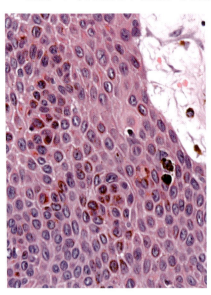

Poroid cellsに含有されたメラニンが，臨床的な色調を決めていたのである．

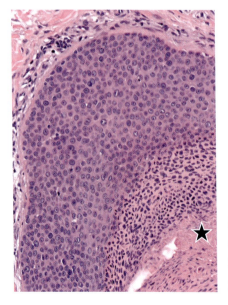

Poroid cellsが直接的に角化壊死している（面皰壊死，★）．面皰壊死は悪性を示唆することが多いが，この場合はその限りではない．

㊳（エクリン）汗孔腫　Poromaの多様な臨床像

症例20（色素性汗孔腫）

Poromaの臨床形態

⑥ Pigmented poroma（色素性汗孔腫）

今までにもメラニンを含むporomaの症例を提示してきたが，極めつけとでもいうべき例を紹介しておく．

症例20 色素性汗孔腫

【臨床像】

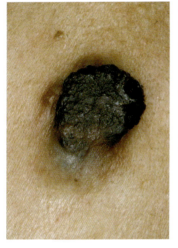

背部の黒色結節．滲出液が時々滲み出てきたという既往があった．結節型のメラノーマを思わせる．

【検体】

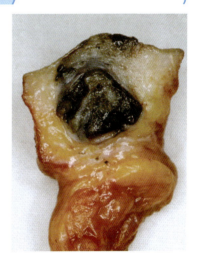

頂点部分は灰色がかっているが，割面の大部分は漆黒色．

【病理組織像】

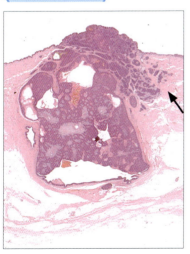

病理全体像．液性囊腫を含む，basaloid cellsからなる腫瘍で，細かな分岐（浸潤？）もみられる（→）．

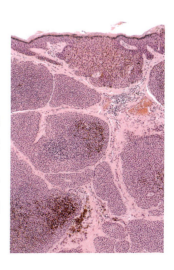

弱拡大．Poroid cellsが集簇して大小の胞巣を作っていて，そこにはメラニンが多量に含まれている．このメラニンが臨床的な色調の本態であった．

7章　Poroid cells，cuticular cells，管腔構造

38 （エクリン）汗孔腫　Poromaの多様な臨床像

症例21（Poroid hidradenoma）

Poromaの臨床形態

⑦ 滲出液の排出を伴う像（poroid hidradenoma）

Poromaでは，液性嚢腫からの分泌液が視認できることがある．以下に提示する．

症例21

臨床像

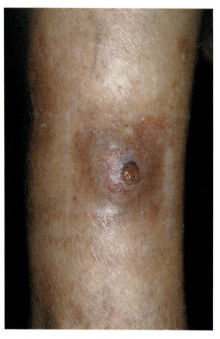

波動を触れる皮内の硬結で，皮表に滲出液が浮かんでいる（→ p.219，㉞ poroid hidradenoma 症例5と同一症例）．

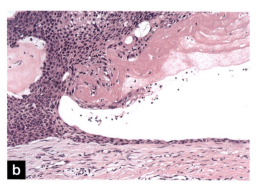

病理組織像

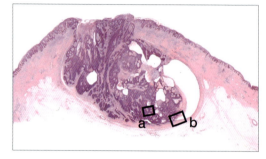

病理全体像．表皮に開孔するporoid hidradenomaである．この液性嚢腫から分泌液が排出されていたのだ（**p.219の標本とは別の切片**）．

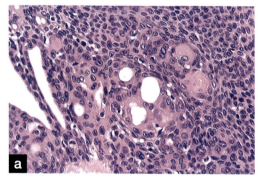

a

Poromaとして定型的な部分．

b

液体貯留の嚢腫部分．

㊳（エクリン）汗孔腫　Poroma の多様な臨床像

症例 22（Poroid hidradenoma）

症例22

臨床像

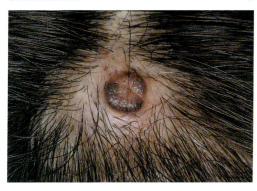

黒い弧状の縁取りがあり，中央の細顆粒状の部分から滲出液が出てくる．周辺はなだらかにふくらんでいる．

ダーモスコピー像

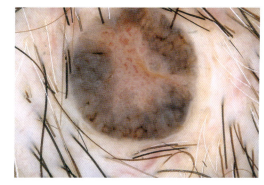

ダーモスコピーでは中央に血管構造があり，辺縁には不規則な網目の色素沈着がある．

病理組織像

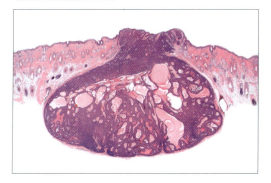

巾着の形状で，多数の囊腫があり，そこから分泌液が滲み出ていたわけだ．

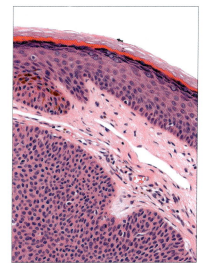

表皮直下の部分．メラニン色素と血管拡張がダーモスコピーと一致する．

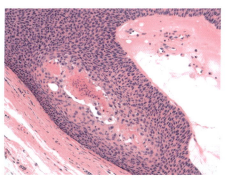

Poroid cells, cuticular cells からなる腫瘍であり，間質（perivascular space）に滲出液が溜まっている．

■ 7章 Poroid cells，cuticular cells，管腔構造

38 （エクリン）汗孔腫　Poromaの多様な臨床像

症例23，24（Poroid hidradenoma）

症例23

臨床像

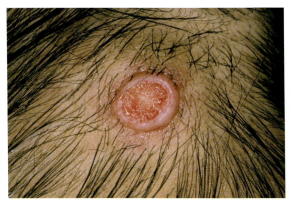

ドーナツ状の，中央が陥凹した結節．中央は肉芽様の外観で，湿潤している．

病理組織像

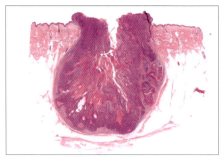

皮内から皮下にかけて，壺をはめ込んだような形をしている．中央の開孔部から滲出液が出てきていたのである．前図の症例（**症例22**）の発展型であることが理解できる．

症例24

臨床像

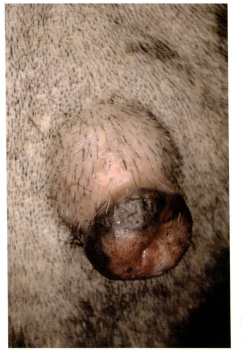

検体

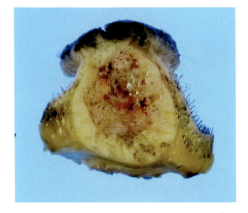

検体の割面は，中心は軟らかい髄様・ゼリー状，周辺は白色で充実性．前の2例（**症例22，23**）がさらに増大して皮面に突出すれば，このような形となる．

蛸壺のように二重構造となっていて，頂点は円錐形に陥凹している．

㊳（エクリン）汗孔腫　Poroma の多様な臨床像

症例 24（Poroid hidradenoma）

病理組織像

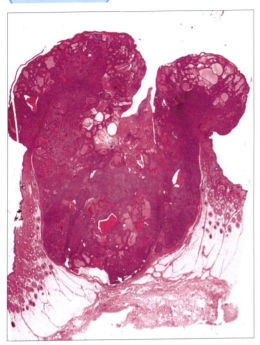

病理全体像．結節の周辺部は poroid cells からなり，中心部は囊腫が多い．

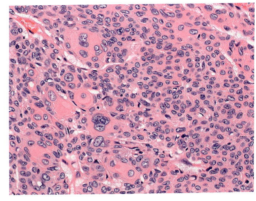

強拡大．Cuticular cells には核異型がある．

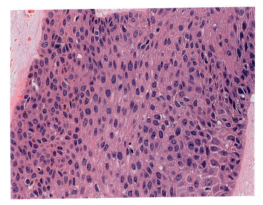

poroid cells がメラニンを保有している．

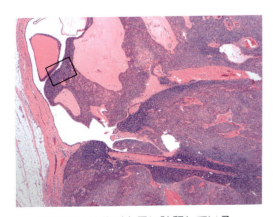

間質には液体が多量に貯留している．

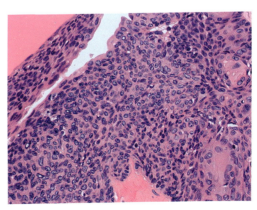

囲み部分の拡大像．

259

7章 Poroid cells, cuticular cells, 管腔構造

38 （エクリン）汗孔腫　Poroma の多様な臨床像

症例25（頭部の症例）

◎ Poroma の臨床形態

⑧ 頭部の症例

　頭部の poroma には，きわめて特徴的な臨床形態を示す一群がある．紅褐色に突出する結節で，表面に毛細血管拡張を伴い，黒色塊がはまり込んだ形状をとる．

症例25

臨床像

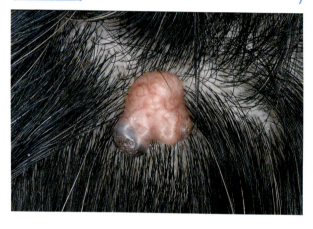

八頭（やつがしら）のように色々な方向に突起を伸ばした結節で，表面に血管拡張を伴い，一部の先端には黒い栓がはまっている．

病理組織像

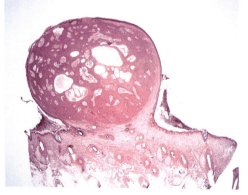

病理全体像．皮表から突出する結節で，内部に囊腫を多数含んでいる．

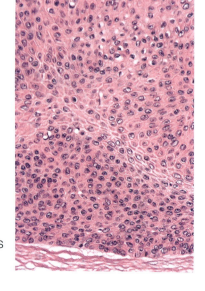

中拡大．Poroid cells の増殖である．

㊳（エクリン）汗孔腫 Poroma の多様な臨床像

症例26（頭部の症例）

症例26

臨床像

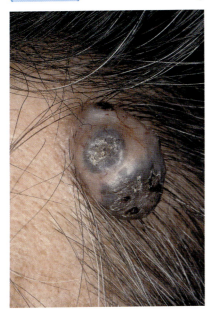

豆大福のように，黒い結節が埋まっている．毛細血管拡張もみられる．

病理組織像

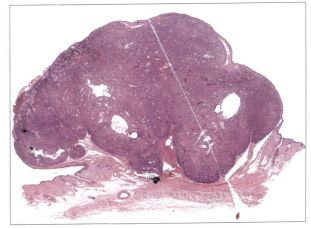

病理全体像．充実性の腫瘤．

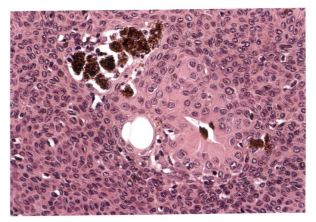

強拡大．はっきりとした管腔構造（cuticular cells）が存在し，その周囲には poroid cells がシート状に増殖している．メラニン顆粒も多量に含まれている．

7章　Poroid cells，cuticular cells，管腔構造

38　（エクリン）汗孔腫　Poromaの多様な臨床像

症例 27（頭部の症例）

症例27

臨床像

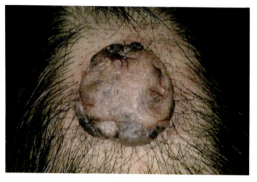

平べったい結節で，黒い小結節が亀の甲羅のような模様を形作っている．表面に血管拡張が浮いている．

ダーモスコピー像

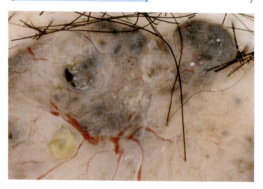

血管拡張とメラニン系の構造に加えて黄色の結節も確認できる．

エコー像

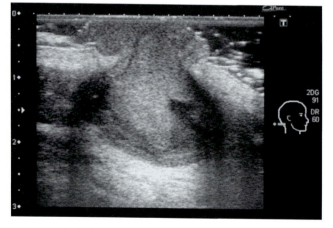

超音波で壺状の形態が描出されている．

CT像

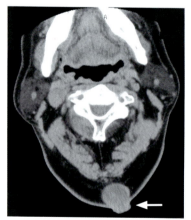

CTでも境界鮮明な壺状の陰影である（→）．

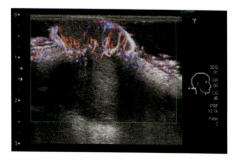

ドップラーエコーでは，隆起性部分に血管が入り込んでいるのがわかる．しかし，皮内〜皮下成分には血流は乏しい．

㊳（エクリン）汗孔腫　Poroma の多様な臨床像

症例 27（頭部の症例）

病理組織像

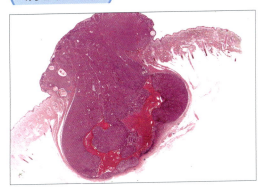

巾着型，徳利型の形状で，下方には拡張した嚢腫構造がある．

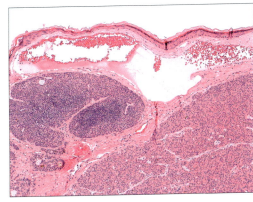

青く染まる poroid cells と赤く染まる cuticular cells がそれぞれ胞巣をつくっている．

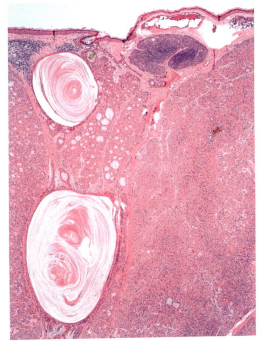

表皮直下の拡張した血管，角質嚢腫，メラニン集塊はダーモスコピーの所見と一致する．

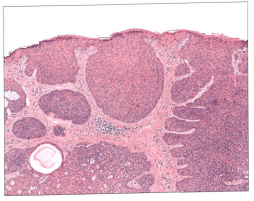

表皮から大型の胞巣がぶら下がり，その内部にはメラニンが豊富である．

7章 Poroid cells，cuticular cells，管腔構造

38 （エクリン）汗孔腫　Poroma の多様な臨床像

症例 27（頭部の症例）

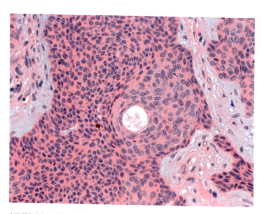

好酸性の胞体をもつ cuticular cells が管腔を作り，その周囲に poroid cells が増殖している．

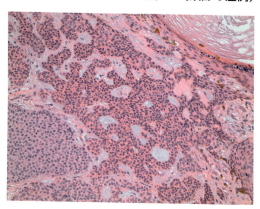

cuticular cells が網目状に吻合して，角質嚢腫とつながっている．網目の中にはムチンが貯留する．青っぽい poroid cells の胞巣もみえる．cuticular cells はメラニンを保有する．

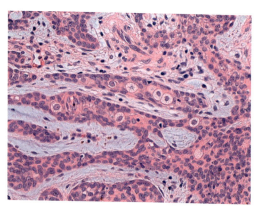

細長い索状部分では脂肪細胞が混在しており，アポクリン系が示唆される．

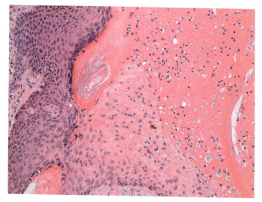

嚢腫壁を示す．壁は有棘細胞で構成され，内腔には角質と細胞の残骸，液体が含まれている．

■ 7章 Poroid cells, cuticular cells, 管腔構造

39 澄明細胞汗腺腫
Clear cell hidradenoma

キーワード	
臨　床	紅色結節
病　理	澄明細胞（clear cells），分泌細胞，PAS染色，コロイド鉄染色，poroma

澄明細胞汗腺腫の疾患概念・定義

　付属器腫瘍の名称，分類，定義は著者によってまちまちであり，同じ標本を見た場合でも異なった病名の診断がなされることもある．それが付属器腫瘍に対するとっつきにくさの一因である．本項目で示す症例に関しては以下のように定義しておく．

　Clear cell hidradenoma という名称は，poroma の真皮内型のうちで clear cells が目立つものと考えておく．

　また，solid (nodular) hidradenoma についても同様に poroma のなかで充実性増殖を示す病型，cystic 囊腫構造が主なものを cystic hidradenoma，充実部分と囊腫部分が同程度に混在するものを solid and cystic hidradenoma とする．

　したがって，細かな分類にこだわらずに，すべてを poroma という名称に単純化しても何ら支障はない．

症例1 典型例

臨床像

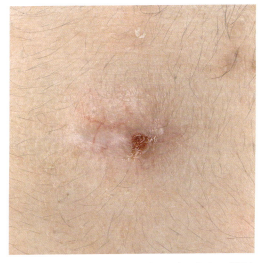

額の結節で，表面的には淡いピンク色の硬結で血管拡張や潰瘍も伴う．

病理組織像

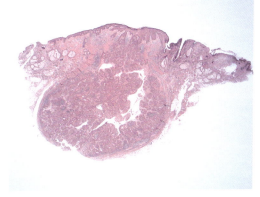

病理全体像．真皮から皮下にかけての充実性結節で，中央で皮膚に開孔・連続しており，臨床的な潰瘍部分に相当する．

7章 Poroid cells, cuticular cells, 管腔構造

39 澄明細胞汗腺腫

症例1（典型例）

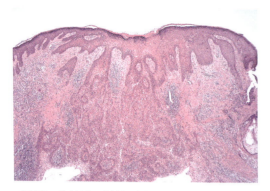

細長い分葉状の結節が表皮に開孔している．

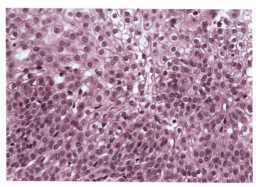

類上皮型の細胞が明澄細胞に移行する所．腫瘍全体の中では明澄細胞の比率は1/4以下であった．

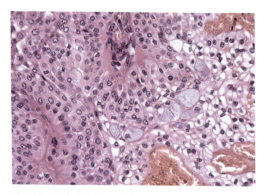

明澄な細胞が目立つ部分で，分泌性の細胞も混在している．

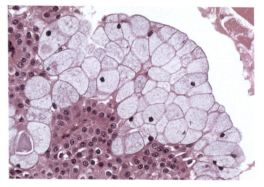

分泌細胞が集積している部分．

PAS染色

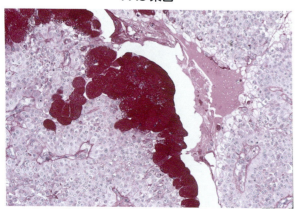

この分泌細胞は，PAS，コロイド鉄が陽性である．

コロイド鉄染色

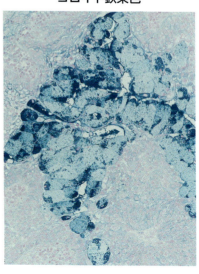

㊴澄明細胞汗腺腫

症例2（solid and cystic hidradenoma）

症例2 solid and cystic hidradenoma

臨床像

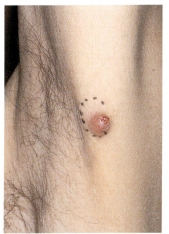

上腕，腋窩部に生じた暗紅色結節．突出部分に連続して，皮下硬結を触れる．
（→p.218，㉞ Poroid hidradenoma 症例4と同一症例）

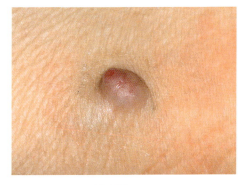

拡大像．

病理組織像

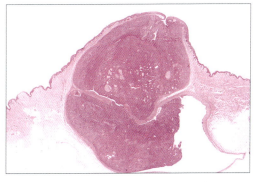

病理全体像：本体は充実性の結節だが，エコーに一致して液性囊腫に移行している．solid and cystic hidradenoma という名称に相当する例である．

エコー像（カラードプラ）

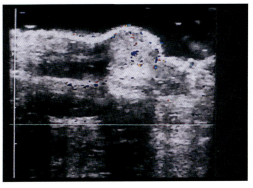

境界鮮明な円形を呈し，内部エコーはほぼ均一だが，それに連続して皮下に low echoic な領域が広がっている．

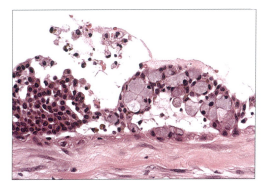

明澄な分泌細胞．

7章 Poroid cells, cuticular cells, 管腔構造

39 澄明細胞汗腺腫

症例2（solid and cystic hidradenoma）

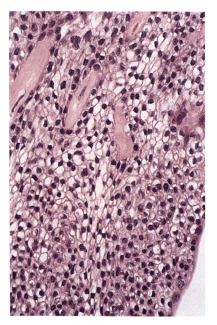

囊腫壁の部分.

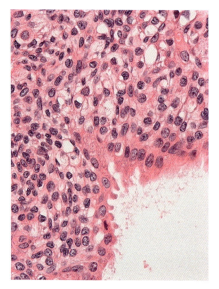

アポクリン分泌.

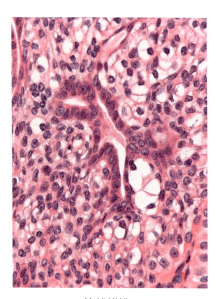

管状構造.

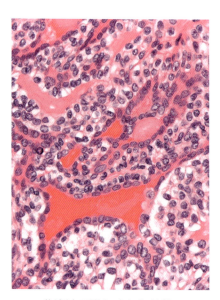

分泌液で満たされた管腔.

㊴澄明細胞汗腺腫

症例3（cystic hidradenoma）

症例3 — cystic hidradenoma，あるいは poroid hidradenoma（の clear cell type）

臨床像

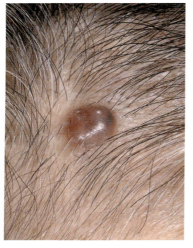

途中でくびれのある紅褐色の結節で，触ると波動があり軟らかい．一部に青黒い箇所がある．

ダーモスコピー像

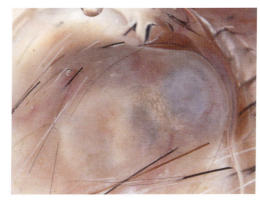

ダーモスコピーでも，臨床的に青黒かったところは薄青く，液体貯留を想像させる．黄色っぽい帯状の部分もある．

エコー像

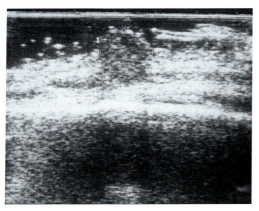

境界鮮明な円形病変で，内部は点状構造で埋まっている．（左上方の高輝度の点状物は毛髪）

病理組織像

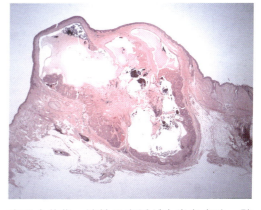

病理全体像．液性の囊腫が大半を占め，壁に沿って細胞成分が厚くみられ，一部では突出している．このような症例の名称は，cystic hidradenoma，あるいは poroid hidradenoma（の clear cell type）と一定しない．

■7章　Poroid cells，cuticular cells，管腔構造

39　澄明細胞汗腺腫

症例3（cystic hidradenoma），症例4（solid nodular hidradenoma）

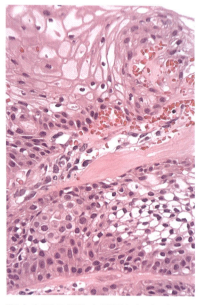

類上皮系の細胞と明澄な細胞が移行・混在し，分泌細胞への萌芽もある．

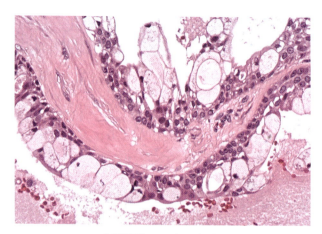

分泌細胞の目立つ部分．

症例4　solid nodular hidradenoma

臨床像

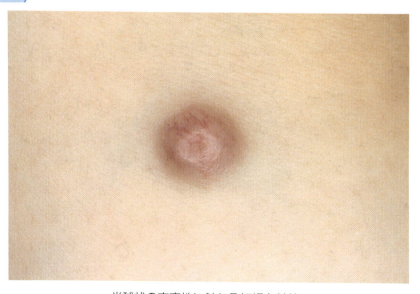

半球状の充実性に触れる紅褐色結節．

㊴澄明細胞汗腺腫

症例4（solid nodular hidradenoma）

> 病理組織像

PAS染色

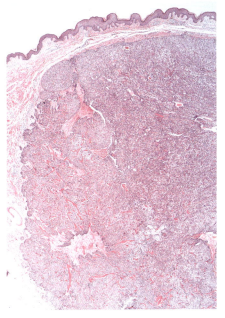

半割面の全体像．皮内から皮下の充実性の結節である．

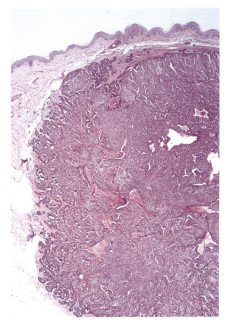

PAS染色が陽性．

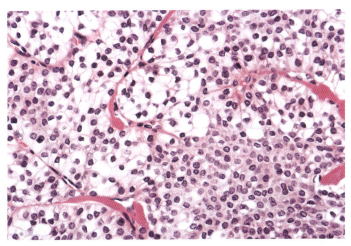

明澄細胞が目立つ部分．

このような症例を，solid nodular hidradenoma と呼ぶこともある．

■ 7章　Poroid cells，cuticular cells，管腔構造

40 アポクリン汗孔腫 Apocrine poroma

キーワード	
臨　床	紅色結節
ダーモスコピー	白い網目
病　理	管腔，poroid cells，cuticular cells，断頭分泌

アポクリン汗孔腫とは
汗腺にはエクリンもアポクリンもあるわけで，汗管腫瘍である汗孔腫にも両者が存在しうる．従来はエクリン汗孔腫 eccrine poroma という名称が一般的であったが（→ p.234），アポクリン汗孔腫も稀でないことが明らかとなってきた．

病理
病理的な診断の根拠は，大型で長い管腔，断頭分泌，脂腺や毛嚢の混在があげられる．

症例1 頭部のアポクリン汗孔腫

臨床像

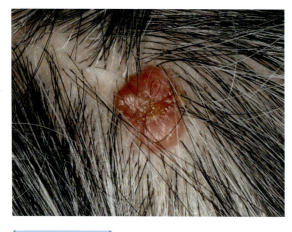

紅褐色で光沢性，分葉状の結節で，中央がやや陥凹・びらんしている．

病理組織像

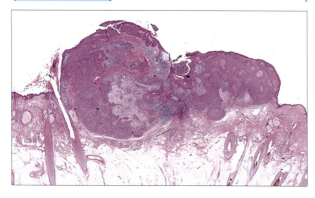

境界鮮明な大小二つの結節からなり，中央は陥凹している．
ほぼ均一な細胞から構成されているが，澄明な部分と好酸性の部分も混在する．

⑳アポクリン汗孔腫

症例1（頭部のアポクリン汗孔腫）

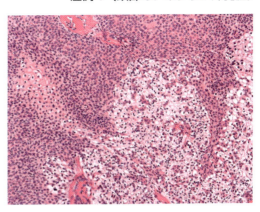

Poroid cells と明澄な細胞，好酸性の細胞が移行・混在している．Clear cell hidradenoma と称してもよい（→ p.265）．

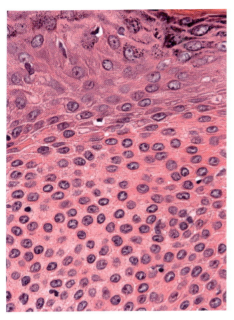

表皮に接して増殖する細胞は，有棘細胞よりもやや小型で核は丸くて胞体は少なめの poroma cells である．

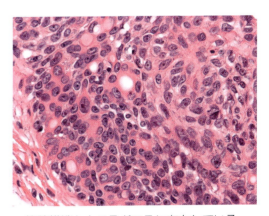

管腔構造もところどころに存在している．

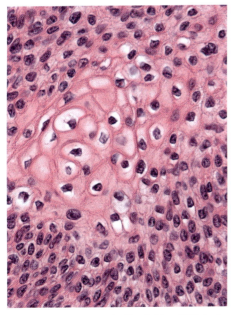

Poroid cells の胞体が好酸性に膨化しながら明澄細胞に変化していく．

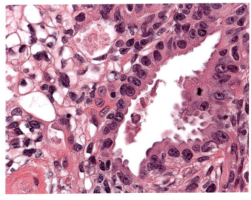

拡張した管腔の内面では断頭分泌がみられるので，アポクリン汗孔腫と診断する．

■ 7章　Poroid cells，cuticular cells，管腔構造

㊵ アポクリン汗孔腫

症例2（ダーモスコピーで白い網目模様のある症例）

症例2 ダーモスコピーで白い網目模様のある症例

臨床像

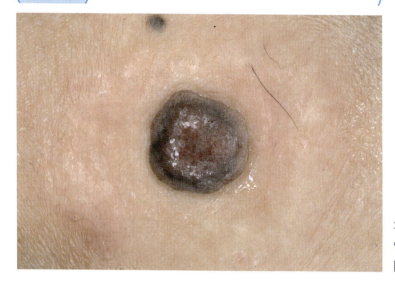

境界鮮明な暗紅色の隆起性結節で，外周は軽度に隆起する縁取りがある．

ダーモスコピー像

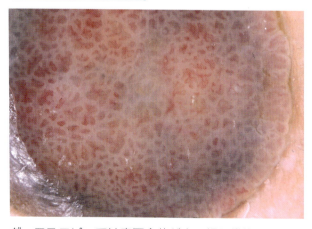

ダーモスコピーでは表面全体が白い網目模様で覆われているのが特徴的である．ぼんやりとした灰褐色の色素沈着はあるが，メラニン性の構造は見当たらないので，メラノサイト系の病変は考えにくい．

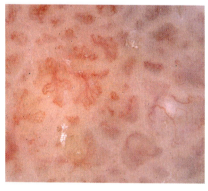

ダーモスコピー像を画像加工ソフトで処理すると，網目の隙間の紅色構造は線状・ヘアピン状の血管を反映していることがわかる．

⑳アポクリン汗孔腫

症例2(ダーモスコピーで白い網目模様のある症例)

病理組織像

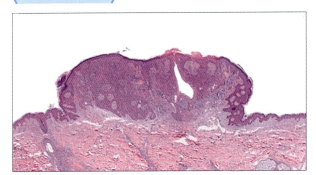

全体像はテーブル状に隆起する充実性病変で，表皮から連続性に細胞集塊が吻合しながら増殖している．また幅の太い空隙が腫瘍実質を貫いている．

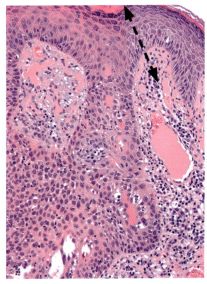

腫瘍の辺縁部．右端の健常部（破線より外）の有棘細胞と比べると腫瘍細胞の胞体は赤く好酸性で，核は丸い．間質には血管拡張がみられダーモスコピーでの血管所見と対応している．そして，太い表皮突起によって白い網目模様が形成されていたわけだ．

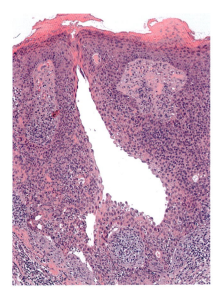

太くて長い空隙は表皮に開孔する管腔であり，その内面には断頭分泌像がみられる．

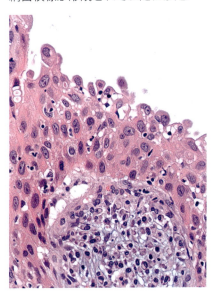

断頭分泌の拡大．しゃもじ形の胞体の頂点に核が位置する細胞は"目玉おやじ"を連想させる．

■ 7章　Poroid cells, cuticular cells, 管腔構造

41　汗孔癌 ① 良性病変の一部に悪性変化
Porocarcinoma

キーワード	
臨　床	poroma, 紅色結節
ダーモスコピー	不規則血管
病　理	bowenoid change, porocarcinoma *in situ*

共存の比率による呼称の違い

　既存の良性の汗孔腫 poroma（→p.234）から汗孔癌が続発することがあり，そのような症例では病理標本のどこかに良性病変の残存が確認できる．

　また，悪性部分と良性部分の比率は症例によってさまざまであり，悪性部分がごく一部の時は，Bowenoid change と称され，悪性の比率が高い場合は porocarcinoma *in situ* と呼ばれる．Porocarcinoma と診断されるのは，真皮浸潤を生じるようになってからである．

症例1

臨床像

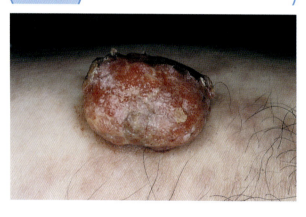

大腿部に25年来存在していた結節が数年前から増大してきた．饅頭を連想させる，35×28mmで，表面がびらんした大型の紅色腫瘤．

病理組織像

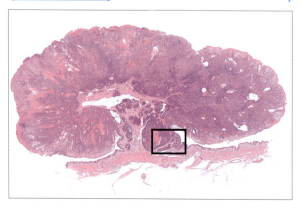

茸状の有茎性結節で，病変のほとんどは良性の poroma だったが，囲み部分の細胞には高度の異型性が認められた．

㊶汗孔癌 ① 良性病変の一部に悪性変化

症例 1, 2

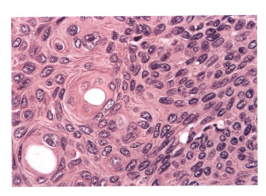

良性の部分：管腔構造の内腔側は好酸性の胞体を持つ cuticular cells で構成され，残余は濃染性の丸い核を持つ poroid cells である．

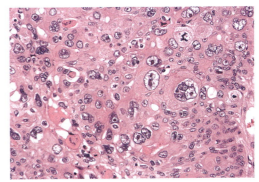

悪性部分の拡大図．高度の異型性を示す部分．好酸性の胞体を持つ細胞であり，cuticular cells の悪性変化である．悪性変化はごく一部に限局しているので，臨床的には良性病変として治療した．

症例 2

臨床像

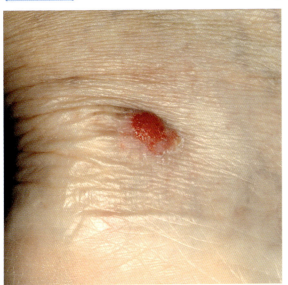

アキレス腱部の，紅色肉芽様，扁平に隆起する結節．

■ 7章　Poroid cells, cuticular cells, 管腔構造

41 汗孔癌 ① 良性病変の一部に悪性変化

症例2

ダーモスコピー像

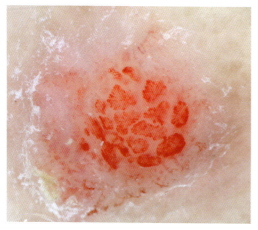

ダーモスコピーでは，隔壁された血管構造が目立つが，それ以外の所見に乏しい．

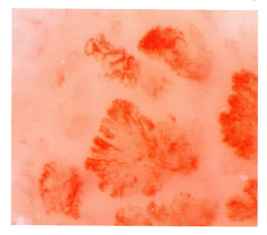

拡大してみるとhair pin様細血管が花弁状に配列するが，不整な形状の塊もある．

病理組織像

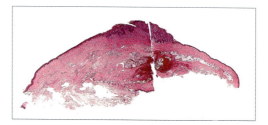

切除検体の全体像．皮面から隆起する結節である．（半割された標本を合成してある）

全体に基底層は保たれているがリンパ球浸潤が強く，中央側では表面がびらんし，好酸性の細胞が増えている．

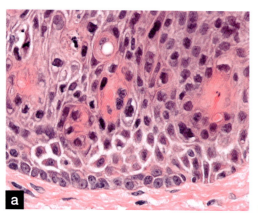

辺縁部では良性のporomaである．

㊶汗孔癌 ① 良性病変の一部に悪性変化

症例2

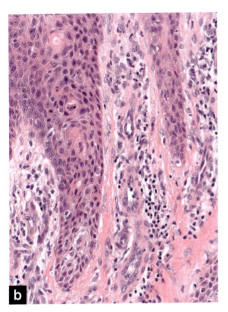

真皮乳頭には拡張した血管が立ち上がっており，これがダーモスコピーの血管構造と対応する．

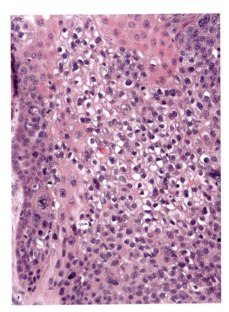

Poroid cells に混じて clear cells や角化傾向の強い細胞も増生し，核異型，異形分裂像もみられる．

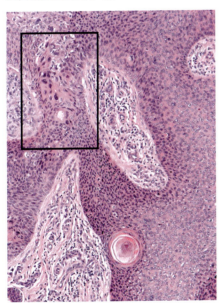

Poroid cells の染色性が低下し，核も膨化して内容が抜けてくる．異型細胞が集塊を成す部分もみられる（囲み部分）．

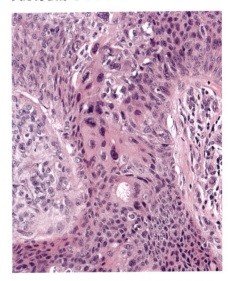

異型細胞は管腔構造と連続しており，cuticular cells である．悪性部分の比率が増えてはいるが間質への浸潤はなく，Bowenoid change 〜 carcinoma in situ にとどまっている．

42 汗孔癌 ② 臨床では良性を思わせた例
Porocarcinoma

7章　Poroid cells，cuticular cells，管腔構造

キーワード	
臨　床	左右対称性，結節
ダーモスコピー	ディンプル様構造，黄色
病　理	表皮内上皮腫，管腔，壊死，cuticular cells，poroid cells

汗孔癌とは

汗腺の悪性腫瘍では，必ずしもその分化方向（由来）を特定できるとは限らず，大雑把に汗腺癌という病名にせざるを得ないことも少なくない（→ p.230 も参照）．以下の症例は，結節の辺縁部に表皮内病変があったことから汗孔癌と診断できた例である．

症例 1

臨床像

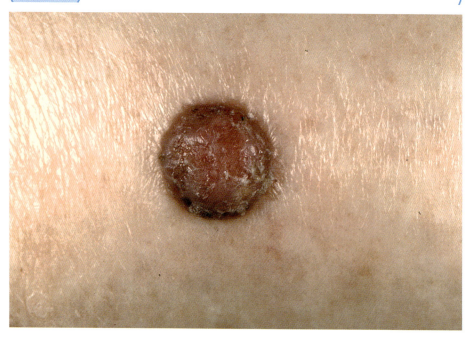

下腿のボタン状の結節で，左右対称性であって壊死や潰瘍もなく，良性を思わせる．辺縁は褐色で帯状に縁取られている．

㊷汗孔癌 ② 臨床では良性を思わせた例

症例 1

ダーモスコピー像

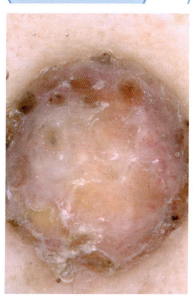

うすピンク色の表皮の隙間に円形・多角形の構造が垣間見え，サッカーボールの表面あるいはゴルフボールのディンプルを想像させる．結節全体はやや黄色みを帯びていて，ディンプルの中央には色素沈着がみえる．血管拡張も伴っているが，その形状ははっきりしない．

病理組織像

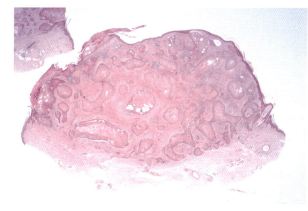

台地状に隆起する病変で，明澄な集塊を暗調な層状構造が取り囲んで，表皮直下から真皮中層まで増殖している．

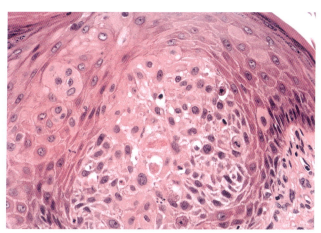

中央の表皮内では，上皮成分が境界鮮明な胞巣を作っている．細胞異型を伴った hidracanthoma simplex（poroma の表皮内型，→ p.235）である．

7章 Poroid cells，cuticular cells，管腔構造

42 汗孔癌 ② 臨床では良性を思わせた例

症例1

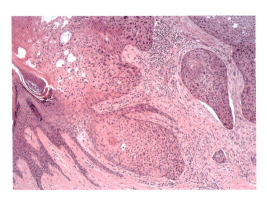

反対側の辺縁では表皮と連続性に瓜，パイナップルのような胞巣が伸び出している．それより内側（上方）では異型細胞が増殖し，空胞も作っている．

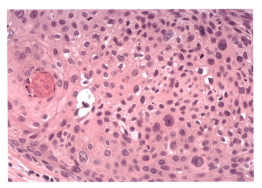

拡大を上げると，角化性の好酸性胞体をもつ，腫大した cuticular cells が管腔を作り，その周囲に小型で濃染性の poroid cells が増生している．

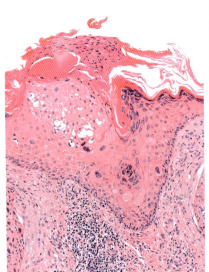

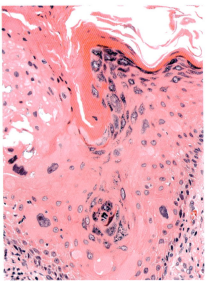

既存の表皮内汗管の周囲を好酸性の異型大型細胞（cuticular cells）が取り囲み，それらが皮表に排出される像もみられる．

㊷汗孔癌 ② 臨床では良性を思わせた例

症例 1

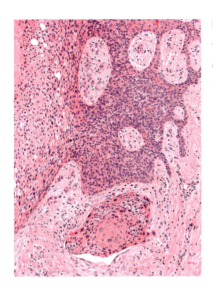

Poroid cells は胞体が淡明化してそのまま壊死（左端）に陥っていく．

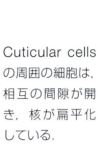

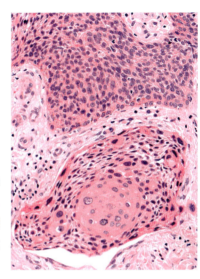

Cuticular cells の周囲の細胞は，相互の間隙が開き，核が扁平化している．

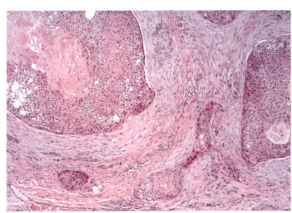

結節の内部では，大小不規則な形態の胞巣が増殖し，結合織の線維化も強い．

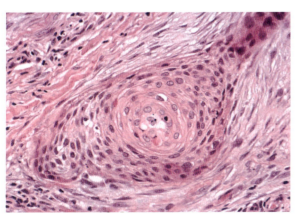

管腔形成と渦巻き状の小型細胞を示す．

当初の臨床像からは想像できない病理所見であった．

■ 7章 Poroid cells, cuticular cells, 管腔構造

43 汗孔癌 ③ 典型例
Porocarcinoma

キーワード	
臨 床	潰瘍
ダーモスコピー	不規則血管,hair pin様細血管
病 理	悪性化,管腔構造,cuticular cells,分泌像

汗孔癌とは

　良性の(エクリン)汗孔腫(eccrine) poroma (→ p.234)の対極に位置する,poromaと共通の細胞,組織構築をもつ悪性腫瘍のことである.

　つまり,表皮内あるいは真皮内汗管と類似の細胞構築を示す癌ということになる.良性の場合でもエクリンかアポクリンかの区別はむずかしく,悪性であればなおさら困難であり,本稿ではあえてそのような形容語句をつけない.さらに,管腔構造そのものを見つけだすことができないような,分化度の低い症例は診断に苦慮する.

症例 1

臨床像

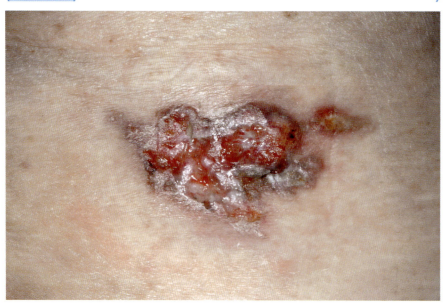

腰部の潰瘍病変.不規則な虫喰い状の形態で,辺縁はやや隆起性.主病変に隣接して小さな潰瘍も伸び出している.

㊸汗孔癌 ③ 典型例

症例 1

ダーモスコピー像

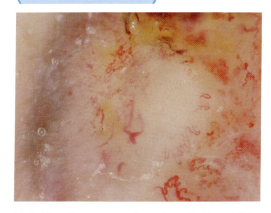
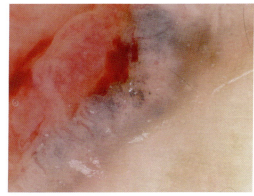

潰瘍部のダーモスコピーでは不規則に屈曲した血管が増生している．画面の中央はレンズの圧抵により白くなっているが，潰瘍底は黄色くみえる．

辺縁では hair pin 様の折れ曲がった細血管が並ぶ．小さなメラニン色素構造も散在しているが，基底細胞上皮腫の葉状構造 leaf-like structure とは異なる．

検体

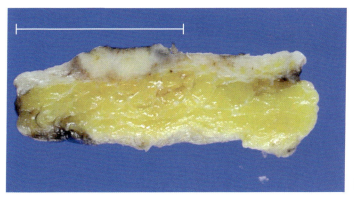

手術検体の割面．

病理組織像

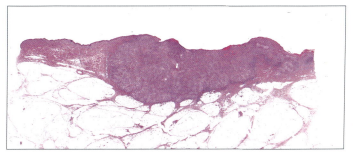

検体の左半分に相当する病理マクロ像．

7章 Poroid cells, cuticular cells, 管腔構造

43 汗孔癌 ③ 典型例

症例1, 1（別切片）

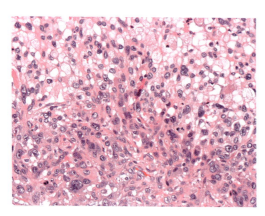
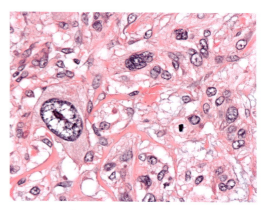

濃染性の細胞が主体であるが，明澄な胞体の細胞も混在している．管腔構造はみつけられない．

異型性の強い，大小不同な細胞．

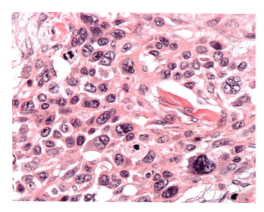

核分裂像も目立つ．

症例1 別切片

検体

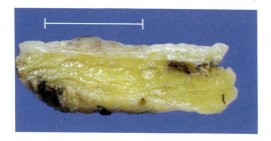

病理組織像

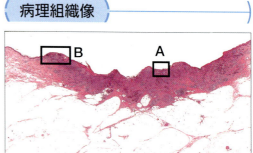

㊸汗孔癌 ③ 典型例

症例1（別切片）

A の拡大

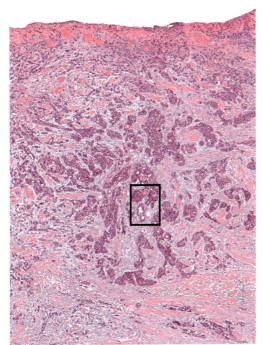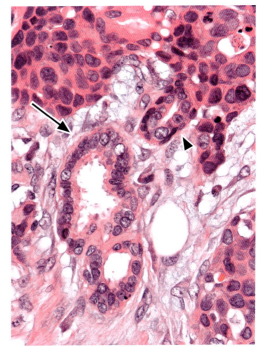

別の切片では，管腔構造をみつけることができた．
断頭分泌（→），二相性の構成細胞（▶）が明らかである．

B の拡大

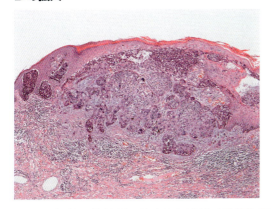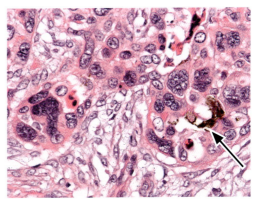

辺縁の隆起部では表皮に連続する細胞集塊があり，メラニン（→）を含んでいる．
ダーモスコピーでのメラニン構造に相当する所見である．

43 汗孔癌 ③ 典型例

症例1（別切片）

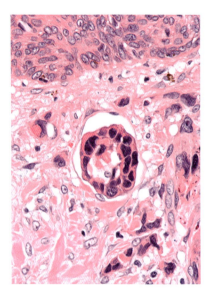

表皮直下の管腔内に腫瘍塞栓の所見がある．

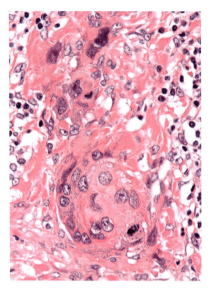

間質に浸潤する細胞の中には，細胞間橋をもった細胞（cuticular cellに相当）も認められる．

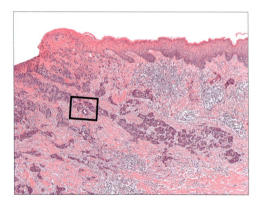

弱拡大．上皮成分の胞巣が表皮から斜めに連続し，汗管を想起させる．

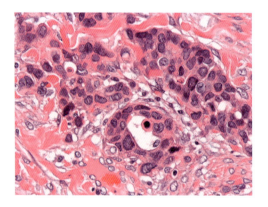

管腔構造の拡大．細胞の異型が明らかである．（左図の囲み部分）

■ 7章 Poroid cells，cuticular cells，管腔構造

44 汗孔癌 ④ 浸潤・転移の例
Porocarcinoma

キーワード	
臨　床	湿潤，肉芽，リンパ節転移
病　理	汗管，表皮内病変，hidracanthoma simplex，辺縁洞

汗孔癌の浸潤・リンパ節転移

　表皮内型の poroma が浸潤癌となりリンパ節転移まで生じた症例を提示する．元来が良性の表皮内型であるからといって，悪性度が低いとは限らず，意外と早期に転移を来しやすいので注意すべきである．

症例 1

臨床像

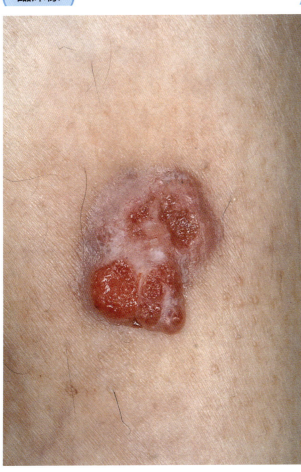

下腿の，表面がびらん・湿潤した 2 × 1.5 cm の隆起性局面．不整円形の局面の中央は被覆上皮で覆われ，潰瘍化して肉芽様となっている部分もあり，辺縁はやや隆起している．その局面から，前掛け（エプロン）のように湿潤性の肉芽面が伸び出している．

■ 7章　Poroid cells，cuticular cells，管腔構造

44　汗孔癌 ④ 浸潤・転移の例

症例1（生検）

ダーモスコピー像

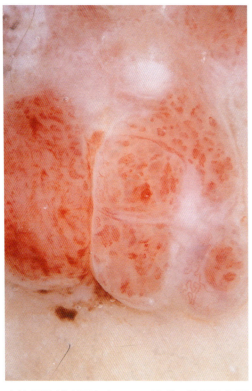

血管構造が表面を走っているが，診断的な評価はむずかしい．

病理組織像（生検）

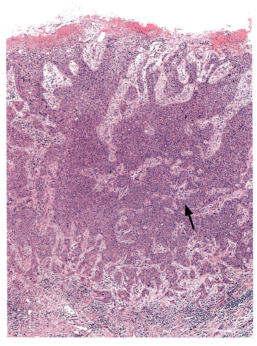

中央部の生検標本．Basaloid cells が真皮下層まで島状・不規則に増殖し，下端では小胞巣が間質内に浸潤している．

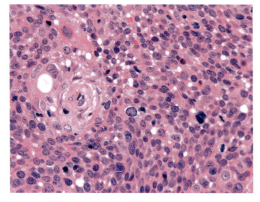

角化性の細胞が管腔を作り，周囲には大きさや染色性，形態の不揃いなやや小型の細胞が増生している（前図の矢印部分）．

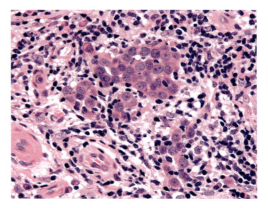

下端では個別細胞あるいは小胞巣となって間質に浸潤している．

㊹汗孔癌 ④ 浸潤・転移の例

症例1（手術標本）

病理組織像（手術標本）

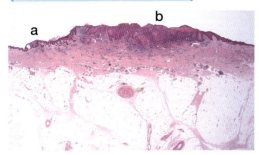

手術標本．横方向に広がる病変で，両端では表皮肥厚であるが，中央になるにつれて真皮に増殖し始めて厚みが増し，鋸歯状ないし連峰状の凹凸を作り，形状やリンパ球浸潤の分布が左右非対称である．

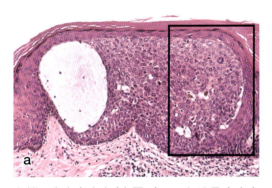

左端の表皮内病変（上図 a）．いわゆる表皮内上皮腫の形態を示し，poroma の表皮内型 hidracanthoma simplex である．

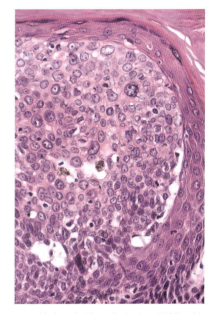

a の拡大．細胞の大きさ，形状，染色性に異型性がある．

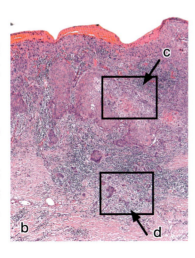

中央（上図 b）の弱拡大．表皮と連続性に，不規則形の増殖があり，真皮内には多数の小胞巣が浸潤している．

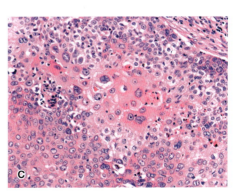

c の拡大．病変は poroid cells と cuticular cells で構成されているが，構築は不揃いとなっている．

7章 Poroid cells, cuticular cells, 管腔構造

44 汗孔癌 ④ 浸潤・転移の例

症例1（手術標本，リンパ節）

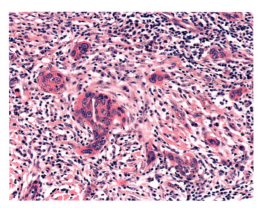

dの拡大．間質に浸潤している胞巣には管腔構造が認められる．

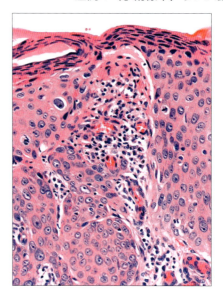

真皮乳頭に入り込む，拡張した血管．これがダーモスコピーの血管所見に対応する．

病理組織像（リンパ節）

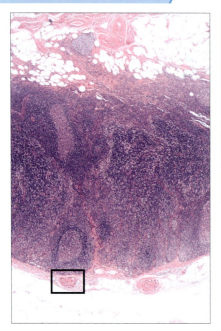

患側の鼠径リンパ節．リンパ節の辺縁の脈管内に細胞成分が充満している．

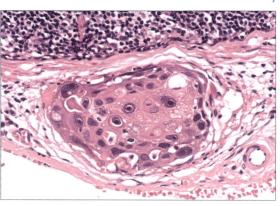

左図の囲み部分．腫瘍塞栓である．

㊹汗孔癌 ④ 浸潤・転移の例

症例1（リンパ節），症例2（頭部の poroma の悪性化）

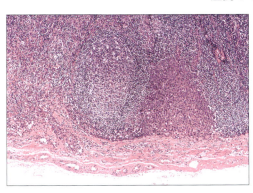

辺縁洞 peripheral sinus に腫瘍細胞が充満している．

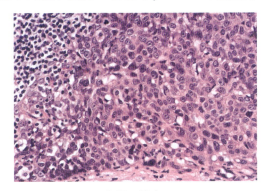

左図の拡大．

症例2 頭部の poroma の悪性化

臨床像

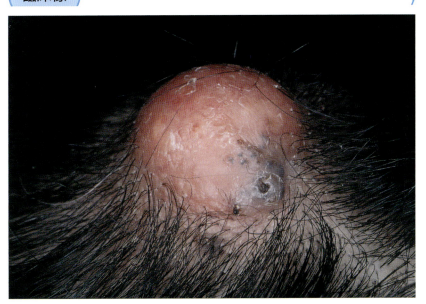

頭部の紅色ドーム状結節で，被覆表皮で覆われていて，メラニン沈着や黄色く透見できる部分もある．

7章 Poroid cells，cuticular cells，管腔構造

44 汗孔癌 ④ 浸潤・転移の例

症例2（頭部のporomaの悪性化）

ダーモスコピー像

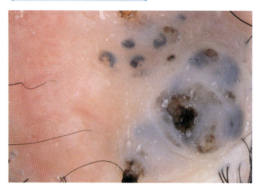

大小の青黒い塊が白い膜の下床に透けている．表皮が欠損している部分では濃褐色調を呈している．

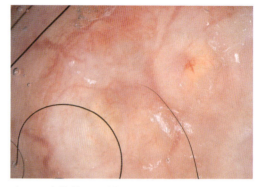

太目の血管拡張に境されて，黄色い部分も透見できる．

CT像

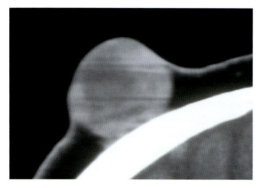

球形の比較的に境界鮮明な腫瘤で，内部はやや不均一．下床は骨に接しているようにみえる．

検体

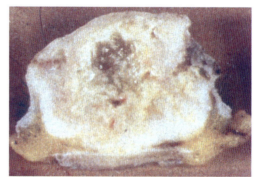

ホルマリン固定後の画像の一部を拡大したので画質が悪い．結節の中心は空隙で抜けており，その外は黄色い塊が集簇し，髄様の部分を経て白色の厚い壁で囲まれている．下床は一部で筋肉に接しているが，さらに下方には及んでいない．

CT画像は下床断端をしばしば過剰評価しがちで，腫瘍周囲の炎症細胞浸潤を拾っているのだ．

㊹汗孔癌 ④ 浸潤・転移の例

症例 2（頭部の poroma の悪性化）

病理組織像

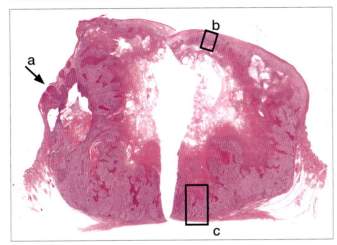

半割された標本を合成した．
左端に，元来の良性の poroma が残っている（a）．
腫瘍の中心は壊死で占められている．
下床断端は帽状腱膜で留まっており，陰性である（c）．

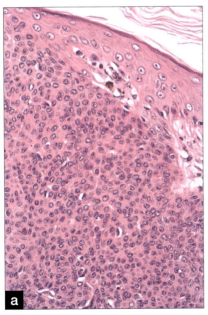

(a) 弱拡大（poroma の所見）．辺縁は小型円型の poroma cells の増生であり，異型性はなくて良性の poroma が残存している．ちょうど，頭の色素沈着を伴う poroma と同じである（→ p.260〜264 参照）．間質のメラノフェージ，腫瘍細胞に内在するメラニンも認められ，ダーモスコピーと一致する．

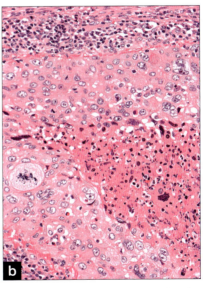

(b) 悪性部分の表層部（上図 b の部分）．核異型と異型分裂の目立つ腫瘍細胞が囊腫を作り，内腔には細胞壊死（面皰壊死）が充満している．

7章 Poroid cells，cuticular cells，管腔構造

44 汗孔癌 ④ 浸潤・転移の例

症例2（頭部の poroma の悪性化）

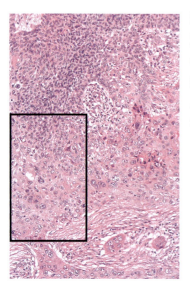

弱拡大（悪性化の所見）．辺縁部で，小型の poroid cells が淡い好酸性の異型角化細胞に移行する所見．間質への浸潤もみられる．

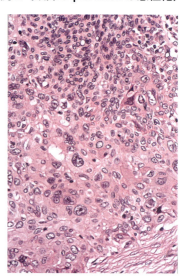

左図の囲み部分の拡大．角化細胞の異型を示す．管腔らしき構造も垣間みえている．

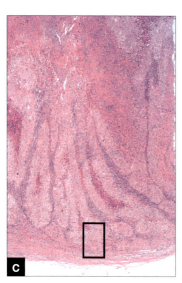

(c) 下床断端は陰性であり，とりきれている．暗調細胞から明澄細胞に移行して角化壊死に至る．一見すると毛包性角化 (trichilemmal keratinization→3章 p.156〜) を思わせる．

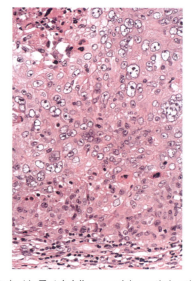

いわゆる trichilemmal keratinization と異なり，角化細胞の染色性や形態の連続的な変化である．

　症例2は，頭部の色素沈着を伴う結節性の poroma（→ p.260 〜 264 参照）を前駆症とした悪性変化と推定できる．

第 8 章

乳頭狀增生

乳頭狀汗管囊胞腺腫

■ 8章 乳頭状増生

45 乳頭状汗管嚢胞腺腫
Syringocystadenoma papilliferum

キーワード	
臨 床	紅色，肉芽様結節，びらん，脂腺母斑
病 理	管腔，アポクリン分泌，形質細胞，間隙（スリット）

乳頭状汗管嚢胞腺腫とは

　アポクリン系の腫瘍で，脂腺母斑から続発することが多く，その場合は紅色で湿潤した細顆粒状の肉芽様結節，びらんであり，臨床診断は比較的容易である．

　しかし，前駆症なしに単独で発生した時には，頂点にびらんを伴う結節，あるいはびらん局面であるため，事前の臨床診断はむずかしい．

症例 1

臨床像

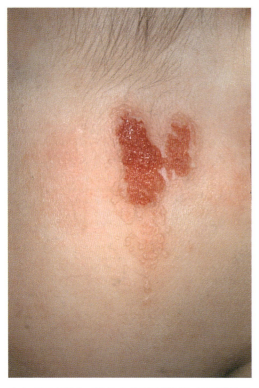

4カ月の男児．頬の小結節が集簇する帯状局面（脂腺母斑）の上に，紅色のびらん面が生じている．

病理組織像

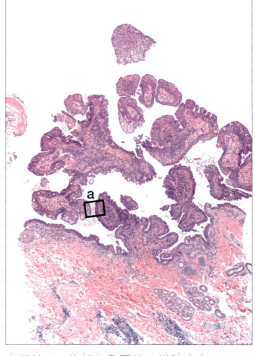

上行性の，複雑な乳頭状の増殖病変である．個々の胞巣の辺縁には細胞成分が縁取っている．

㊺乳頭状汗管嚢胞腺腫

症例1

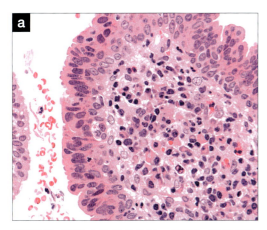
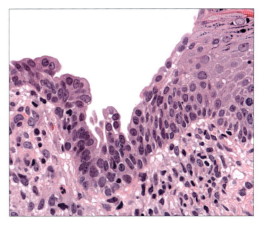

乳頭状に増殖する部分では，間質に形質細胞やリンパ球が浸潤し，壁ではアポクリン分泌の円柱上皮がやや雑然と並んでいる．基底側の細胞はN／C比が高く，核が明るい．

周囲の皮膚との移行部分を示す．病変部の細胞は健常部の有棘細胞に比べて濃染性でやや大型，楕円形で，アポクリン分泌を示す．

症例2

臨床像

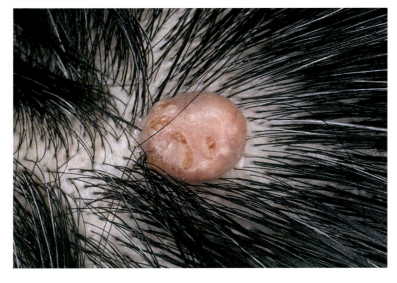

頭頂部の孤立性の充実性結節で，表面の数カ所がびらんしている．

8章　乳頭状増生

45　乳頭状汗管嚢胞腺腫

症例2

ダーモスコピー像

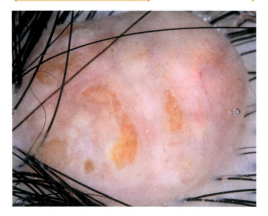

びらん面は橙黄色で，結節内にも黄色い塊が透見できる．表面皮膚には血管拡張を伴う．

病理組織像

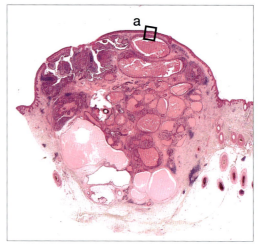

一部で表皮に連続する，真皮内の乳頭状増殖があり，周囲には大きく拡張した管腔が多数存在する．

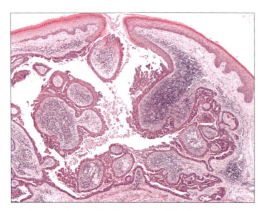

表皮に開孔する部分では壁が複雑に入り組んで，内腔に向かって敷石状，乳頭状に増殖している．

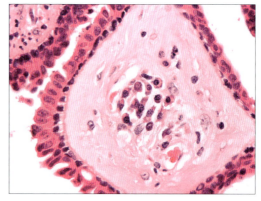

内腔に突出する乳頭状構造には，二相性の細胞とその断頭分泌，間質の形質細胞浸潤がみられる．

㊺乳頭状汗管嚢胞腺腫

症例 2

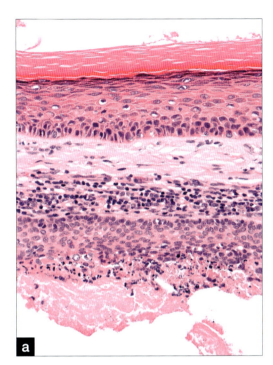

(全体像の図の囲み部分 a) 表皮直下の嚢腫を示す．管腔の内部の細胞壊死や分泌物がダーモスコピーの黄色い塊に相当する．

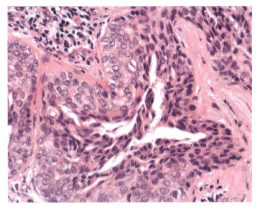

汗管を思わせる部分．

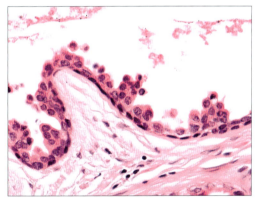

腫瘍の下端の拡張した管腔．細胞自体が内腔に脱落する holocrine 分泌となっている．
(holocrine：p.362 も参照)

8章 乳頭状増生

45 乳頭状汗管嚢胞腺腫

症例3

臨床像

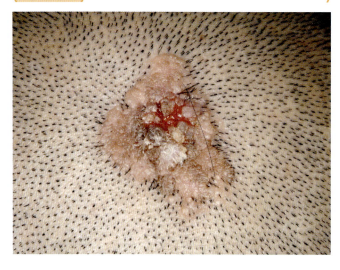

頭部の脂腺母斑に続発した紅色びらん面.

病理組織像

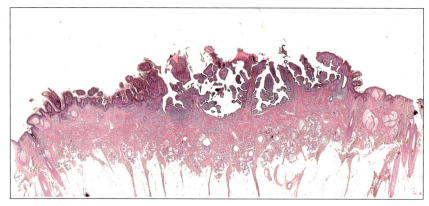

上方に向かう乳頭状増殖.

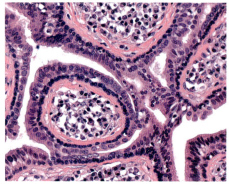

壁細胞はアポクリン性の二相性で，間質に形質細胞が目立つ．典型的な所見である．

第 9 章

筋上皮細胞，管腔，毛包分化，間葉組織

皮膚混合腫瘍

■ 9章　筋上皮細胞，管腔，毛包分化，間葉組織

46 皮膚混合腫瘍
Mixed tumor of the skin

キーワード	
臨　床	くるりと摘出（pop out），鼻，球状，弾力性
病　理	多様な病理像，筋上皮細胞，汗管構造，毛芽構造，ムチン，軟骨，骨，裂隙

皮膚混合腫瘍とは
　汗腺の良性腫瘍であるが，主に汗腺の分泌部（筋上皮細胞と分泌細胞）への分化をしめす腫瘍で，多彩な病理所見を呈するので"混合"腫瘍の名称が，従来から汎用されている．汗管への分化を示す汗孔腫（→ p.234）と対をなすが，筋上皮細胞の結節状増殖，間質の変化を伴う．

臨床
　臨床的には顔面，とくに鼻周囲に好発する充実性・弾性な隆起性結節のことが多く，皮内・皮下の硬結として触れる場合もある．

治療
　通常，腫瘍と周囲の結合織の間には裂隙が形成されるので，くるりと摘出（pop out）できる．周囲組織を広く付けて切除する必要はない．被覆皮膚はごく一部を合併切除すればよいので，切除欠損は一次縫合できる（→**症例 1** 参照）．そうすれば変形はなく，瘢痕も目立たず治癒する．

　本症は臨床像にはあまり変異 variation がなく，病理所見のほうが多彩なので，先に臨床像を提示してから，病理を供覧する．

症例 1

臨床像

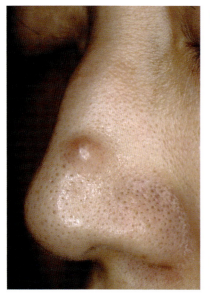

円錐形に突出する皮膚色の結節．
充実性であるが弾力に富む．

㊻皮膚混合腫瘍

症例1, 2

検体

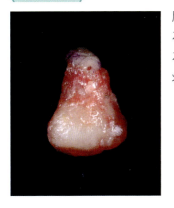

周囲組織からくるりと剥離できる. 表面はゼリー状で光沢性.

病理組織像

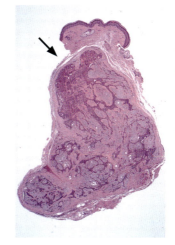

腫瘍の周囲には裂隙があり（→）, その層で剥離できる. 周囲組織を広く付けて切除する必要はない.

症例2

臨床像

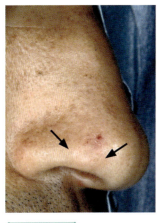

鼻翼縁のなだらかなふくらみである（→）.

術中所見

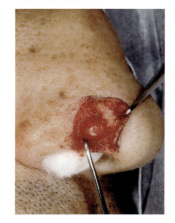

表面皮膚を合併切除することなく切開して展開すれば, 腫瘍を肉眼的に確認できる.

治療後

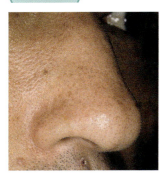

治療後. 一次縫縮で済んでいるので変形や瘢痕も残さずに治癒している.

9章 筋上皮細胞，管腔，毛包分化，間葉組織

46 皮膚混合腫瘍

症例3

臨床像

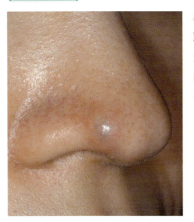

鼻翼縁の結節で，頂点がやや青っぽく透見できる．

ダーモスコピー像

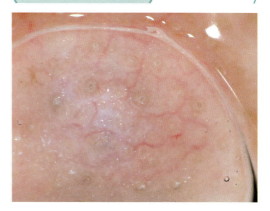

キラキラした化粧品の粉や毛孔は診断的価値はないので除外．網目状の血管拡張が，単に皮膚が伸展されたための反応性変化か疾患特異的かは不明．一部が青く見えるのも，局在が深いための光学的現象か，液体貯留を示唆するかも断言できない．

エコー像

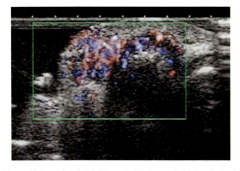

ドップラー超音波像でみると，血管に富んだ境界鮮明な結節である．

病理組織像

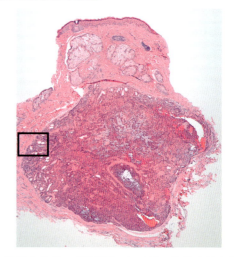

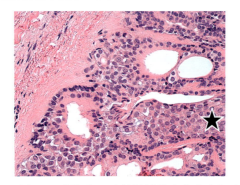

アポクリン分泌を示す管腔構造と筋上皮細胞の増殖（★）．本腫瘍の基本構築を示している．

病理全体像．担当医によって，やや広めに切除されている．粘液性あるいは硝子化した間質，管腔構造，液体貯留がみてとれる．

㊻皮膚混合腫瘍

症例 4

症例 4

臨床像

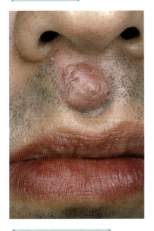

人中部の硬い結節で，皮膚と固着している．

MRI 像

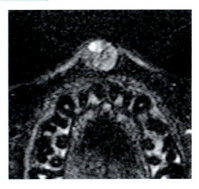

T2 強調画像．境界鮮明ではあるが，内部陰影は不均一．

病理組織像

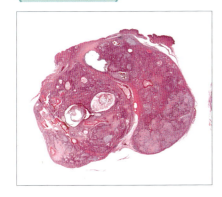

硝子化結合織，粘液，軟骨，骨を含んだ間質のなかに，管腔や表皮囊腫などの上皮成分が増生している．

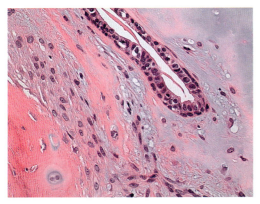

二相性の細胞からなる管状の汗管構造と，軟骨，骨を形成している間質．

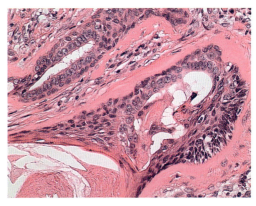

基本的な汗管構造に加え，厚い結合織で囲まれた hair germ 様の構造と角質囊腫．

46 皮膚混合腫瘍

症例5

臨床像

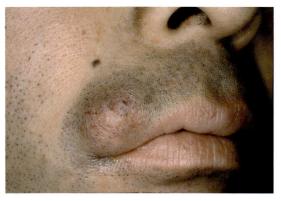

上口唇の半球状で弾力性のある皮下結節.

病理組織像

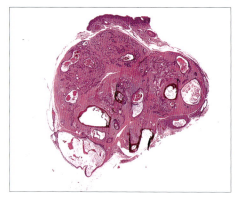

さまざまな要素が入り混じって増殖している.

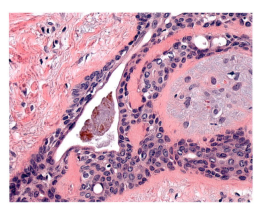

基本的な汗管構造. mucinous な間質を伴っている.

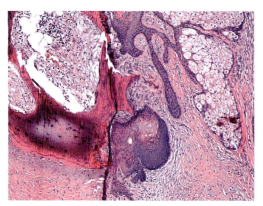

骨, 毛芽構造, 脂腺も含まれている.

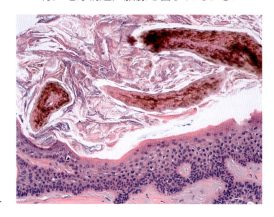

不完全な毛髪も内腔に浮遊している.

症例 6

臨床像

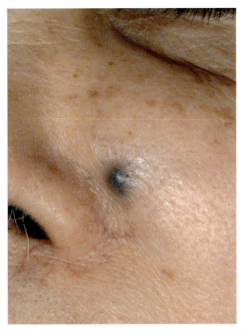

以前からしこりがあり，最近になり青みが出てきたという．

ダーモスコピー像

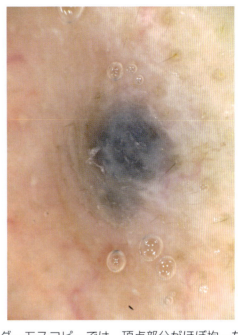

ダーモスコピーでは，頂点部分がほぼ均一な青黒さを呈する．

病理組織像

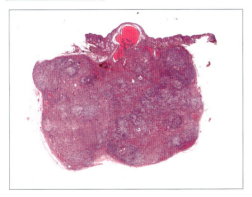

病理全体像．Mucinous な塊が集簇した定型的な混合腫瘍であり，頂点には分泌液が貯留して水疱となっている．これが青黒さの本態だった．

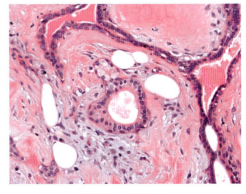

定型的な組織像．

9章　筋上皮細胞，管腔，毛包分化，間葉組織

46 皮膚混合腫瘍

症例7（外眼角の皮膚混合腫瘍）

症例7 外眼角の皮膚混合腫瘍

臨床像

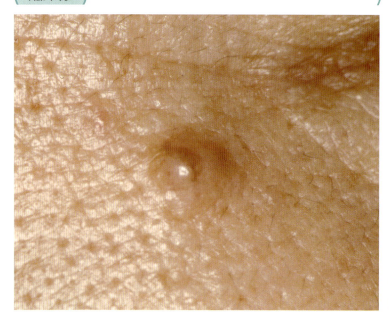

外眼角部の，ドーム状に隆起し弾力性に富む結節．

病理組織像

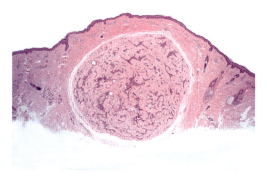

周辺の皮膚を含めて切除された検体．腫瘍の全周に渡って空隙・裂隙が鮮明である．この隙間に沿って剥離すれば，腫瘍だけを摘出することが可能である．

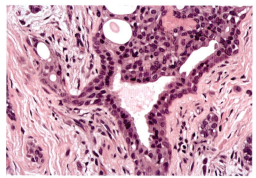

管腔は二層性の細胞で構成され，断頭分泌がみられる．

㊻皮膚混合腫瘍

症例 8

症例 8

臨床像

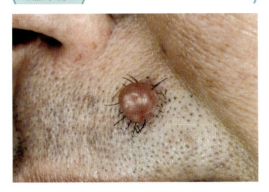

釣鐘状で紅褐色の突出性結節.

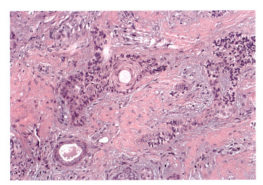

管腔構造が認められ，その壁は2種類の細胞で構成されているが，それらは連続的に移行している．間質は線維増生とムチン沈着が目立つ．

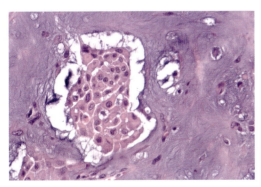

病理組織像

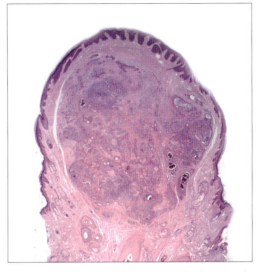

境界鮮明な結節で，周囲との裂隙がある．内部は大小の好塩基性の細胞集塊と好酸性の間質から構成されている．

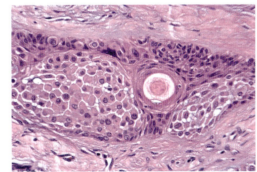

管腔を作る細胞に接して，好酸性の均質な胞体の細胞（筋上皮細胞）が集簇している．

軟骨性の基質の内部にも筋上皮細胞が集塊を作っている．

46 皮膚混合腫瘍

症例9 皮膚混合腫瘍の再発

臨床像

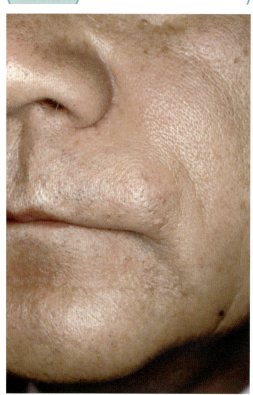

56歳，男性．10年前に他院で上口唇の皮内腫瘍を切除されぶどう状血管腫といわれたが，3年後に再発し再手術を受けた．その後さらに再発してしこりを触れるようになり受診した．大小，多発性の充実性で境界鮮明な球形の結節を触知する．

MRI像

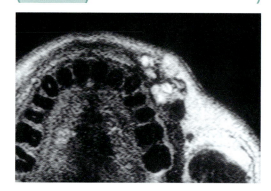

MRI画像でも，複数の結節が描出されている．

検体

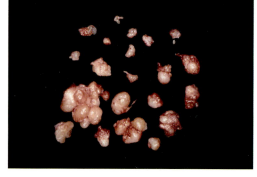

皮膚を切開したところ多数の充実性結節が皮内〜皮下に埋没しており，可及的に摘出した．

㊻皮膚混合腫瘍

症例9（皮膚混合腫瘍の再発）

病理組織像

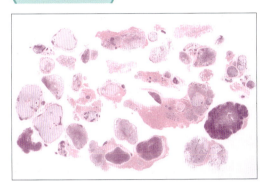

HE 染色.

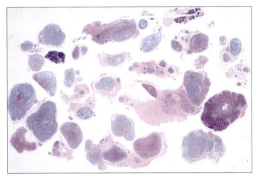

Alcian blue PAS 染色.

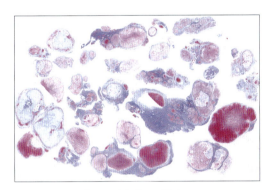

Azan-Mallory 染色.

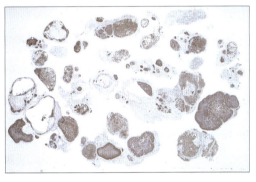

Vimentin 染色.

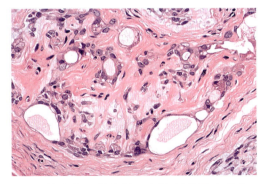

HE の拡大像．分泌性の細胞が管腔を作り，間質ではムチンが沈着している．

第10章

螺旋状・階層状の増殖

・エクリン螺旋腺腫
・螺旋腺癌

10章 螺旋状・階層状の増殖

47 エクリン螺旋腺腫
Eccrine spiradenoma

キーワード	
臨　床	皮下，多発，痛み，青紫色，ころりと摘出
病　理	螺旋，管腔，リンパ球，明調細胞，暗調細胞

エクリン螺旋腺腫とは

　主に皮下に生じる，汗腺分泌部に分化する腫瘍で，単発のこともあるが多発例も多い．また，有痛性腫瘍としても知られている．

　単発性の皮下腫瘍の場合は表面皮膚に何の変化もなく，可動性が良好で充実性，境界鮮明，くりっとした結節として触れる．これに痛みを伴っていれば，かなり診断的価値がある．

　多発する場合は，皮表に突出したり，皮内から皮下に触れる小結節で，表面から青紫に透見できる．

病理

　病理は，非常に境界鮮明な濃染性の結節で，周囲組織とはっきり区分されている．手術のときに，ころりと摘出できる所以である．

　まずは，病名どおりの螺旋形の病理像を示しておく（**症例1，2**）．

症例1

病理組織像

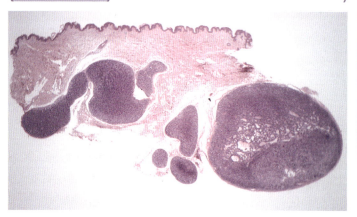

局所的に多発する結節で，うねうねとくねりながら皮下から真皮に向かう．

症例2

病理組織像

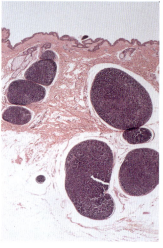

だるま落としのように重積した結節や，浮遊する風船のような結節．それぞれ，本来は一つながりであったはずだ．

㊼エクリン螺旋腺腫

(参考), 症例3

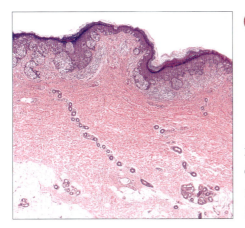

参考 真皮内汗管（Paget病の標本）

汗管は螺旋形を描きながら上昇していくのだが，二次元的な病理切片では連続性が失われて途切れ途切れになり，連珠状にみえる．

症例3

臨床像

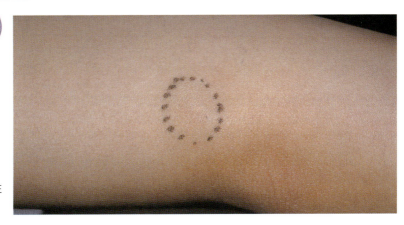

皮表には変化のない，可動性に富む充実性の皮下結節．

エコー像

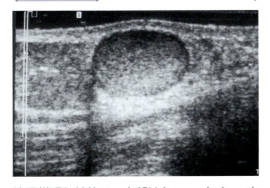

CT像

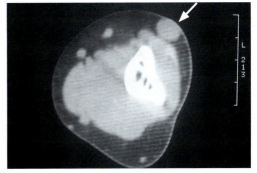

境界鮮明な結節で，上部は hypoechoic，内部には細かな陰影が多数存在する．側方は影を引き，後方 echo は増強している．

CT でも境界鮮明で均一な結節である（→）．

10章 螺旋状・階層状の増殖

47 エクリン螺旋腺腫

症例3

検体

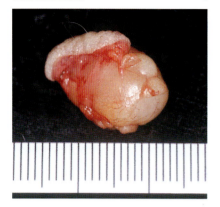

周囲組織とは容易に剥離・摘出できた．乳紅色で充実性．

病理組織像

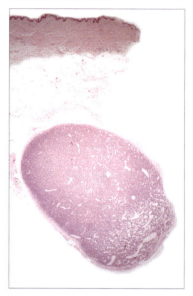

病理全体像．検体の肉眼所見に一致して，脂肪織内の境界鮮明な楕円形結節．ところどころに明るい部分が混在している．

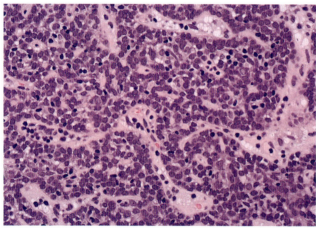

拡大像．入り組んだ形の島状の胞巣がジグソーパズルのように組み合わさっていて，その隙間には間質が入り込んでいる．
核の濃染する小型の細胞（暗調細胞）とそれより大型の細胞（明調細胞）が入り混じっている．

㊼エクリン螺旋腺腫

症例4

臨床像

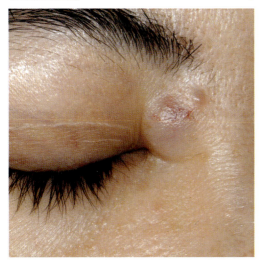

内眼角の充実性結節で，ところどころに赤紫色の部分がある．

CT像

矢状断

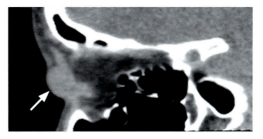

冠状面

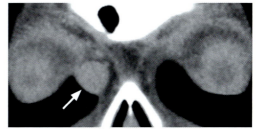

鼻根部と眼球に接して，均一な陰影の境界鮮明な結節が描出されている．

病理組織像

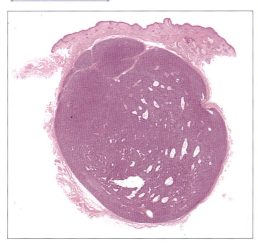

境界鮮明な結節で，ところどころに抜けた部分が散在している．

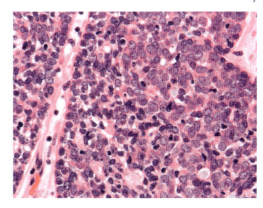

主体となる所見は，小型で暗調な細胞と，それより大型の細胞が入り混じった増殖であり，辺縁に一列に並んでいるのは暗調な細胞である．

47 エクリン螺旋腺腫

症例4

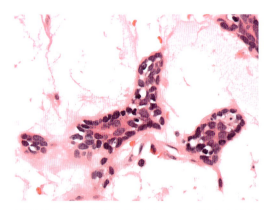

浮腫性の間質部分をみると，この腫瘍の基本構造が，辺縁の暗調細胞と内腔側の大型細胞で構成されていることがわかる．

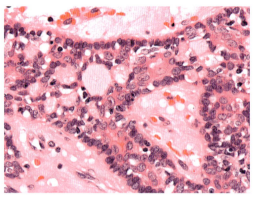

サンゴのように分岐した構造で，外側に暗調細胞，内側に大型細胞，さらにリンパ球も混在し，不完全な管腔，分泌像もみられる．

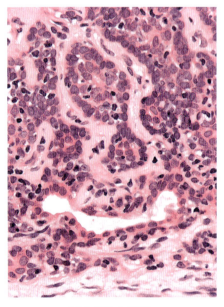

基本構造と管腔．

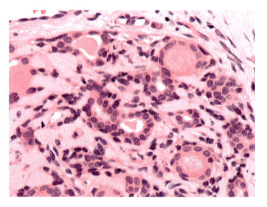

暗調細胞と明澄細胞が混在して網目状構造をつくっている．

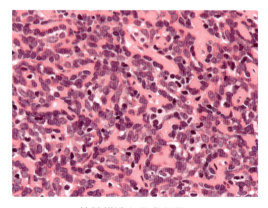

管腔構造もみられる．

㊼エクリン螺旋腺腫

症例5

臨床像

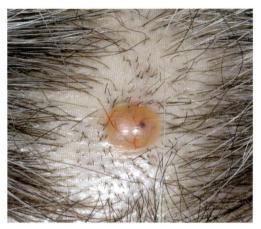

頭部の半球状・橙色の充実性小結節で，表面に血管拡張と小さな色素沈着が認められる．

病理組織像

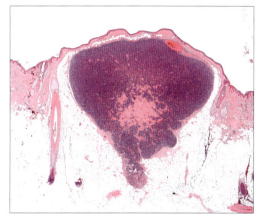

浅在性に思えたが，皮下脂肪織の腫瘍が上方に突出して気球のように皮膚を持ち上げ，真皮は菲薄化している．

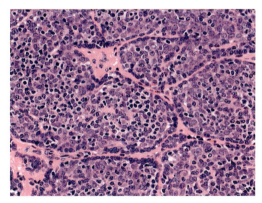

充実性部における定型的な所見．辺縁の暗超細胞と内部の大型細胞，それに混在するリンパ球で構成される胞巣が，地図状に増殖する．

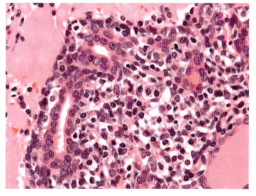

深部に突起する部分．間質は均一に濃染し（硝子化），胞巣内には断頭分泌する管腔も存在している．

10章 螺旋状・階層状の増殖

47 エクリン螺旋腺腫

症例6（多発例）

症例6 多発例

臨床像

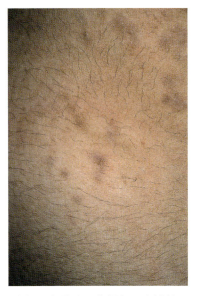

腹部に多発する紫褐色の小結節．

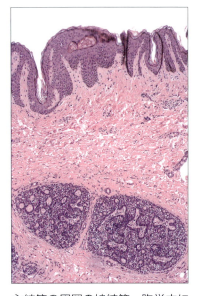

主結節の周囲の娘結節．胞巣内には間質が節状に散在する．明るい細胞が混在しているのもわかる．

病理組織像

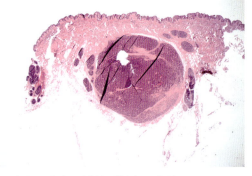

皮内に大小の結節が散在，集簇している．

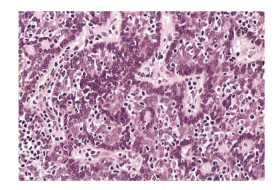

縁取りの細胞と内側の細胞，それにリンパ球からなる地図状の構造．

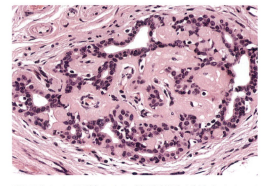

硝子化した間質の中に管腔構造が輪をなしている．

㊼エクリン螺旋腺腫

症例7（多発例），症例8

症例7 多発例

臨床像

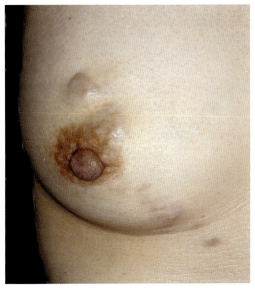

乳房部に線状に多発する，紫色を混じる大小の結節．

病理組織像

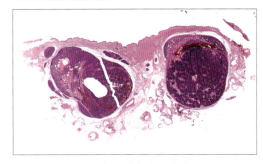

複数の皮下の結節が皮表に突出している．

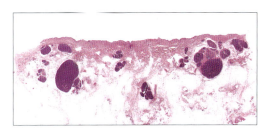

別の切片．

症例8

臨床像

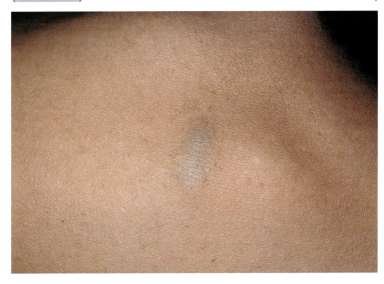

青紫色に透見できる皮下結節．

323

10章 螺旋状・階層状の増殖

47 エクリン螺旋腺腫

症例8

病理組織像

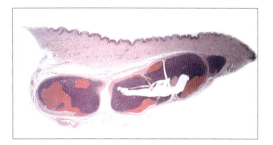

境界明瞭な結節が断続的につながっている．個々の結節は充実性の部分と液体貯留の部分で構成されている．

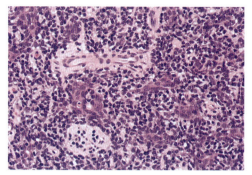

細胞成分の多い部分．小型で暗調な細胞と大型細胞が増生．管腔構造もみられる．

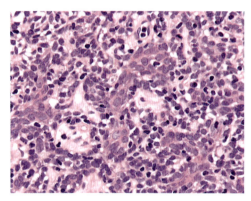

地図状，島状の構造．外側は小型細胞．内側は大型細胞で構成されている．

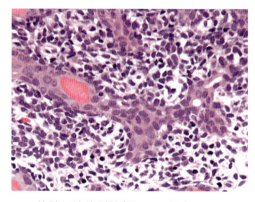

管腔に液体が貯留しているところ．

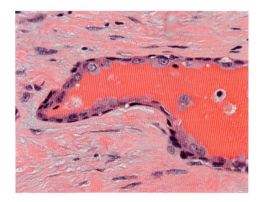

開大した管腔．外側は扁平，濃染性の細胞で内腔側は大型の核と好酸性の胞体をもつ．

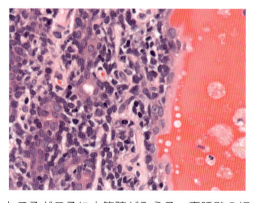

ところどころに小管腔がみえる．嚢腫壁の細胞は二相性である．

10章 螺旋状・階層状の増殖

48 螺旋腺癌
Spiradenocarcinoma

キーワード

臨　床	皮内硬結，血疱様，結節
病　理	二相性細胞，管腔，分裂像，浸潤

螺旋腺癌とは

　良性の螺旋腺腫 spiradenoma（→ p.316）の悪性 counterpart で，とても稀な腫瘍である．
　汗孔癌 porocarcinoma（→ p.276 ～ 289）と同様に，良性腫瘍の一部から癌化する場合と，当初から癌として発症する場合があるが，ほとんどが前者であるといわれている．したがって，どこかに良性病変の名残を有しながら，浸潤，細胞異型，分裂像とともに未分化な様相を呈する．

症例 1

臨床像（初診時）

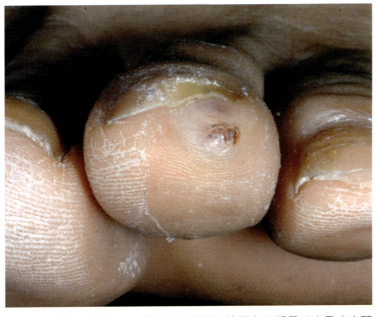

足趾の先端部の病変で，爪下皮の部分に淡紫色に透見できる皮内硬結があり，それに連続して痂皮を付す結節が突出する．当初は粘液嚢腫を疑った．

10章 螺旋状・階層状の増殖

48 螺旋腺癌

症例1（初診時）

病理組織像

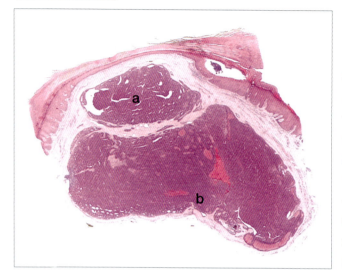

病理全体像．細いスリットの入った結節で二重構造となっており，その隙間にも細長い胞巣がつながっている．表皮に水疱が形成されていて当該部の角層は厚くなり，臨床的な痂皮の部分に相当する．下の方の結節（b）には液体貯留もあり，それが淡紫色に透見されたのである．標本を見る限りでは，取り残しはない．

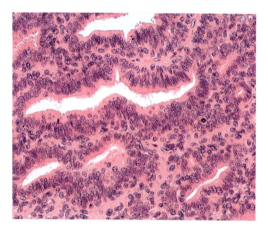

上方の結節（a）の拡大像．小型の円形細胞と大型の楕円形細胞の二相性であり，リンパ球は少ないものの spiradenoma と考えた．分裂像が一部にあったり，多少の配列の乱れがみられたが，当初は良性の範疇と判断した．

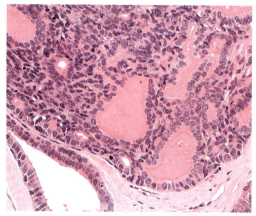

下方の結節（b）の拡大で，分泌性の管腔構造である．

㊽螺旋腺癌

症例1（3年後の再発）

臨床像（摘出から3年後の再発）

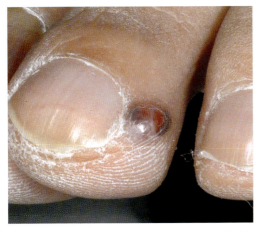

3年後に，原発巣の近傍に類似の結節が新生した．辺縁には色素沈着があり，中央は薄い被膜をかぶって血疱様にみえる．

病理組織像

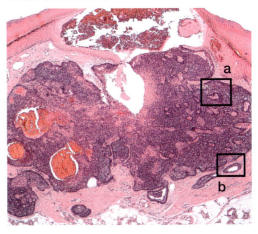

初発とほぼ同様の形態だが，周囲に娘結節が散在する．血疱にみえたのは，やはり分泌液の漏出である．

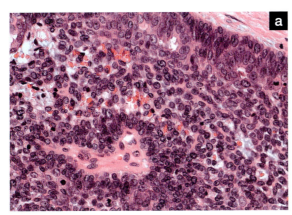

二相性の細胞とリンパ球から構成されているが，細胞の大小不同，異型，分裂像，出血が目立つ．

辺縁の"小型"上皮細胞の大型化，重積がある．

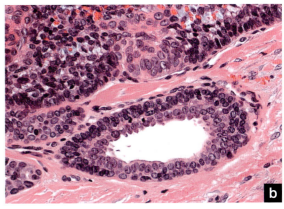

10章 螺旋状・階層状の増殖

10章 螺旋状・階層状の増殖

48 螺旋腺癌

症例1（さらに5カ月後，肺の針生検）

肺CT像（さらに5カ月後）

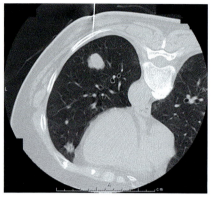

さらにその5カ月後には肺転移を生じた．画像は針生検時のもの．

病理組織像（肺組織）

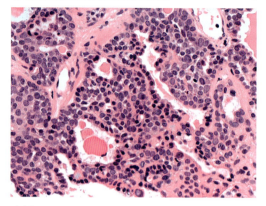

生検された肺転移の所見．皮膚と同じである．

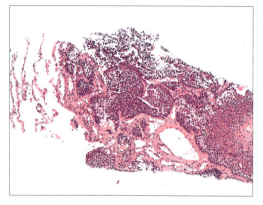

肺の針生検．左側に肺胞組織が採取されている．肺の実質内に転移腫瘍が胞巣を形成している．

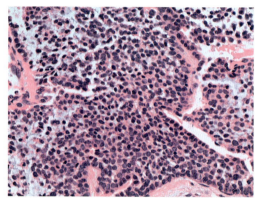

小型細胞が辺縁を縁取り，内部は大型細胞と小型細胞が混在する．その間隙にはムチンが沈着している．

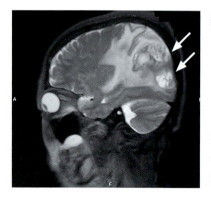

MRI像（初診から6年8カ月後）

初診から6年8か月には脳転移も生じ，さらに皮膚転移や骨転移，腸管転移なども発症して死亡した．図はT2強調画像で，後頭部の2個の転移と広範な浮腫を示す（→）．

㊽螺旋腺癌

症例1（初診から7年後）

臨床像（初診から7年後）

原発と反対側の足．

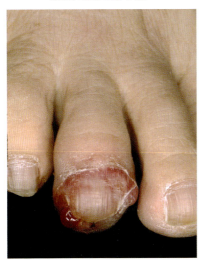

原発と反対側の右足Ⅲ趾にも転移している．

X線像

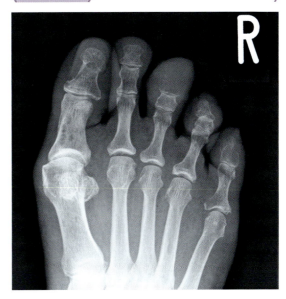

足趾のX-P．骨が融解している．

病理組織像

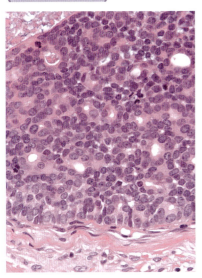

足趾の皮膚の組織．
管腔構造は残すものの初発の病理と比べて低分化となり，分裂像も多い．

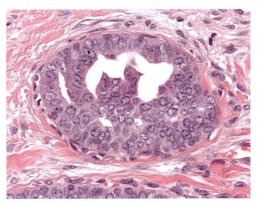

辺縁は筋上皮細胞，内層はそれより大型の上皮細胞で構成される管腔．

10章 螺旋状・階層状の増殖

48 螺旋腺癌

症例 2

症例 2

臨床像

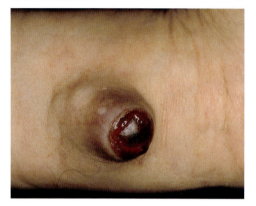

前腕の卵大の円柱状結節で，表面は潰瘍化して赤黒い．この結節に連続して皮内に硬結がある．

エコー像

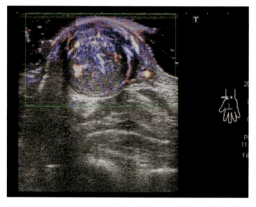

周囲組織とは明瞭に境されている．病変内には血流が豊富である．

MRI像

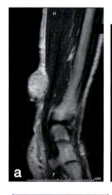
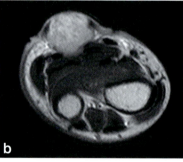

横断面

（a）表皮直下から脂肪織にかけて境界のやや不鮮明な腫瘤影があり，周囲にもT1低信号，T2高信号の領域が10〜13 mm程度広がっていて，腫瘍の浸潤あるいは二次炎症が疑われる．
（b）横断面．腫瘍の深部側の一部は屈筋腱の隙間に入り込んでいる可能性がある．

病理組織像

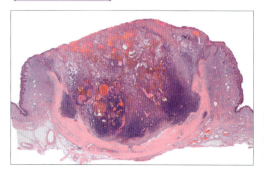

病理全体像．側方から下方にかけては厚い結合織で囲まれ，上方は出血性で腫瘍の境界は不鮮明となっている．

㊽螺旋腺癌

症例2

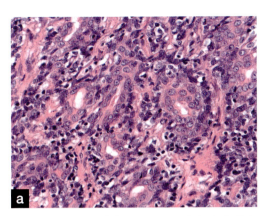

組織構築や細胞形態はところによりさまざまであった（図a〜d）．それらを以下に示す．
（a）この図では，spiradenomaの基本構築を保ってはいるが，細胞の染色性，形，配列が不整である．

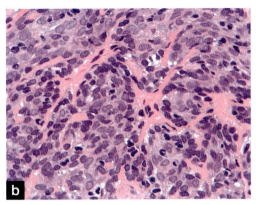

（b）二相性のパターンがはっきりしなくなっている部分．

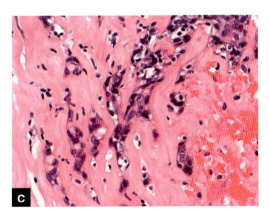

（c）周囲に浸潤する部分．

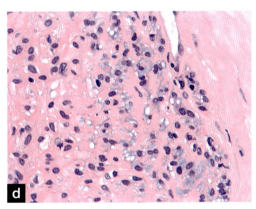

（d）個別の細胞が厚い結合織に囲まれている部分．

第 11 章

汗腺癌

アポクリン汗腺癌 ②
皮膚粘液癌
腺様嚢胞癌
微小嚢胞性付属器癌（小嚢胞状付属器癌）／汗管腫様癌

49 アポクリン汗腺癌 ②
Apocrine carcinoma

キーワード	
臨床	結節，硬結
病理	管腔構造，異型細胞，アンモナイトの化石，columnar cell change, micropapillary pattern

エクリンか，アポクリンか？

汗腺腫瘍の診断につきまとうのはエクリンかアポクリンかという議論であるが，エクリンと診断できる根拠が確定されていないので，「断頭分泌などのアポクリン所見がみつからなければエクリンとする」というのが実情で，現実には臨床・治療上に困ることはない．

以下に提示する症例は，上皮細胞が管腔構造の内側に向かって乳頭状に増殖するパターンからアポクリンと判断した．

症例 1

臨床像

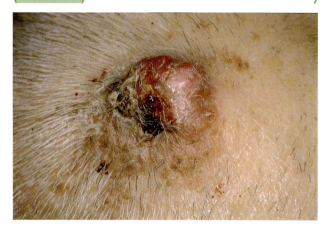

被髪頭部の隆起性の結節で，皮内・皮下にも硬結を触れ，下床との可動性はやや不良である．頂点では光沢性の皮膚がかぶっているが，側面ではおそらく機械的刺激による潰瘍が生じている．

エコー像

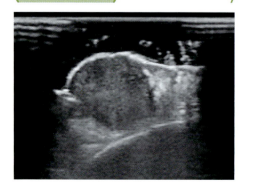

MRI像

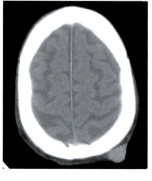

エコー，MRIでも周囲との境界は比較的鮮明な結節で，内部はほぼ均一．頭蓋骨には及んでいない．

⑭アポクリン汗腺癌 ②

症例 1

病理組織像

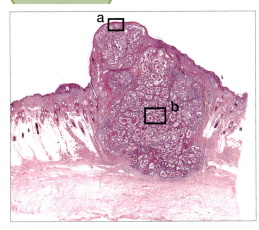

切除検体の全体像では，表皮直下から帽状腱膜にかけての比較的に境界鮮明な結節であり，明るく抜けた胞巣が集簇している．

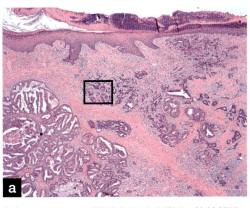

(a) Papillary な増殖を示す胞巣や，管状構造，散在・浸潤性の小胞巣が混在している．

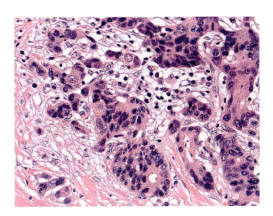

浮腫性，粘液性の線維性間質のなかに異型細胞の不整な集塊が増殖している．管腔構造もあり，汗腺系腫瘍である．

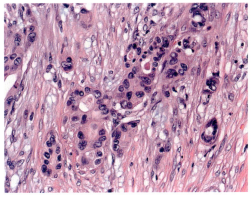

管状 tubular な胞巣．

49 アポクリン汗腺癌 ②

症例1

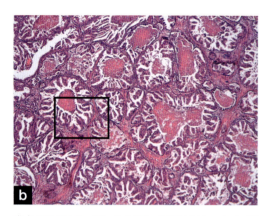

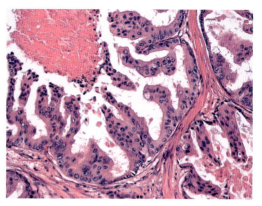

(b) アンモナイトの化石，あるいは，しなびたグレープフルーツの輪切りを連想させる構造が密集している．中心の好酸性の塊は腫瘍細胞の壊死であろう．

胞巣の辺縁から，ゆらゆらと海藻・昆布のように屈曲，分枝しながら上皮細胞索が内腔に突出している．一般病理の領域では，columnar cell change あるいは micropapillary pattern と呼ばれる構造であり，皮膚ではアポクリンの特徴とされている．（第5章㉝アポクリン汗囊腫，症例1，p.208参照）

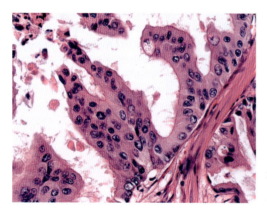

拡大では断頭分泌像や細胞異型が明らかである．

11章 汗腺癌

50 皮膚粘液癌
Mucinous carcinoma of the skin

キーワード	
臨 床	眼瞼周囲, 皮内硬結, 再発性
病 理	ムチン貯留, 断頭分泌

皮膚粘液癌とは

アポクリン汗腺癌のなかで, 多量の粘液を産生する特異型である. 局所再発はあるものの生命的予後は比較的良好とされている. 内臓の粘液産生癌の皮膚転移との鑑別を要する.

臨床

臨床像は顔面, とくに眼瞼周囲に好発する皮内～皮下の硬結・隆起で, 表面皮膚には変化はない.

症例1

臨床像

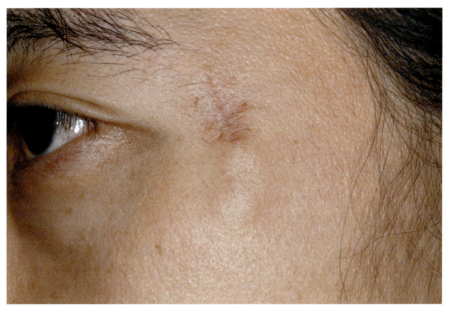

成年男性で, 海外居留中に現地で生検の結果が皮膚癌であったため, 治療のために帰国した. 頬骨部に下床とは可動性な弾性硬の硬結・隆起がある.

11章　汗腺癌

50　皮膚粘液癌

症例1

病理組織像

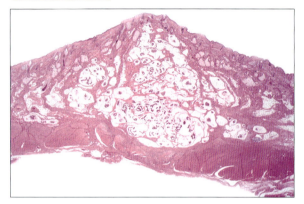

真皮内に明るく抜けた領域が散在し，その中に点状の浮遊塊が散在している．特徴的な所見であり，この拡大だけでも診断できる．

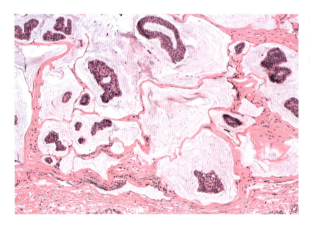

明るい領域は結合織で境され，その内部に一見管腔を思わせる多彩な形状の構造が存在する．

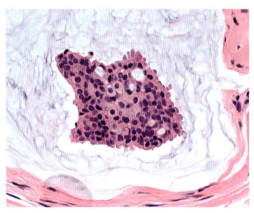

細胞塊は外方に向かって断頭分泌しており，裏返しにした海苔巻き寿司を連想させる．明るい領域はこれらの腫瘍細胞の分泌物（mucin, 皮膚科ではムチンと言い慣わされているが英語式ならミューシン）で満たされている．

参考 Alcian blue-PAS 染色

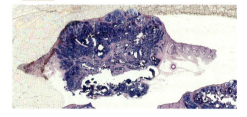

参考症例：他症例の Alcian blue-PAS 染色．ムチンが強陽性に染まっている．

㊾皮膚粘液癌

症例1

3年後の再発

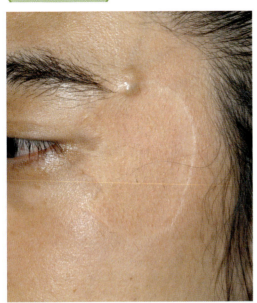

この症例は狭い範囲での手術を強く望んだために，3年後に縫合縁に側方再発した．

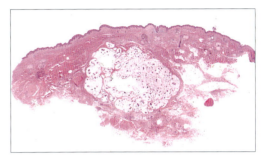

3年後の再発時の病理．左半分が初回の植皮部で，右半分が健常皮膚．再発は縫合部分に一致している．

6年後

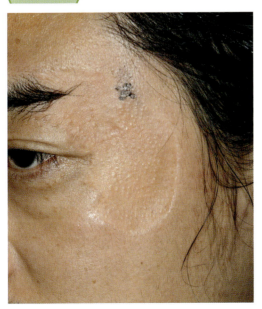

そしてさらに小範囲切除を行ったが，再び局所再発をみる結果となった．しかし，遠隔転移は生じていない．（黒い色はマーキングである．）

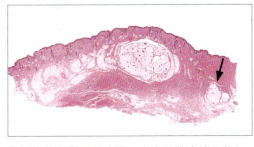

6年後の再発時の病理．中央の縫合線の他に，植皮片の内部にも再発巣（→）がある．

■ 11章　汗腺癌

50　皮膚粘液癌

症例 2（類似症例）

症例 2　類似症例

臨床像

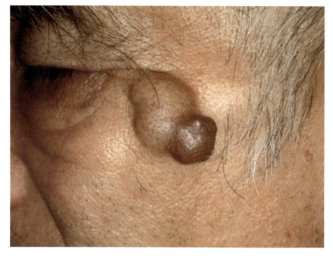

同様部位の高齢の
男性症例.
（河北病院，症例）

病理組織像

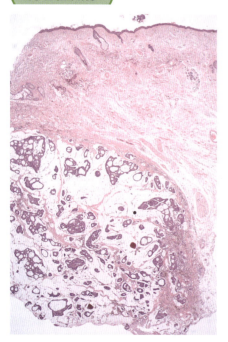

境界の鮮明な結節病変で，ムチンの局面
内に管腔様の胞巣が多数浮遊している.

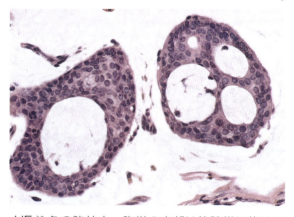

HE染色の強拡大．胞巣の内部は管腔様に抜けている.

11章 汗腺癌

51 腺様嚢胞癌
Adenoid cystic carcinoma

キーワード	
臨 床	皮内硬結
ダーモスコピー	黄色，不規則血管
病 理	篩状構造，管腔，仮性嚢胞（pseudocyst），basaloid cells，神経周囲浸潤

腺様嚢胞癌とは
　汗管の悪性腫瘍であるが，起源については当初はエクリン系とされていたが現在はアポクリン説が有力となっている．稀な腫瘍なので臨床像の特定は困難だが，皮内・皮下の硬結や結節が多いようだ．

病理
　病理では管状，充実性，篩状の形態を特徴とする．

症例1

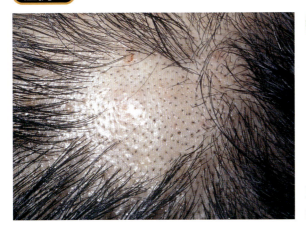

臨床像

頭部の皮内硬結で，毛髪は疎となっている．

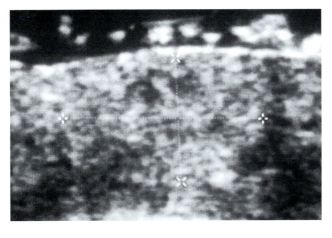

エコー像

皮内から皮下にかけての境界が追える，内部の不均一な陰影である．表面に浮遊する塊状物は毛髪である．

11章　汗腺癌

51　腺様嚢胞癌

症例 1

病理組織像

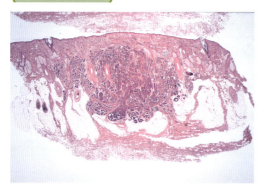

病理全体像．皮内から皮下にかけて basaloid の細胞が増生して，周囲に浸潤している．

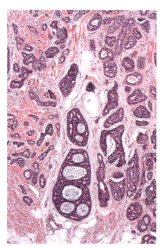

弱拡大．大小の管状構造が増生し，大型の構造では内部に仮性嚢胞 pseudocyst を形成する．

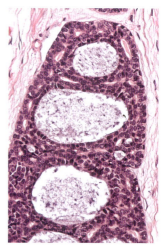

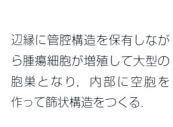

辺縁に管腔構造を保有しながら腫瘍細胞が増殖して大型の胞巣となり，内部に空胞を作って篩状構造をつくる．

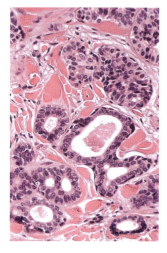

強拡大．管状，充実性の胞巣を示す．

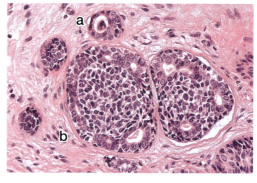

小型と中型の胞巣を示す．小型胞巣 (a) はそのまま管腔構造であるが，中型胞巣 (b) では辺縁が管腔構造で取り巻かれ，内部は稜形の細胞が敷石状に集簇している．

342

症例 1（6 年後の再発）

臨床像（6 年後の再発）

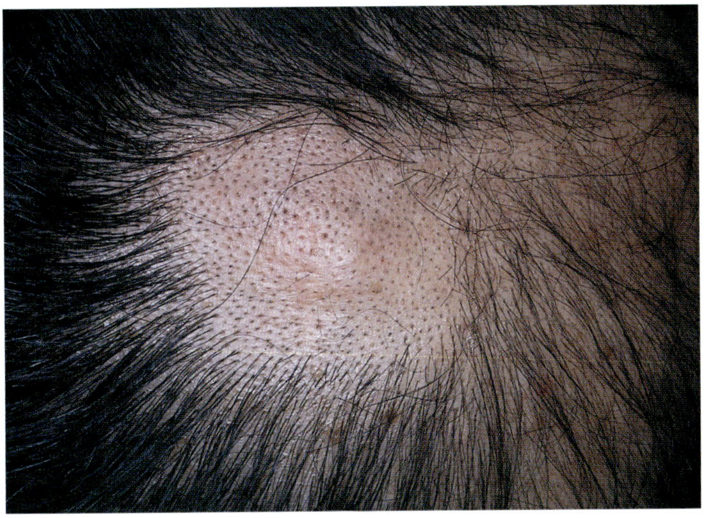

患者本人が小範囲切除を切望したために限局的な手術となり，6 年後に局所再発した．同様の臨床像である．

病理組織像

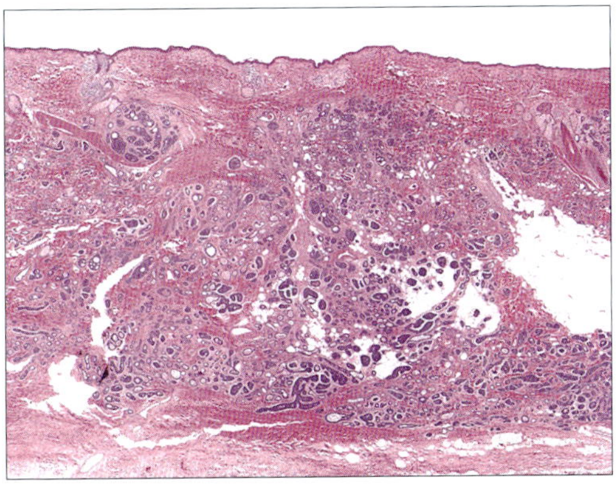

胞巣によっては管腔構造もみられ，辺縁は明澄な細胞で縁取られている．

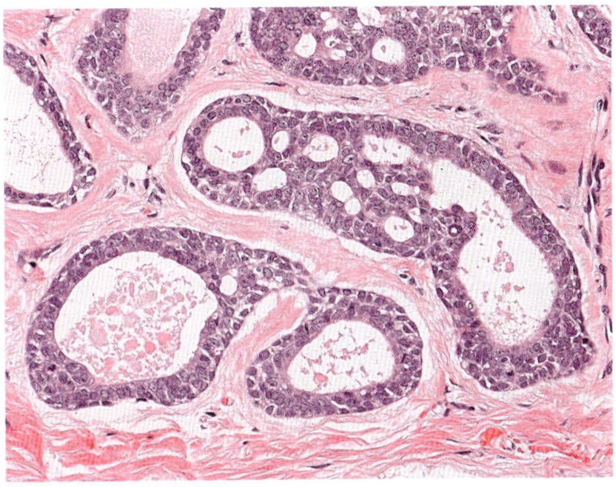

初回と同様な篩状構造であり，胞巣周囲にはムチン沈着が目立つ．

11章　汗腺癌

51　腺様嚢胞癌

症例1（6年後の再発），症例2

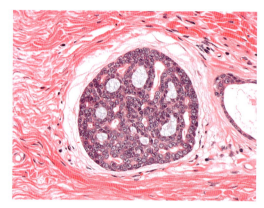

皮内に小さな管腔構造や充実性胞巣がびまん性に増殖している．

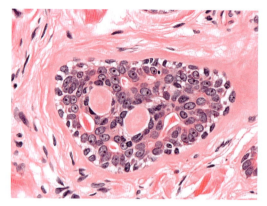

大小の仮性嚢胞を含む胞巣．

症例2

臨床像

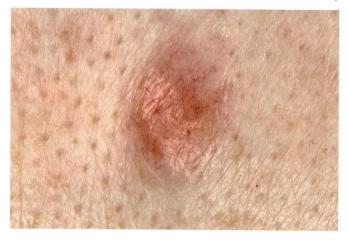

胸に生じている紅色の結節．辺縁の触感はやや不鮮明．

ダーモスコピー像

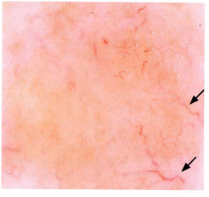

ダーモスコピーではやや黄色味を帯びており，細かな血管拡張（不規則血管）が載っている．辺縁から流入するピンク色の血管（→）の意義は不明．

⑤腺様嚢胞癌

症例2

> 病理組織像

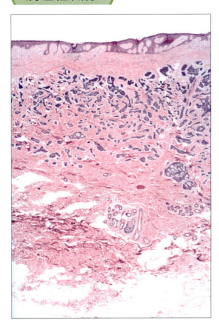

Basaloid cells からなる，多数の小胞巣が横に拡がっている．細胞浸潤は見当たらない．

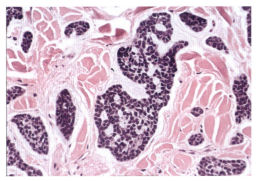

強拡大．不規則な形状の胞巣が増殖していて，内部には篩状構造がある．胞巣周囲にはムチンが沈着し，間質の結合織が膨化・均質化している．腺管構造は見当たらない．

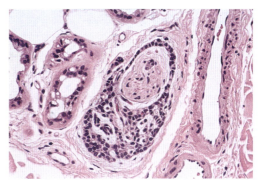

強拡大．神経周囲浸潤がみられる．この周囲の管腔は本来の汗腺である．

11章　汗腺癌

52　微小囊胞性付属器癌（小囊胞状付属器癌）／汗管腫様癌
Microcystic adnexal carcinoma (MAC) / syringomatous carcinoma / syringoid carcinoma (SC)

キーワード	
臨　床	硬結，低悪性度，再発
病　理	管腔，角質囊腫，深在性，小型胞巣，汗管様構造物，神経周囲浸潤

微小囊胞性付属器癌（MAC）および汗管腫様癌（SC）とは

　MAC，SCは中高年に好発する稀な付属器腫瘍で，常色から淡紅色のやや硬い単発性局面を形成する．病理学的にはいずれも病変が深達性であり，汗管を模した構造物がみられる．腫瘍が表皮に連続性で，神経周囲に浸潤し，角質囊腫を含むものをMAC，表皮に連続せず，神経周囲の浸潤も角質囊腫もないものをSCとよぶ．

　MACとSCの関係については意見が分かれており，両者は同一であるという考えと，MACはやや高分化型で，SCをより低分化型に区分する考えとがある．

　いずれも汗管分化を示す低悪性度の癌である（転移，死亡例はない）．ただし強い浸潤性，深達性があり，顔に多いという条件も相まって，再発が多い．

症例1　SC

臨床像

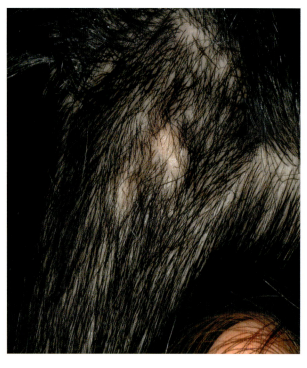

頭部の浸潤を触れる脱毛局面である．

㊷微小囊胞性付属器癌（小囊胞状付属器癌）／汗管腫様癌

症例1（SC）

病理組織像

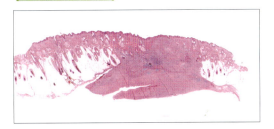

帽状腱膜を越えて，幅広く浸潤している．

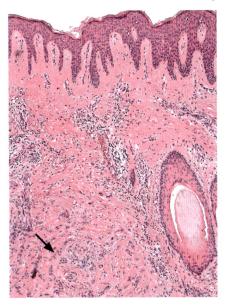

皮膚とは連続性がなく，細かな索状の胞巣が線維化を伴って増生している．矢印部分（→）では渦巻き状に同心円を描き，神経周囲にも浸潤している．

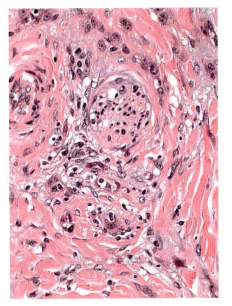

真皮浅層での神経周囲浸潤．

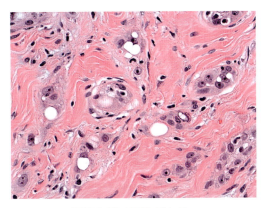

汗管を模す構造がある．

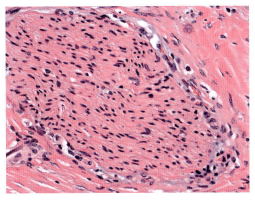

真皮深層での神経周囲浸潤．

11章 汗腺癌

52 微小囊胞性付属器癌(小囊胞状付属器癌)／汗管腫様癌

症例1(SC)

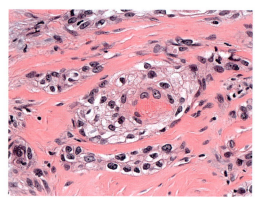

明澄化した細胞が重積し，内腔側の細胞は角化している．clear cell syringoma に似ている．

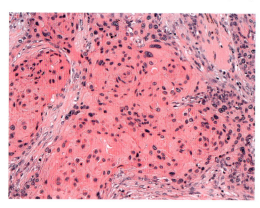

一部では角化の目立つ部分があり，cuticular cells の集簇・角化である．

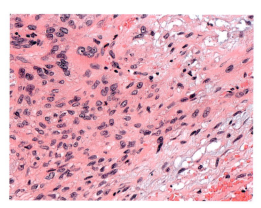

低分化の細胞が一定の構築をもたずにばらばらに浸潤している．

　以上，表皮に連続せず，角質囊腫がないことから，症例1を syringomatous carcinoma (SC)と診断した．

㊼微小嚢胞性付属器癌（小嚢胞状付属器癌）／汗管腫様癌

症例2（MAC）

症例2 ▶ MAC

臨床像

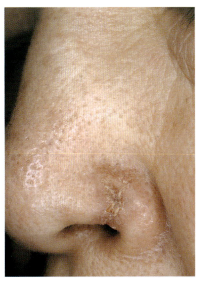

鼻翼の暗紅褐色の硬く触れる隆起性病変で，中央はやや陥凹し，鼻腔側にも硬結が及んでいる．

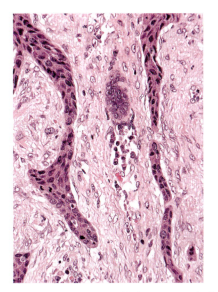

表皮と連続する部分は汗管を思わせる螺旋形である．

病理組織像

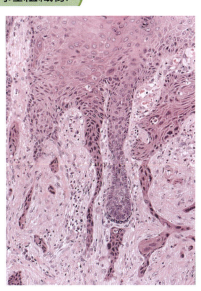

弱拡大．細長い索状構造が表皮と連続しながら下方に伸展し，不規則な形状で増殖している．

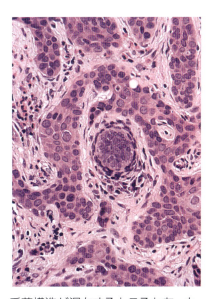

毛芽構造が混在するところもあった．

11章 汗腺癌

52 微小嚢胞性付属器癌（小嚢胞状付属器癌）／汗管腫様癌

症例2（MAC）

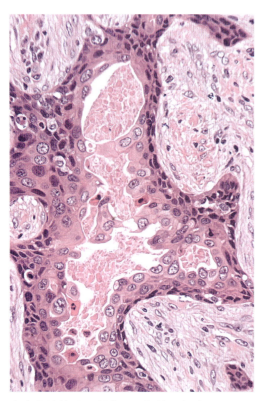

表皮と連続する部分．二相性の細胞からなる管腔構造で，内腔側の細胞（cuticular cells）は核異型，異常角化を示し，角化も亢進している．

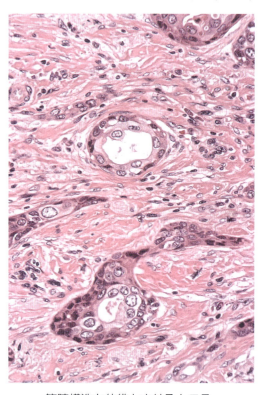

管腔構造を彷彿とさせるところ．

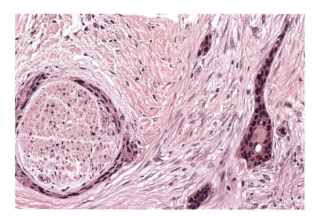

神経周囲浸潤とおたまじゃくし様の細長い胞巣．

　表皮と連続していて，角化傾向（分化が高い）があるので，この症例（症例2）はMACと診断した．

㊾微小囊胞性付属器癌(小囊胞状付属器癌)／汗管腫様癌

症例3（MAC，神経周囲浸潤のない例）

症例3 MAC，神経周囲浸潤のない例

臨床像

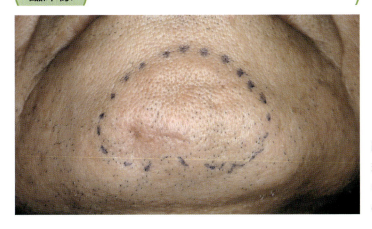

頤（オトガイ）の硬結で，点線の部分まで拡がっている．中央の陥凹は前医での生検の瘢痕である．

病理組織像

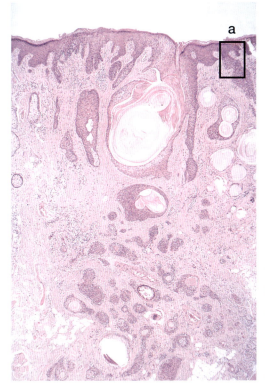

弱拡大．筋層まで及ぶ大小の胞巣増生で，表皮と連続する部分あるいは真皮上層には角質囊腫がみられる．また，汗管と思われる細長い構造が深層に向かって伸びている．

11章 汗腺癌

52 微小囊胞性付属器癌（小囊胞状付属器癌）／汗管腫様癌

症例3（MAC，神経周囲浸潤のない例）

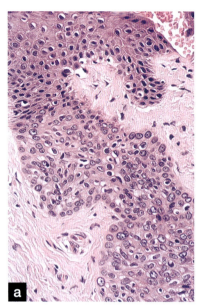

強拡大．表皮と連続する部分には，外周を取り巻く細胞と内部で増殖する細胞の2種類があり，いずれにも異型性がある．

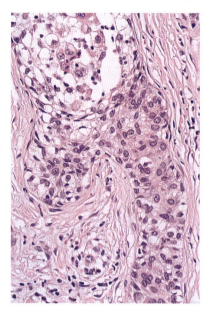

その下方では管腔形成と細胞壊死がある．

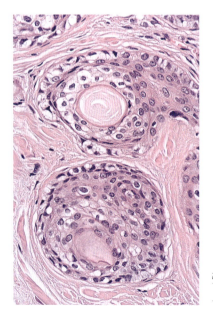

強拡大．二相性の細胞からなる汗管腫類似の構造．

　症例3では神経周囲浸潤はみつからなかったが，表皮との連続性，角質囊腫を含めてMACと診断した．

第 12 章

他科領域の病変（部位特異的）

1. 乳腺

- 腋窩　副乳
- 腋窩　副乳癌
- 乳頭　Adenoma of the nipple
- 外陰　外陰部のmammary-like gland adenoma
- 外陰　乳頭状汗腺腫

2. 婦人科

- 臍, 下腹部　子宮内膜症

3. 耳鼻科

- 頸　鰓(裂)嚢胞, 側頸嚢胞
- 頬　副耳下腺腫瘍

4. 泌尿器科

- 尿道口, 陰茎縫線　傍外尿道口嚢胞, (陰茎, 正中)縫線嚢腫

53 副乳
Accessory mamma (breast, nipple)

キーワード	
臨床	腋窩，硬結，月経周期，milk line
病理	腺管，平滑筋

副乳とは
　副乳が皮膚付属器腫瘍かと問われると答えに窮するが，乳腺とアポクリン腺は元来の起源は同じであるし，皮膚科に受診する患者もあり，皮膚科医が心得ておくべき疾患の一つであろう．

臨床
　副乳の臨床像は，はっきりとした乳頭・乳暈を備えた例から，ホクロと間違えやすい痕跡的な小結節，さらには皮表に何の変化もない腋窩の皮下硬結まで，さまざまである．

　腋窩の皮下硬結の場合は，境界の不整なごりっとした感触で，乳房方向に太い索状につながっていることもある．

　月経周期に伴って増大したり，痛みを自覚することもある．

　腋窩から鼠径，陰部に至る，milk line（→ p.363 参照）に沿って生じる．

症例 1

臨床像

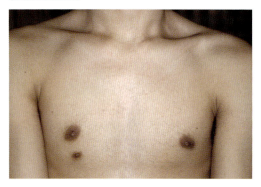

19歳，男子．本来の乳頭の下方に茶褐色の結節がある．

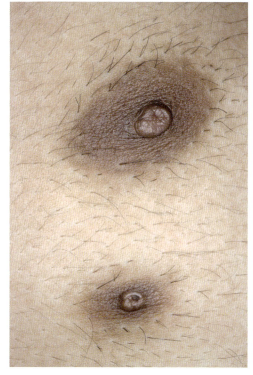

乳暈，乳頭を備えた，ミニチュア版である．

㊺副乳

症例1，2

病理組織像

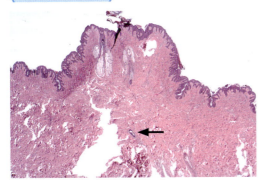

中央に乳頭の突起があり，乳管がつながっている（→）．

乳管の拡大像．

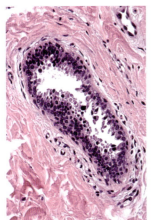

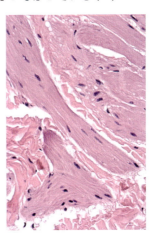

周囲の平滑筋．

症例2

臨床像

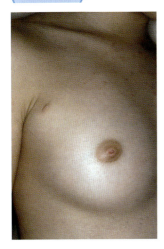

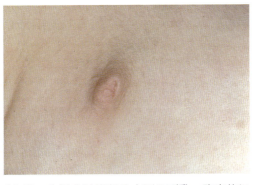

12歳，女子の腋窩部の小型の副乳．臨床的に診断し，切除の希望はなくそのままとした．

12章 他科領域の病変（部位特異的） 1. 乳腺

53 副乳

症例3

臨床像

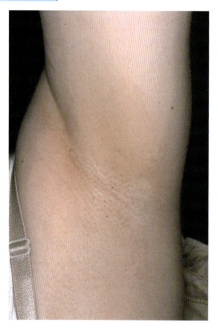

38歳，女性．腋窩のゴリゴリした感触の硬結で境界は不鮮明．下床との可動性は良好．月経周期に伴う変動は自覚していない．

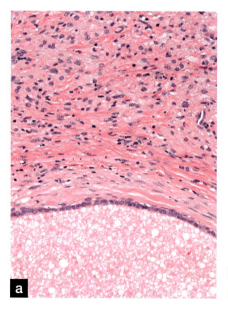

病理組織像

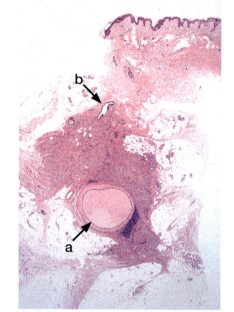

皮下の深部に結合織の増生があり，開大した嚢腫（a）と腺管（b）が含まれている．

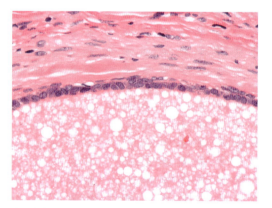

嚢腫壁は単層性の細胞で，内腔は脂肪滴を含んだ液体で満たされている．

開大した嚢腫の中には分泌液が充満し，間質には泡沫状の組織球がびっしりと浸潤している．

㊼副乳

症例 3, 4

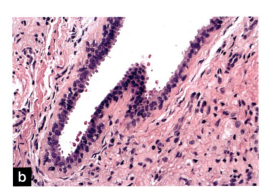
(b) 開大した腺管.

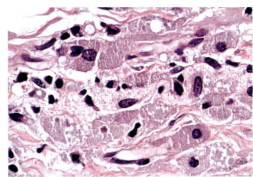
間質には乳腺分泌液を貪食したマクロフェージがある.

症例 4

臨床像

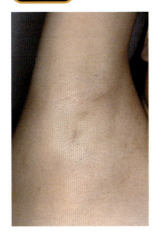

46歳，女性．数年前から腋窩の硬結を自覚．境界不鮮明な硬結で可動性はあり．

病理組織像

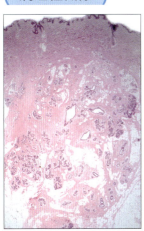

弱拡大．真皮深層から脂肪織にかけて，結合織の増生を伴った大小の管腔が小結節状に集簇している．

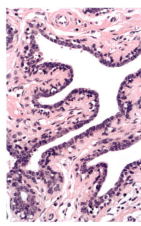

強拡大．単層性の円形細胞から成る，入り組んだ形の管腔である．一部で分泌像もみられる．

12章 他科領域の病変（部位特異的）　1. 乳腺

54 副乳癌
Carcinoma of accessory breast

キーワード	
臨　床	皮内〜皮下の硬結
病　理	汗管の増生，異型性，浸潤性，hobnail（鋲釘）

　稀ではあるが，副乳（→ p.354）の癌化の症例に遭遇することがある．病理組織像では，アポクリン腺癌，浸潤性の腋窩 Paget 病との鑑別がむずかしいこともあるが，組織切片中に副乳組織を見出すことが診断の鍵となる．

症例 1

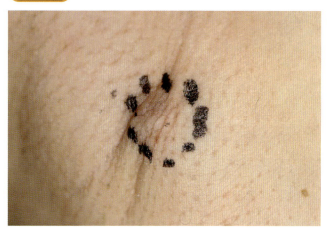

臨床像

44歳，女性．右腋窩の皮内〜皮下硬結．

病理組織像

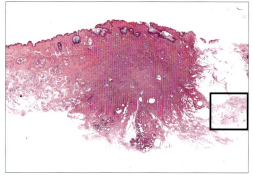

表皮直下から脂肪織にかけて境界不鮮明に細胞が増殖し，間質の増生も伴う．囲み部分に副乳の組織が存在する．

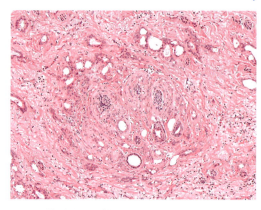

管腔構造が無秩序に増えている．

⑤④副乳癌

症例 1

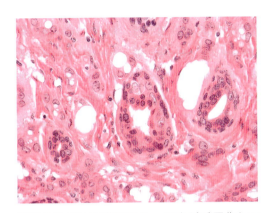

管腔の形状は不整であり，細胞が重層化している．間質内にも腫瘍細胞が浸潤する．

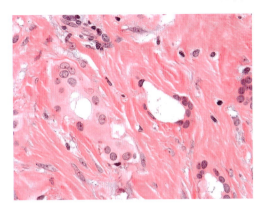

管腔の一部は，大型で淡い好酸性の胞体をもつ細胞で形作られている．

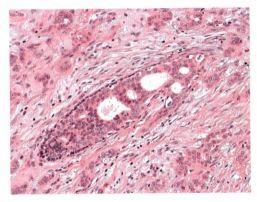

管腔は二相性の細胞で構成され，断頭分泌がみられる．間質には線維化とムチン沈着があり，腫瘍細胞が浸潤している．

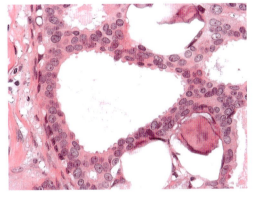

二相性の細胞で形作られた，篩状の構造．内部には石灰化も存在する．

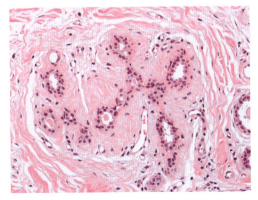

標本の右下方に副乳の組織が存在することから，副乳癌と診断された．

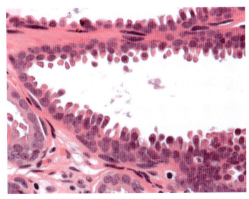

管腔壁には，丸い核が内腔側に突出する，いわゆる hobnail（鋲釘）の形態もみられた．

12章 他科領域の病変（部位特異的） 1. 乳腺

55 Adenoma of the nipple

キーワード	
臨　床	乳頭，乳暈，硬結，疼痛
ダーモスコピー	開孔
病　理	管腔様，乳頭腫状，硝子化，全分泌，holocrine

Adenoma of the nipple とは

　乳頭内の乳管に生じる intraductal papilloma（管腔内乳頭腫）と定義されている稀な腫瘍であるが，皮膚科を受診することもありうるので名前くらいは覚えておいてもよい．

　乳頭，乳暈内の硬結として，主に若い女性に発症する．疼痛，潰瘍化，滲出液，腫脹を訴えることもある．もっとも注意すべき鑑別疾患は，乳癌，乳房 Paget 病である．

症例1

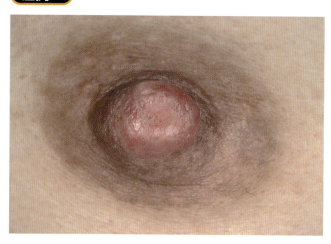

臨床像

39歳，女性の乳頭．表面に発赤があり，硬結を触れる．

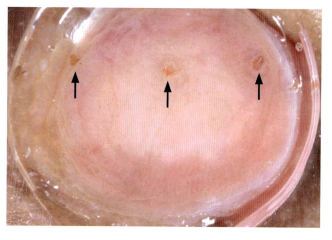

ダーモスコピー像

ダーモスコピーでは，数カ所で孔が表面に開孔している（→）．

㊺ Adenoma of the nipple

症例 1

病理組織像

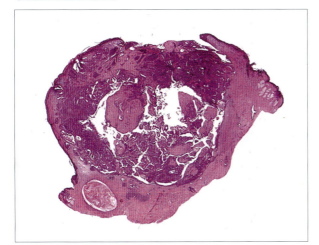

弱拡大では，比較的に境界鮮明にみえる．病変の中央には空隙があり，腫瘍細胞が papillomatous に内腔に突出している．

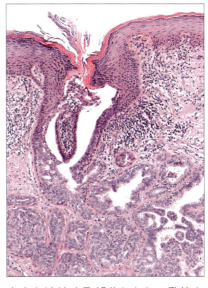

表皮と連続する部分もあり，乳管と想像される．真皮では管腔構造の胞巣が浸潤性に増殖し，被膜や裂隙はない．

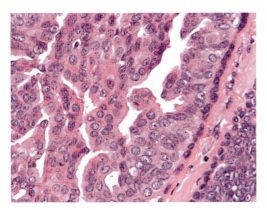

胞巣の内側には円形の上皮細胞が papillomatous に増殖し，最外層には筋上皮細胞が並んでいる．

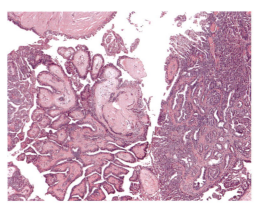

管腔様 tubular な部分と，乳頭腫状 papillomatous な部分．間質は硝子化している．

12章 他科領域の病変（部位特異的） 1. 乳腺

55 Adenoma of the nipple

症例1

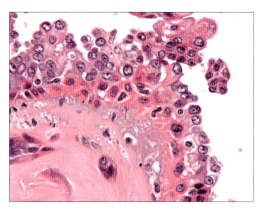

硝子化した間質と全分泌（holocrine）の所見.

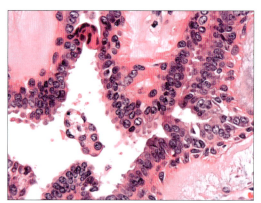

断頭分泌もみられる.

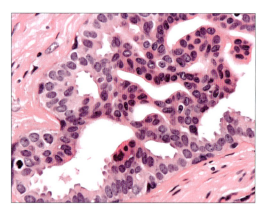

Papillomatousな増殖像があちこちに見受けられる.

12章 他科領域の病変（部位特異的） 1. 乳腺

56 外陰部の mammary-like gland adenoma
Mammary-like gland adenoma of vulva

キーワード	
臨　床	女性，外陰，皮内腫瘍
病　理	筋上皮細胞，乳腺組織，分泌像

外陰部 MLG adenoma とは

　陰部においては，いわゆる milk line に沿った乳腺組織の遺残が指摘されている．この残基は組織学的に，乳腺や乳管に加え，アポクリン腺やエクリン腺の特徴が混在することから，"mammary-like gland"（MLG）と呼ばれ，稀ながら乳腺と相同の病変（嚢胞，腺腫，癌）が発生する．そのうち MLG adenoma が最多で，組織学的には乳管類似の上皮細胞と筋上皮細胞とで構成されるが，アポクリン腺上皮や泡沫状の上皮細胞などがさまざまな割合で混在し，症例により管状，乳頭状，嚢腫状，潰瘍形成など多彩な形態を示す．

　従来，皮膚科的にアポクリン腺上皮由来とみなされ，hidradenoma papilliferum（→ p.365）と診断されてきた病変の多くは近年，MLG adenoma の範疇に包含されるようになった．

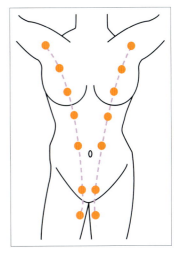

milk line

症例 1

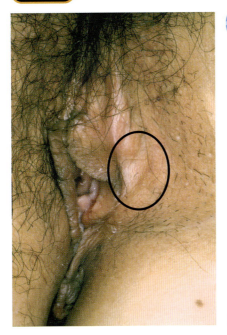

臨床像

左大陰唇の約 7 mm 大の皮下腫瘤．

56 外陰部の mammary-like gland adenoma

症例 1

検体

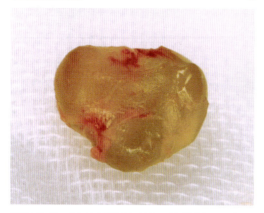

摘出検体. 液体が貯留する, 境界鮮明な多房性の囊腫.

病理組織像

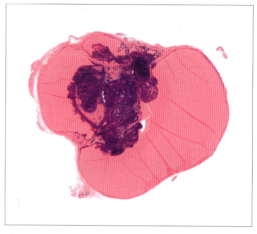

囊腫は均一な液体で満たされ, その内部に細胞成分が増殖している.

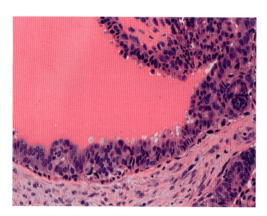

上皮細胞と筋上皮細胞の二相性の細胞で構成され, 断頭分泌がみられる.

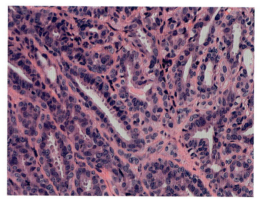

断頭分泌を有するものの, 上皮は定型的なアポクリン腺上皮に比し小型で, N/C 比が高く, 両染性ないしやや好塩基性を示す乳管に類似する円柱上皮である.

　皮膚科医に馴染みのある, hidradenoma papilliferum という診断名は, MLG adenoma の tubular type と捉えることができる.

参考文献

1) van der Putte SC: Am J Dermatopathol 13: 557-567, 1991
2) Scurry J, van der Putte SC, Pyman J et al: Pathology 41: 372-378, 2009
3) Weedon D: Weedon's Skin Pathology 3rd ed, Churchill-Livingstone Elsevier, p.779-794, 2010

12章 他科領域の病変（部位特異的） 1. 乳腺

57 乳頭状汗腺腫
Hidradenoma papilliferum

キーワード	
臨床	女性外陰，皮内結節
病理	管腔，間隙（スリット），アポクリン，乳頭状，PAS染色

乳頭状汗腺腫とは
女性の外陰部に好発する皮内結節で，なだらかな隆起あるいは硬結のことが多く，擦過によって表面がびらんする場合もある．アポクリン系腫瘍と考えられてきたが，近年は乳腺類似組織の腫瘍に分類されるようになった．（→ MLG adenoma，前項目 p.363 を参照）．

病理
病理は，比較的に境界鮮明な結節で，その内部に細長い細隙（スリット）が目立ち，迷路の様相を呈する．アポクリン分泌像が顕著である．

症例 1

臨床像

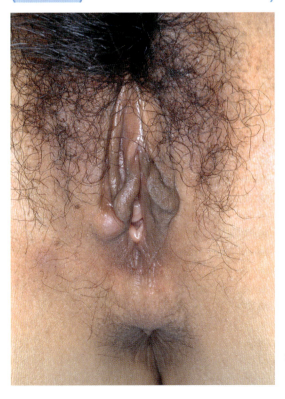

右大陰唇に，なだらかに
ふくらむ皮内硬結がある．

12章 他科領域の病変（部位特異的） 1. 乳腺

57 乳頭状汗腺腫

症例 1

病理組織像

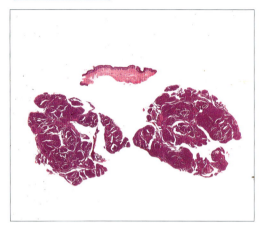

病理全体像.

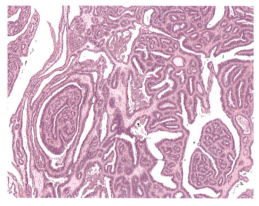

入り組んだスリットが目立つ．バウムクーヘンやミルフィーユのような構造．別のいい方をすると，複雑に分岐する乳頭状構造である．

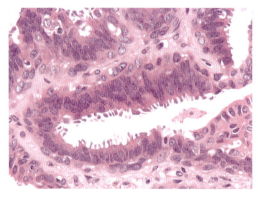

二相性の壁細胞であるが，筋上皮細胞は大型となり，内腔側の細胞も重積している．アポクリン分泌像がみられる．間質には血管拡張や形質細胞 plasma cells はみられない．

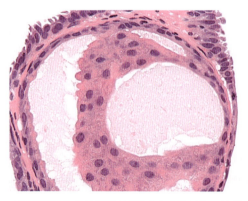

内腔に突出する細胞が腫大している．これらは染色性・形態が変化している．

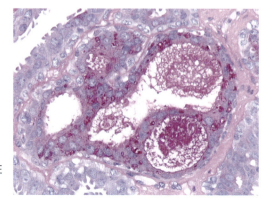

PAS 染色
内容液は PAS 陽性である．

�57乳頭状汗腺腫

症例2

臨床像

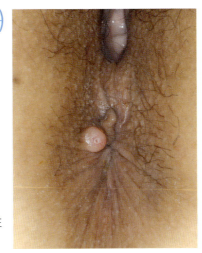

肛門部に生じた円柱状の紅色結節.

病理組織像

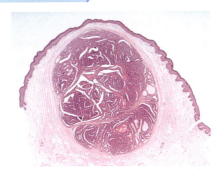

病理全体像．入り組んだ切れ目，間隙の入った境界鮮明な結節．

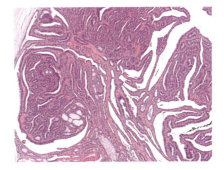

弱拡大．細い細胞索がうねうねと，パズルのように増殖している．

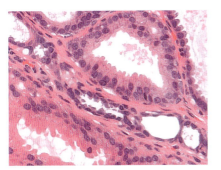

強拡大．アポクリン分泌がはっきりしていて，細胞の染色性や大きさには variation がある．

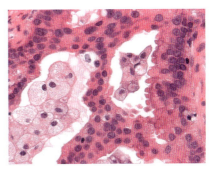

強拡大．分泌細胞が浮遊しているところもある．

■12章 他科領域の病変（部位特異的） 1.乳腺

57 乳頭状汗腺腫

症例3

症例3

臨床像

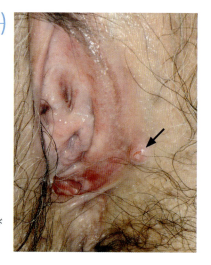

小陰唇の，頂点がびらんした小結節（→）．

病理組織像

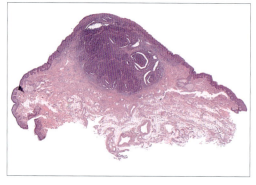

病理全体像．皮内の細胞増殖が皮膚を持ちあげている．結節内にはスリットが入っている．

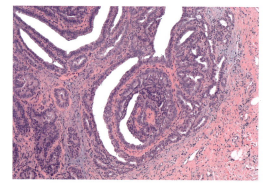

屈曲した長い管状構造が目立つ．

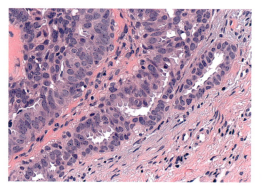

二相構造がややわかりにくく，核の大小，配列にも多少の不整があるが，良性の範疇である．

12章 他科領域の病変（部位特異的） 2. 婦人科

58 子宮内膜症 Endometriosis

キーワード	
臨 床	臍，腹部，結節，硬結，手術瘢痕，月経周期
病 理	内膜腺，断頭分泌

子宮内膜症とは

本来は婦人科的疾患であるが，皮膚にも発症することがあるので提示しておく．

子宮内膜症とは，子宮内膜組織が子宮以外の部位に着床・増殖する病態であり，皮膚科では臍，腹部の手術瘢痕での結節，硬結の頻度が高いが，それ以外の部位における皮下硬結の場合もある．

月経周期に応じた疼痛，滲出といった自覚症状とその程度については，症例ごとにさまざまである．

症例 1

臨床像

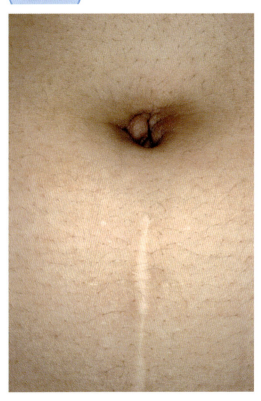

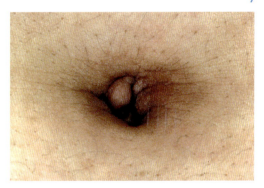

37歳，女性で子宮筋腫手術の既往があり，子宮内膜症とも診断されている．自覚症状として，月経周期ごとの疼痛があった．臍に，表面は細顆粒状で分葉性の，硬い結節がある．

12章 他科領域の病変（部位特異的） 2. 婦人科

58 子宮内膜症

症例 1, 2

病理組織像

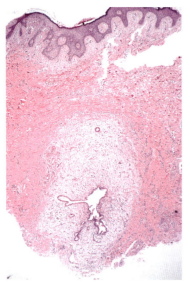

真皮下層に浮腫性の結合織に囲まれた分枝状の構造がある．

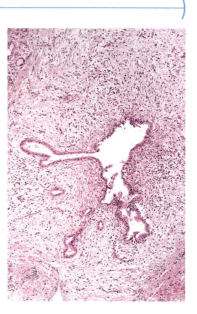

結合織は粘液性で，細かな細胞成分と小血管に富む内膜間質であり，枝分れする構造は分泌像から内膜腺と判断できる．

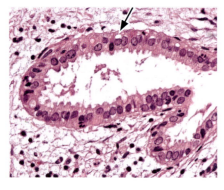

内腔に向かっての断頭分泌像がみられるほか，内膜腺細胞の核の下方に空隙（核下空胞）がある（→）ことから，月経周期のうちでも分泌期の初期，とくに排卵後2〜3日と推測できる．

症例 2

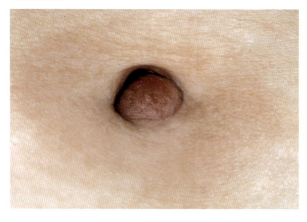

臨床像

46歳，女性の臍．表面平滑な茶褐色の結節で，結合織性の硬さで弾力性はない．自覚症状として，圧痛がある．

⑤⑧子宮内膜症

症例2，3

病理組織像

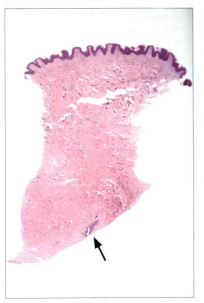
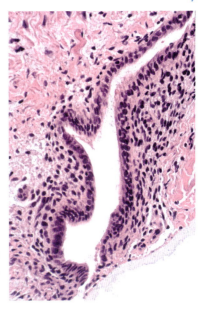

生検組織では，下床断端部分にかろうじて腺組織が採取されている（→）．子宮内膜症を疑った場合は，相当深くまで組織を採取しなければ診断がつけられない．

内膜間質と内膜腺からなり，断頭分泌がみられる．

症例3

臨床像

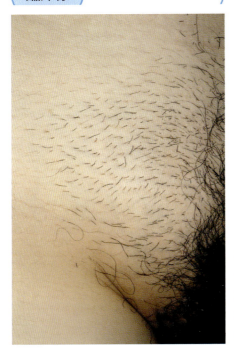

24歳，女性で，鼠径部の皮下硬結が主訴であった．表面皮膚には変化がなく，硬結は深部に触れ，可動性は不良であった．

12章 他科領域の病変（部位特異的） 2.婦人科

58 子宮内膜症

症例3

エコー像

縦方向

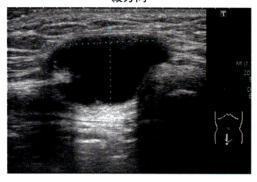

横方向

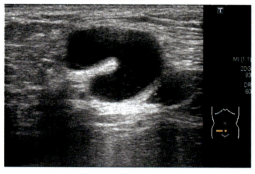

縦方向の超音波検査では，ほぼ均一な low echoic の病変で，腹壁を越えて深部に連続しているようであった．

横方向の撮影でも，C字型に深部につながっていた．

術中所見

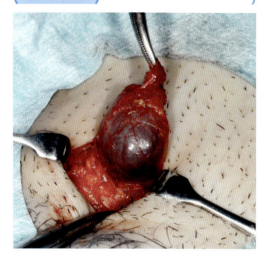

被膜に包まれた暗紅色の囊腫であり，下床は腹壁よりも深部に連続していた．外来の局麻手術であったので，全摘はあきらめて結紮・切断した．

病理組織像

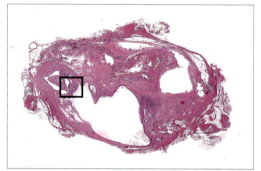

厚い結合織の中に大小の囊腫が含まれている．

㊽子宮内膜症

症例3

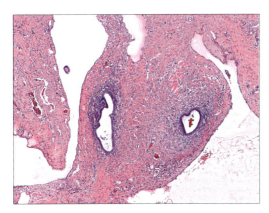

(前図の囲み部分の拡大) 結合組織の中には管状の腺組織, 単層性の囊腫, さらに筋組織も混じている.

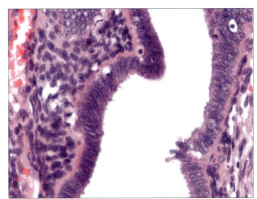

腺細胞は重層化している.

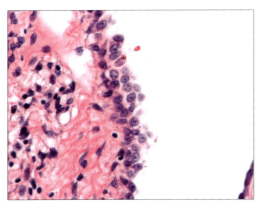

腺細胞が崩壊, 剥離していく像もみられる.

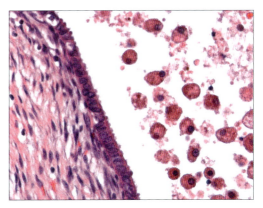

内腔には, 赤血球を貪食したマクロフェージが浮遊している.

59 鰓(裂)嚢胞,側頸嚢胞
Branchial (cleft) cyst, lateral cervical cyst

キーワード	
臨 床	第2鰓弓,頸部,瘻孔,索状硬結
病 理	リンパ濾胞様,断頭分泌

鰓(裂)嚢胞,側頸嚢胞とは
第2鰓弓由来の先天性の嚢腫で,頸部の副耳と同様に,胸鎖乳突筋の前縁に発生する.嚢胞でなく瘻孔を形成する場合,側頸瘻 lateral cervical fistula とよぶ.

病理
病理としては,重層扁平上皮がみられ,リンパ濾胞構造を伴う.平滑筋はない.

症例1

臨床像

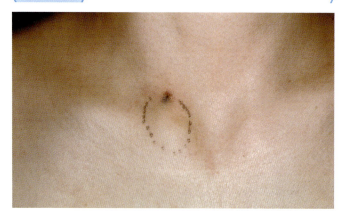

若年女性の頸部,胸鎖乳突筋の鎖骨部にみられる嚢腫で一部に開孔があり,ときに液性の滲出がある.

術中所見

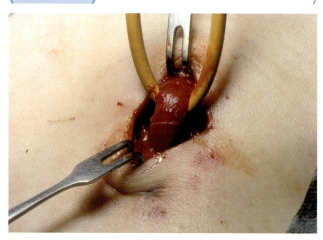

術中所見.こりこりとした触感の,太い索状構造が確認できる.

症例 1，2

病理組織像

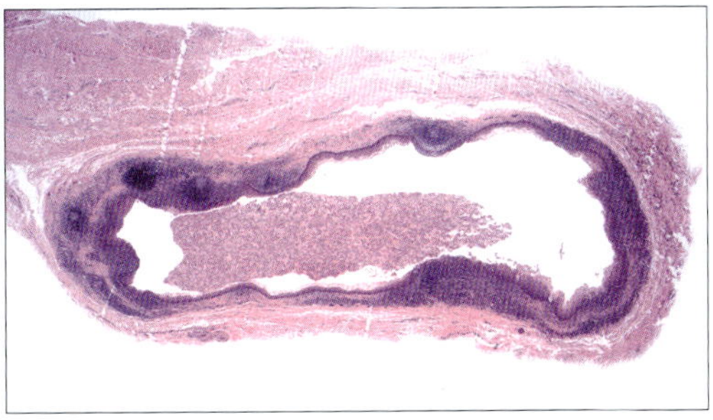

摘出検体の全体像．内腔は液体とともに細胞の debris で満たされている．壁の周囲にリンパ濾胞様の構造がみられる．

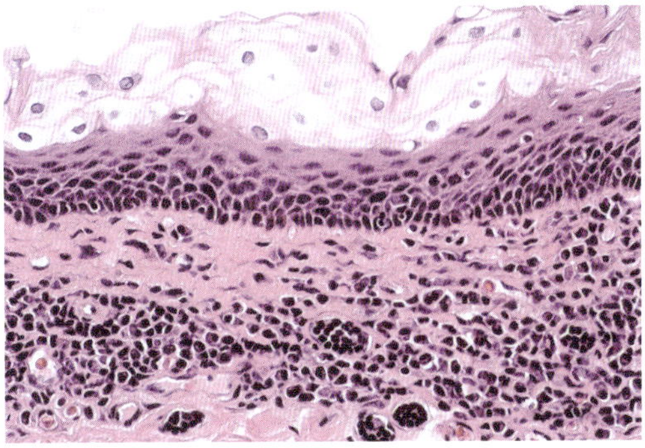

壁は重層扁平上皮で構成され，その細胞は胞体が澄明となって内腔に剥脱していく．

症例 2

臨床像

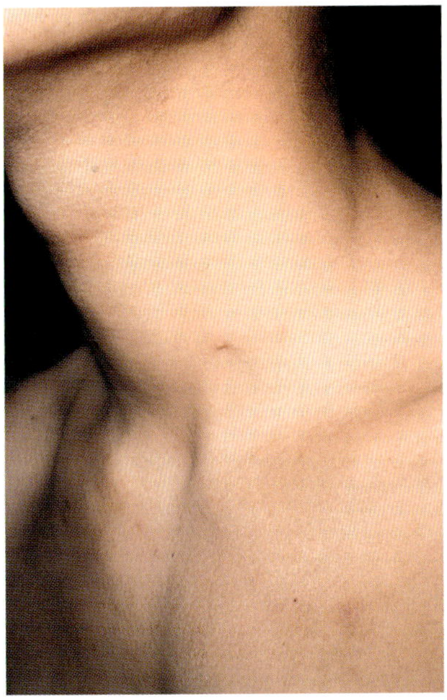

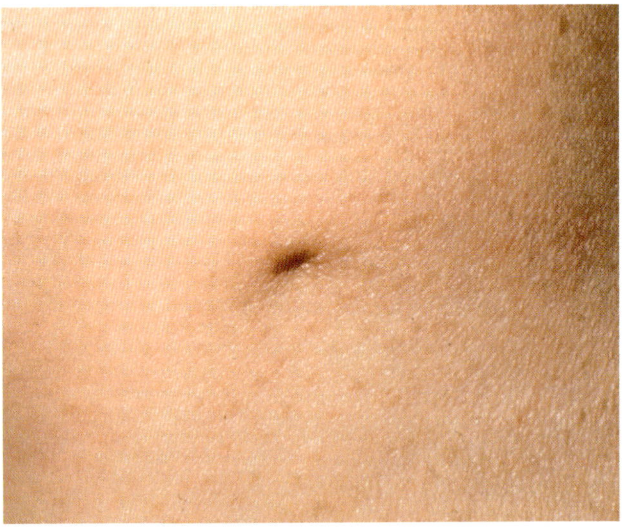

若年男性，左側の胸鎖乳突筋の前縁に瘻孔があり，時々滲出液が出る．

12章 他科領域の病変（部位特異的） 3. 耳鼻科

59 鰓（裂）嚢胞，側頸嚢胞

症例2

病理組織像

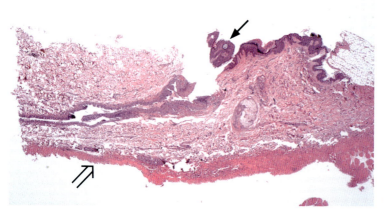

皮膚に開孔する長い瘻孔である（皮膚への開孔部→，広頸筋⇒）．矢状断の切片．

病理組織像（別の横断切片）

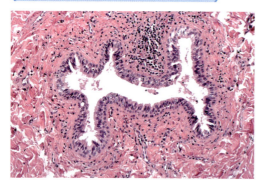
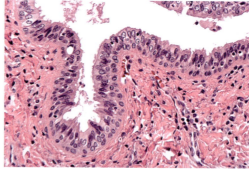

別の横断切片．内腔側は断頭分泌する円柱上皮で，基底側は小型の円形細胞．

12章 他科領域の病変（部位特異的） 3. 耳鼻科

60 副耳下腺腫瘍
Accessory parotid gland tumor

キーワード	
臨 床	頬骨弓，深在性，充実性，副耳下腺
病 理	耳下腺組織，筋上皮細胞，ムチン，軟骨

皮膚の下の腫瘍—皮膚科医の盲点

皮膚表面に変化のない腫瘍の臨床診断は，意外とむずかしい．粉瘤と思って手術を始めたら予想と違った，という経験は誰しも持ち合わせているだろう．副耳下腺腫瘍もその一つであり，解剖学的な発生部位を心得ていれば事前に疑診を持つことは可能であるが，頻度の低い腫瘍のために皮膚科医にとっては盲点である．

副耳下腺腫瘍とは

副耳下腺は耳下腺の前方のほかに，耳下腺導管に接しても存在し，良性・悪性の腫瘍が発生することがある．耳下腺管は頬骨弓の下方，約1cmの部位で咬筋の表層に現れ，その前縁から再び深部に入り込んで，口腔内に開孔する．副耳下腺腫瘍はこの耳下腺管に沿って発症する．

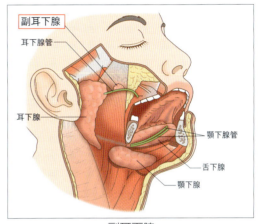

副耳下腺

（耳鼻咽喉科疾患ビジュアルブック，落合慈之監修，中尾一成編集，学研メディカル秀潤社，東京，p.31，2011を参考に作成）

症例1

臨床像

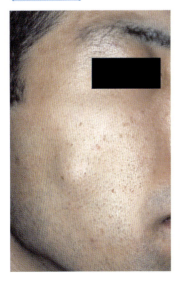

頬の中央部，皮下深層に可動性のよい充実性の結節を触れた．

検体

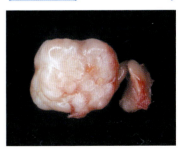

摘出検体．腫瘍は脂肪織よりも深く筋層の上に位置していて，白色の細長い管状構造に接していたが，容易に剥離できた．腫瘍は，多葉性の外観を呈する，白色光沢性で充実性の大小二つの結節からなる．

12章 他科領域の病変（部位特異的） 3. 耳鼻科

60 副耳下腺腫瘍

症例1

病理組織像

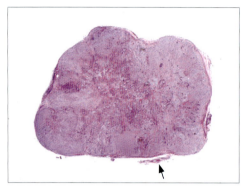

病理全体像．境界鮮明な結節で，青紫の部分が多く，粘液を示唆する．一部に耳下腺組織が付着している（→）．

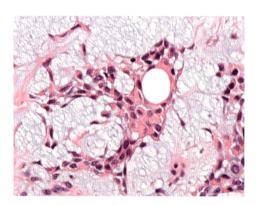

上皮細胞で構成される腺腔があり，その外側には細胞間隙の開いた筋上皮細胞が増殖している．間質は粘液が多い．

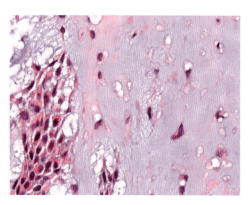

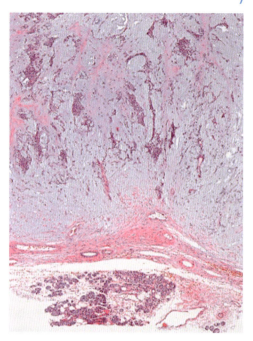

上皮細胞が管状，索状に増殖し，粘液産生が顕著．腫瘍被膜の外に健常の耳下腺組織が付着している．

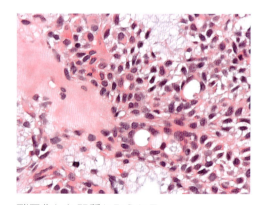

硝子化した間質もみられる．

軟骨が形成されているところもある．

■ 12章 他科領域の病変（部位特異的） 4. 泌尿器科

61 傍外尿道口囊胞，（陰茎，正中）縫線囊腫
Parameatal cyst, (penile, median) raphe cyst

キーワード	
臨　床	陰部，液性囊腫，軟らかい，青，胎生期縫線
病　理	断頭分泌，囊腫壁，円柱上皮

1. 傍外尿道口囊胞 parameatal cyst

傍外尿道口囊胞とは
　尿道口周囲に生じる囊胞で，臨床的には液体貯留により青っぽく透見でき，透光性がある．
　先天的な尿道形成時期の異常と考えられており，頻度としては小児例が多いが成人期まで持ち越す場合もある．部位的なことから泌尿器科を受診する例が多いが，皮膚科で相談されることもある．

治療
　基本的には無症候性なので害はないが，感染を生じることがあったり，外観を気にすることもあり，その場合は摘出の対象となる．囊腫の壁は薄くて破れやすいので，手術操作は愛護的に行う．また，自然に退縮する例も経験されるが，穿刺・排液だけでは再発しうる．

症例 1

臨床像

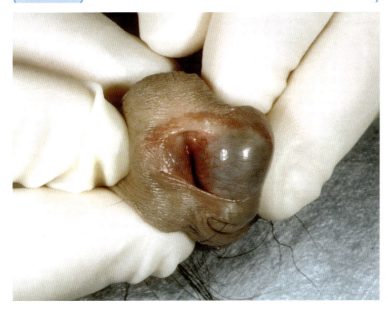

青く透見される，球状の軟らかい囊腫．成人例．

12章 他科領域の病変（部位特異的） 4. 泌尿器科

61 傍外尿道口嚢胞，（陰茎，正中）縫線嚢腫

症例1（傍外尿道口嚢胞），症例2（縫線嚢腫）

病理組織像

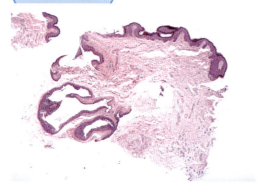

標本作成の過程で内容物は流失し，嚢腫壁は縮んで折れかえる．

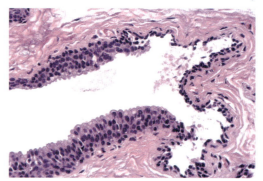

嚢腫壁は1〜数層の円柱上皮で構成され，断頭分泌がみられる．

2.（陰茎，正中）縫線嚢腫（penile, median）raphe cyst

（陰茎，正中）縫線嚢腫とは

前述と同じ病態が，陰茎の腹側から陰嚢・会陰にかけての胎生期縫線に沿って発生するものを指す．

症例2

臨床像

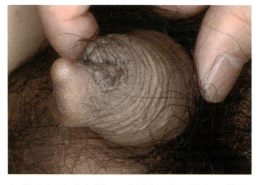

包茎のある成人例で，被覆皮膚の厚さの差により，前述の傍外尿道口嚢胞と異なり，表面は皮膚色のままである．触ると圧縮性に富む，液性の軟らかさを感じる．

病理組織像

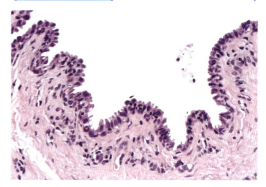

嚢腫壁は，断頭分泌像のある円柱上皮からなる．

第 13 章

内臓癌の皮膚転移

62 内臓癌の皮膚転移
Cutaneous metastasis of visceral cancer

キーワード	
臨　床	内臓癌の既往，硬結，結節
病　理	真皮・皮下に主座，リンパ球浸潤がない，脈管浸潤

皮膚原発か，他臓器からの転移か？

　進行期の内臓癌が皮膚に転移巣を生じることは稀ではない．しかし皮膚転移が臨床的な初発症状である場合，それが皮膚原発の癌なのかあるいは他臓器からの皮膚転移なのか判断に迷うことがある．つまり，皮膚の汗腺癌なのか他臓器の腺癌の皮膚転移なのか，あるいは，皮膚原発の有棘細胞癌なのか他臓器の有棘細胞癌（扁平上皮癌）の皮膚転移なのか，ということである．

他臓器の有棘細胞癌（扁平上皮癌）の転移を疑うポイント

　有棘細胞癌の場合に転移を疑う所見としては，表皮に変化がない，表皮と連続性がない，増殖の中心が真皮あるいは皮下である，周囲にリンパ球浸潤がない（乏しい），脈管浸潤がみられる，境界鮮明な結節病変，などがあげられる．

他臓器の腺癌の転移を疑うポイント

　腺癌の場合は，有棘細胞癌よりもむずかしいがリンパ球浸潤，脈管浸潤は指標となりうるし，特有の細胞形態，浸潤様式などから原発を絞り込めることもある．

　ただし，画像検査，腫瘍マーカーなどを追加しても原発が不明の場合もありうる．

① 膵臓癌の皮膚転移

症例 1

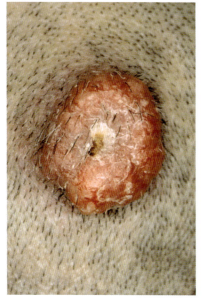

臨床像

72歳，男性．2年前に膵臓癌の手術の既往があり，病理型は adenosquamous carcinoma で 9/12 のリンパ節転移があった．手術の1年4カ月後に頭部の結節に気づき，次第に増大したので担当科医師から紹介されたが，担当医は転移を疑っていなかった．
直径 3 cm の赤茶色の結節で，表面に落屑を伴い，中心が陥凹している．

⑫内臓癌の皮膚転移

症例1（膵臓癌の皮膚転移）

ダーモスコピー像

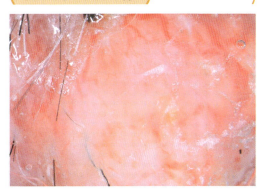

表面に薄い鱗屑と血管拡張を伴うが，それ以外に診断に結びつきそうな所見は見当たらない．

現症と経過から皮膚転移と考えて，方針を担当医と相談した結果，全摘することになった．皮膚と膵臓の病理を比較すると両者の類似性があり，膵臓癌の皮膚転移と診断された．

皮膚の病理組織像

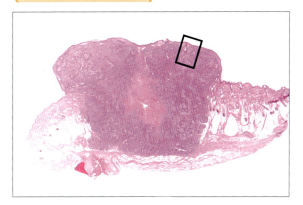

全体像は，四角い楔を打ち込んだような，あるいは螺子（ネジ）をはめ込んだような形状で，境界は鮮明である．

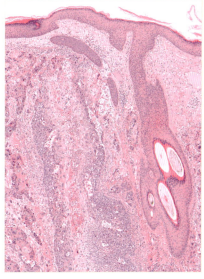

皮膚との連続性のない大小，不整形の胞巣が増殖し，それらは角化細胞で構成されている．

383

62 内臓癌の皮膚転移

症例1（膵臓癌の皮膚転移）

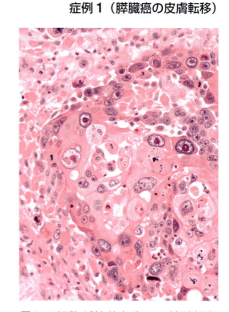

腫瘍細胞の異型性は高度であり，分裂像，異常角化，胞体の明澄化が目立つ．胞体内にAlcian blue陽性の粘液が含まれている．（写真はHE染色）

個々の細胞が接着を失い，棘融解をおこしている部分もある．

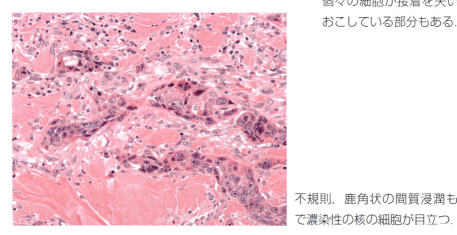

不規則，鹿角状の間質浸潤も多く，小型で濃染性の核の細胞が目立つ．

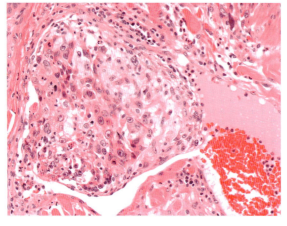

脈管浸潤もところどころで散見される．

㉖内臓癌の皮膚転移

症例1（膵臓癌の皮膚転移）

膵臓の原発腫瘍の病理組織像

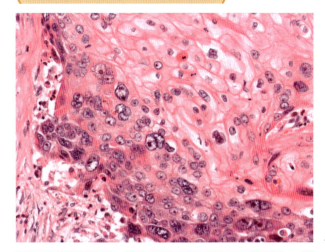

皮膚と同様の組織である．

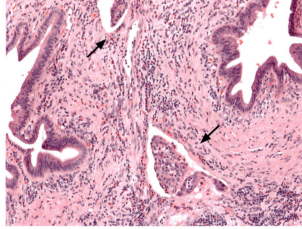

脈管浸潤が多い（→）．

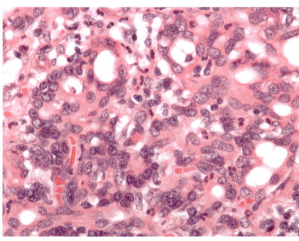

中分化腺癌の部分もある．

62 内臓癌の皮膚転移

症例2（胃癌の皮膚転移）

② 胃癌の皮膚転移

症例2

臨床像

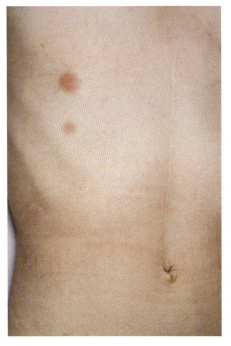

7年前に胃癌の手術を受け（T2N2P0H0M0 stage Ⅲa），化学療法のための入院をくり返していた女性．
初診の2カ月前に右乳房下縁に2個の結節を自覚し，某皮膚科を受診し，筆者に紹介された．

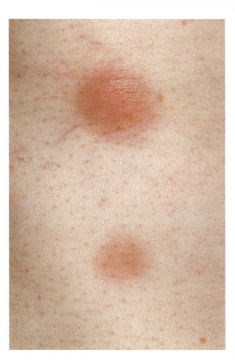

拡大像．直径15 mmと8 mmの二つの紅褐色の皮内硬結があり，自発痛も圧痛もない．外科に問い合わせたが，皮膚への転移は考えにくいとの返事であった．

皮膚の病理組織像

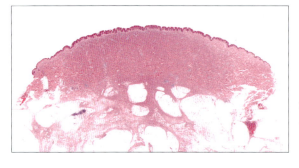

病理全体像．真皮全層から脂肪織にかけて，リンパ球よりも大きめの細胞が広範に浸潤している．

⑫内臓癌の皮膚転移

症例 2（胃癌の皮膚転移）

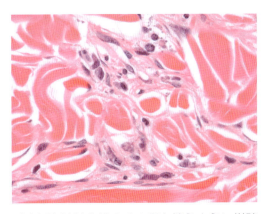

腫瘍細胞は結合織のすき間を縫うように増殖し，角化や汗腺分化はみられないが，胞体に粘液を有している．

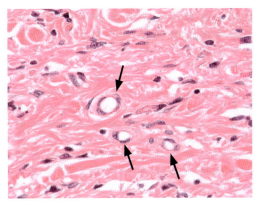

印環細胞 signet ring cells の形態の細胞もあり（→），胃癌の皮膚転移と病理診断された．

　その後，検査で Al-P 高値が指摘され，骨，Ga シンチで骨髄癌症と判明した．本人，家族が免疫療法を希望して転院したが，9 カ月後に死亡した．

胃の原発腫瘍の病理組織像

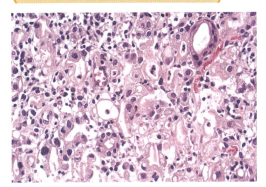

好酸性の胞体を持つ異型腺管の増生，核の多層化がある．

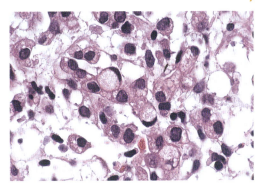

Signet ring cells（印環細胞）も混在する，mucocellulare et microtubulare の胃癌である．

62 内臓癌の皮膚転移

症例3（原発巣不明の皮膚転移）

③ 原発巣不明の皮膚転移

症例3

60歳，男性．49歳の時に黄疸で入院し，脂肪性肝硬変と診断されている．

今回は下腹部痛，便通異常のために内科に入院し，超音波検査で肝臓にspace occupying lesionを指摘された．原発巣の検索として胸部レ線，腹部CT，上部・下部消化管の検査が行われたが異常はなかった．しかし骨シンチでは右6肋骨にhot lesionが検出された．

臨床像

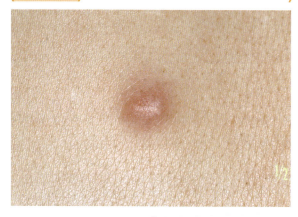

入院中に左背部の結節に気づかれ，皮膚科に紹介された．皮膚面から隆起する，直径1.5 cmの紅褐色で弾性硬の結節であり，以上の状況から皮膚への転移を疑い切除した．

病理組織像

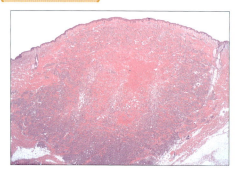

弱拡大．病理では，真皮から脂肪織にかけてびまん性の細胞浸潤がみられたが，表皮との連続性はなかった．

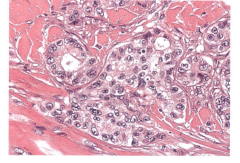

強拡大．明るい核を有する異型細胞が，小腺管を形成しながら増殖している．リンパ球浸潤はみられない．腺癌としての特異的なパターンはなく，原発腫瘍としては前立腺，膵臓，胆嚢，肺等があげられた．

その後まもなく，ileus，誤嚥性肺炎を発症，さらに中枢神経症状，DICとなって死亡した．結局，原発は不明のままであった．

症例4（肺癌の皮膚転移）

④ 肺癌の皮膚転移

症例4

3週間前から鼠径部に発赤を生じ，排膿があったために外科を受診した．4 cm 大の発赤の中央に硬結があり，炎症性粉瘤と診断されて抗生剤と消炎剤を5日間内服した．

しかし，12日後には潰瘍が拡大し滲出液も出るようになったため，皮膚科に紹介された．

臨床像

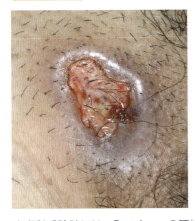

皮膚科受診時には，5×4 cm の硬結の内部が2×1 cm の潰瘍となっていた．臨床的に有棘細胞癌などを疑い，辺縁から生検した．

病理組織像

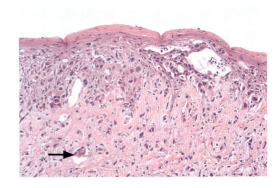

脂肪織に至るまで，異型細胞が広範囲に浸潤し，リンパ管侵襲もみられる（→）．角化や管腔形成は認められず，リンパ球浸潤もほとんどない．

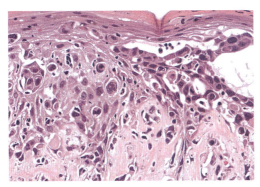

表皮内で異型細胞が pagetoid に増殖し，表皮向性転移 epidermotropic metastasis である．

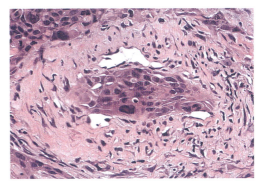

静脈内の腫瘍塞栓もあり，内臓癌の皮膚転移の可能性が疑われた．

全身検索では，胸部CTで左S6に5×3.5 cm の肺癌がみつかり，そのほか，膵臓，肝臓，腎臓，背筋に転移が検出された．その後，小腸転移による ileus や肺水腫，肺炎を発症し，1カ月半の経過で死亡した．皮膚転移から肺癌がみつかったわけだが，すでに進行癌であった．

13章 内臓癌の皮膚転移

62 内臓癌の皮膚転移

症例5（肺小細胞癌の皮膚転移）

⑤ 肺小細胞癌の皮膚転移

症例5

健康診断で左肺の異常陰影を指摘され，その後の検査の結果で肺癌と診断された．左上葉切除が行われ，小細胞癌であり，化学療法も追加された．T2N0M0，St Iであった．

臨床像

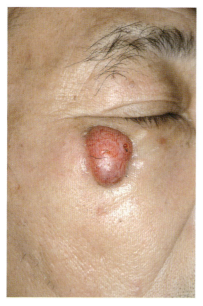

手術の3カ月後に下眼瞼の結節に気づき皮膚科を受診したが，この時に肺癌についての供述はなかった．担当医が粉瘤として切除したが，局所再発をみた．
左下眼瞼に胡桃大の紅色結節があり，表面には角化や潰瘍はなく平滑であった．

病理組織像

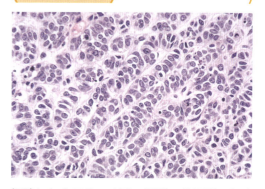

切除したところ，小型で円形～楕円形の細胞が数珠玉，そろばん玉様に配列し，小細胞癌と診断された．

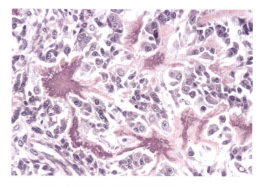

石灰化を伴う部分も混在している．

改めて問診したところ，肺癌の既往が明らかとなり，肺癌の皮膚転移と判明した．2カ月後には，右顎下，右副腎に転移が出現．さらに小腸転移でileus，肺内転移，肝臓転移を来し，皮膚科受診から1年5カ月で死亡した．

索 引

A

accessory mamma(breast, nipple) ……… 354
accessory parotid gland tumor ……… 377
adenoid cystic carcinoma …… **341**
adenoma of the nipple ……… 360
adenosquamous carcinoma… 382
adipophirin ……… 198
alcian blue ……… 384
alcian blue PAS ……… 313, 338
apocrine carcinoma …… **230**, **334**
apocrine cystadenoma ……… 207
apocrine hidrocystoma ……… **207**
apocrine poroma ……… **272**
atheroma ……… 46
atheroma brei……… 47, 102
Azan-Mallory ……… 313

B

basal cell epithelioma ……… 124
basaloid cells …… 124, 131, 136, 146, 151, 181, 183, 190, 192, 196, 255, 290, 341, 345
basket weave ……… 47
basophilic cells ……… 112
BCE ……… 124, 150
bowenoid change…247, **276**, 279
Bowen病 ……… 158
branchial(cleft)cyst ……… **374**

C

calcifying epithelioma ……… 112
carcinoma of accessory breast ……… 358
clear cell hidradenoma ……… **265**, 273
clear cell syringoma ……… 348
clear cells ……… 218, 265
columnar cell change … 334, 336
comedo ……… 46
counterpart ……… 124, 158, 325
cribriform pattern ……… 136
CT ……… 57, 84, 91, 97, 262, 294, 317, 319, 328
cutaneous dermoid cyst …… 89

cutaneous metastasis of visceral cancer ……… **382**
cuticular cells …… 214, 216, 220, 222, **234**, 247, 254, 257, 259, 261, 263, 272, 277, 280, 284
cystadenoma ……… 212
cystic hidradenoma …… **265**, 269

D

de novo ……… 181
de novo発症例 ……… 170
debris ……… 375
dermal duct tumor …… 235, 238
dermal melanoma……… 78
dermoid cyst ……… 89
desmoplastic trichoepithelioma ……… **131**
dots ……… 125

E

eccrine hidrocystoma ……… 204
eccrine poroma ……… **234**, 272
eccrine spiradenoma ……… **316**
endometriosis……… 369
epidermal cyst …… 46, 51, 53, 60
epidermotropic metastasis … 389

F

fibroblast ……… 113
fibroepithelial ……… 201
fibrous papule ……… 104, 124
folliculo-sebaceous cystic hamartoma……… 105
Fordyce's condition ……… 177
Fordyce状態 ……… 177
friction blister ……… 112, 115

G

germ cell ……… 181, 185
globules ……… 136

H

haarsheibe ……… 201
hair disc ……… 201
hair germ様の構造 ……… 307
hair pin様細血管 ……… 278, 284
hidracanthoma simplex ……… 235, **236**, 239, 281, 289, 291
hidradenoma ……… **213**

hidradenoma papilliferum ……… 363, **365**
hobnail ……… 358, 359
holocrine ………301, 360, 362
HPV ……… 82, 156
HPV感染症 ……… 156
Human Papillomavirus ……… 82
hyperplasia ……… 179

I

in situ carcinoma ……… 72
indian file arrangement …185, 188
inflammatory epidermal cyst （atheroma）……… 49
intraductal papilloma ……… 360
intraepidermal epithelioma … 234
inverted follicular keratosis ……… 56, **108**

L

lacelike pattern ……… 136
large nodular type……… 136
lateral cervical cyst ……… **374**
lateral cervical fistula ……… 374
leaf-like structure ……… 285
LMDF……… 224
lupus miliaris disseminatus faciei ……… 224

M

MAC ……… **346**, 349
mailgnant blue nevus ……… 78
malignant trichilemmoma ……… 158, 167
malignant trichilemmomaからの浸潤 ……… 163
mammary-like gland adenoma of vulva ……… 363
mantle ……… 201
Mayer型 ……… 235
Meibom腺 ……… 192
microcystic adnexal carcinoma … ……… **346**
micropapillary pattern … 334, 336
Miescher型 ……… 51
Miescher母斑 ……… 125
milia-like cyst ……… 124, 131
milium ……… 46, 135

milk line ················· 354, 363
mixed tumor of the skin   234, 304
MLG ················· 363
MLG adenomaのtubular type   364
morphea-like BCE ············· 131
MRI··· 59, 93, 95, 121, 307, 312, 328, 330, 334
MT ················· 163
mucin ················· 338
mucinous ················· 308
mucinous carcinoma of the skin ················· 337
mucocellulare et microtubulare ················· 387
Muir-Torre症候群 ············· 181
multiple follicular cysts ········ 86
myoepithelial cells··············· 212

N
Nanta母斑················· 113
network ················· 177, 239
nubbin ················· 99, 103

O
ovoid nest ················· 211
owl's eye ················· 82

P
Paget病················· 317
papillary ················· 212, 229
papillomatous················· 361
papillomatous proliferation ··· 156
parakeratosis ················· 113
parameatal cyst················· 379
PAS染色 ··· 60, 78, 265, 271, 365
(penile, median) raphe cyst ··· 379
perforating pilomatricoma ················· 116, 117
peripheral sinus ················· 293
perivascular space ················· 257
PET ················· 173
pigmented poroma ········ 78, 255
pilomatricoma ················· 112
Pinkus型 ······ 235, 238, 240, 241, 242, 245, 250
pop out················· 146, 304
porocarcinoma   276, 280, 284, 289, 325

porocarcinoma in situ ············ 276
poroid cells ··· 213, 214, 220, 221, 222, 234, 235, 244, 246, 248, 249, 251, 252, 254, 255, 256, 257, 259, 261, 263, 264, 272, 273, 277, 280
poroid hidradenoma (のclear cell type) ················· 269
poroid hidradenoma ········· 213
poroma ········ 213, 234, 265, 276, 284, 289
poromaの真皮内型················· 265
proliferating trichilemmal cyst   70
proliferating trichilemmal cystic squamous cell carcinoma··· 78
pseudocyst ················· 341, 342
PTC ················· 70, 78

R
rippled pattern ······ 185, 187, 189

S
SC ················· 346
SCC ················· 56
sebaceoma················· 181, 185
sebaceous adenoma ············· 181
sebaceous carcinoma············· 192
sebaceous epithelioma   181, 185
sebaceous gland ················· 176
sebaceous hyperplasia ················· 179, 181
sebocyte ················· 185
(senile) sebaceous hyperplasia 179
shadow cells ················· 112
signet ring cells ················· 387
small nodular type ················· 136
Smith-Coburn型 ········ 235, 236
solid (nodular) hidradenoma ················· 265, 270
solid and cystic hidradenoma ················· 265, 267
spiradenocarcinoma ············ 325
spiradenoma ············· 234, 325
squamoid cells ················· 127
squamous cell carcinoma ······ 56
squamous eddies········ 108, 147
steatocystoma ················· 86

sebocystomatosis ················· 86
subcutaneous dermoid cyst ················· 86, 89
Sudan Ⅲ染色 ············· 185, 192
syringocystadenoma papilliferum ················· 153, 298
syringoid carcinoma ··· 136, 346
syringoma ················· 224, 234
syringomatous carcinoma ··· 346

T
TB ···13, 124, 136, 142, 146, 150
TC ················· 56, 60, 70, 78
TE ················· 124, 131, 136
transepidermal elimination······ 117
transitional cells ················· 112
traumatic epithelial (epidermal) cyst ················· 82
trichilemmal carcinoma ···78, 163, 167, 170
trichilemmal cyst ········ 53, 56, 60, 70, 112, 70
trichilemmal keratinization ···78, 108, 156, 163, 167, 296
trichilemmoma ············ 156, 158
trichoblastoma ··· 124, 136, 142, 146, 150
trichodiscoma ················· 201
trichoepithelioma ···124, 131, 136
trichoepithelioma papulosum multiplex ················· 124
trichofolliculoma ················· 99
tubular ················· 335, 361
tubular adenoma ················· 228
tubular proliferation ················· 214

U
U字状················· 184
U字状増殖················· 156

V
variation ················· 304
vimentin ················· 313

W
white network················· 234
Winkelmann-McLeod型 ················· 235, 238

索 引

X
X線 ………………………… 329

Z
Zeis腺 ……………………… 192

あ
青 …………………………… 379
青紫色 ……………………… 316
アキレス腱部 ……………… 277
悪性青色母斑 ……………… 78
悪性化… 51, 56, 68, 70, 120, 284
悪性外毛根鞘腫 …………… 158
悪性黒色腫 ………………… 52
足の外側縁 ………………… 216
アポクリン ………………… 365
アポクリン汗囊胞腺腫 …… 207
アポクリン汗孔腫 …… 235, 272
アポクリン汗腺癌 …230, 334, 337
アポクリン汗囊胞（囊腫）… 207
アポクリン系 ………… 264, 298
アポクリンスナウト ……… 208
アポクリン腺 ………… 199, 354
アポクリン腺癌 …………… 358
アポクリン分泌（像）
　…… 215, 228, 268, 298, 306
網目状構造 ………………… 320
網目模様 …………………… 177
暗調細胞 …………………… 316
アンモナイトの化石 … 334, 336

い
胃癌 ………………………… 386
異型細胞 ………… 56, 170, 334
異型性 ……………………… 358
移行細胞 …………………… 113
痛み ………………………… 316
一次縫合 …………………… 304
異物型巨細胞 ……………… 49
異物反応 …………………… 82, 112
陰影細胞 …………………… 113
印環細胞 …………………… 387
（陰茎,正中）縫線囊腫 …… 379
陰囊 ………………………… 53
陰部 …………………… 176, 379
陰部皮膚 …………………… 178

う
ウイルス封入体 …………… 82
薄い上皮性の壁 …………… 46
薄い囊腫壁 ………………… 86
渦巻き状 …………… 191, 283, 347

え
腋窩 ……… 86, 218, 267, 354, 358
腋窩Paget病 ……………… 358
易出血性 …………………… 159
液性囊腫 204, 207, 211, 213, 252,
　255, 256, 267, 379
液体貯留 …………………… 326
エクリン汗孔腫 ……… 234, 272
エクリン汗腺 ……………… 204
エクリン汗囊腫 …………… 204
エクリン螺旋腺腫 ………… 316
エコー…… 58, 64,90, 91, 93, 115,
　218, 219, 262, 267, 269, 306,
　317, 330, 334, 341, 372
壊死 ………………………… 280
炎症 …………………… 49, 51, 56
炎症性表皮囊腫 …………… 49
炎症性粉瘤 ………… 113, 389
炎症反応 …………………… 49
円柱上皮 …………………… 379

お
黄色結節 …………… 181, 192
黄色肉芽腫 ………………… 108
黄色の塊状構造 …………… 170
黄疸 ………………………… 388
黄白色結節 ………………… 53
黄白色の角栓 ……………… 167
黄白色の細粒 ……………… 167
横紋筋 ……………………… 107
大型結節型 ………………… 136
大型の囊腫 ………………… 56
おたまじゃくし（様）…… 131, 144,
　224, 226, 227, 350
オトガイ …………………… 95, 351
おむすび様 ………………… 188
折れ曲がった管腔 ………… 226

か
外陰 …………………… 227, 363
外陰部のmammary-like gland
　adenoma ……………… 363
外眼角 ……………………… 209
開孔… 82, 88, 100, 176, 176, 181,
　258, 265, 360
開孔部 ……………………… 220
外傷性（表皮）上皮囊腫 …… 82
海藻・昆布 ………………… 336
海綿状血管腫 ……………… 213
外毛根鞘腫 …………… 156, 158
外毛根鞘性角化 …………… 156
外毛根鞘囊胞 ……… 60, 70, 78
潰瘍 …………………… 284, 334
潰瘍化 ……………… 63, 78, 360
下眼瞼 ……………… 201, 208, 390
夏季に増大 ………………… 204
角化壊死 …………… 197, 254
核下空胞 …………………… 370
角化細胞 …………………… 112
角化性結節 ………………… 108
角質囊腫…… 46, 53, 82, 105, 124,
　141, 170, 346
角質囊腫の残存 …………… 78
角栓 ………………………… 103
角栓の多発例 ……………… 167
額部 ………………………… 133
隔壁 …………………… 251, 278
過形成 ……………………… 179
過誤腫 ……………………… 107
過誤腫的増殖 ……………… 201
下床断端 …………………… 294
下床の骨 …………………… 89
過剰評価 …………………… 294
仮性囊胞 …………… 341, 342
家族性 ……………… 86, 124
硬い ………………… 53, 228
下腿 ……………… 148, 280, 289
硬い結節 …………… 136, 146
化膿性粉瘤 …………… 99, 102
痂皮 ………………………… 112
亀の甲羅 …………………… 262
顆粒状 ……………………… 237
加齢 ………………………… 179
眼囲 ………………………… 89
汗管 ………………… 234, 289
汗管構造 …………………… 304
汗管腫 …………… 224, 228, 234

汗管腫様癌……………………… 346	狭義のeccrine poroma………… 235	広基有茎性…… 140, 160, 247, 249
汗管の増生…………………… 358	頬骨弓………………………… 377	硬結…… 49, 142, 334, 346, 354, 360, 369, 382
汗管様構造物………………… 346	頬骨部………………………… 337	
間隙…………………… 298, 365	棘融解………………………… 384	孔細胞………………… 213, 214
眼瞼…………………… 192, 224	鋸歯状…………………… 87, 291	口唇…………………… 176, 178, 205
眼瞼縁………………………… 188	魚卵様………………… 234, 240	構造異型……………………… 75
眼瞼周囲………… 112, 204, 205, 207, 224, 337	筋上皮細胞…… 212, 229, 304, 306, 311, 329, 363, 364, 366, 377, 378	光沢(性)… 70, 125, 137, 189, 230, 272, 305
管腔…… 272, 280, 298, 316, 325, 341, 346, 365	巾着(型)………………… 257, 263	後頭部………………………… 163
		高分化型……………………… 57
管腔構造……… 213, 234, 239, 244, 247, 249, 252, 254, 273, 279, 284, 288, 306, 320, 322, 334, 350	**く**	肛門部………………………… 367
	空隙…………………………… 370	高齢者………………………… 156
	軀幹……………………… 66, 86	小型結節型…………………… 136
	靴……………………………… 83	小型胞巣……………………… 346
管腔内乳頭腫………………… 360	屈曲した血管………………… 285	黒色結節……………………… 150
管腔様………………… 360, 361	くるりと摘出…………… 60, 304	個細胞角化…………………… 247
汗孔癌…… 276, 280, 284, 289, 325	クロマチン…………………… 193	骨化…………… 112, 146, 149
汗孔腫………………… 213, 234, 284	クローン型…………………… 235	骨様…………………………… 53
間質…………………………… 257	**け**	孤立性………………………… 124
管状…………………………… 335	形質細胞……………………… 298	ごりっとした感触…………… 354
管状・環状構造……………… 228	形質細胞浸潤………………… 300	コレステリン…………… 49, 82
環状構造………………… 268, 368	経表皮的排泄………………… 117	コレステロール結晶………… 49
管状腺腫(仮称)……………… **228**	頸部…………………… 86, 374	コロイド鉄染色……………… 265
管状増殖……………………… 214	頸部リンパ節………………… 170	ころりと摘出………………… 316
管状の汗管構造……………… 224	鶏卵大………………………… 213	**さ**
汗腺癌………………………… 280	血管…………………… 70, 136	細顆粒状………………… 298, 369
汗腺腫………………………… 213	血管拡張… 70, 108, 124, 127, 139, 140, 170, 170, 179, 180, 185, 188, 217, 241, 251, 281, 321	再発…… 194, 196, 312, 327, 339, 343, 346, 379
顔面…………………… 156, 204		再発性………………………… 337
顔面播種状粟粒性狼瘡……… 224		細胞異型… 72, 81, 158, 163, 164, 167
間葉系成分…………………… 105	血管拡張性肉芽腫…………… 247	
き	月経周期………………… 354, 369	細胞壊死……………………… 301
黄色… 70, 89, 105, 181, 185, 185, 201, 280, 341	結節……… 99, 105, 124, 131, 158, 280, 325, 334, 369, 382	細胞間橋……………………… 288
		魚の鱗………………………… 61
黄色い病変…………………… 176	結節型のメラノーマ……… 252, 255	索状…………………………… 224
機械的刺激…………………… 76	血疱…………………… 112, 116	索状・管状の構造…………… 226
気球状………………………… 202	血疱様………………… 325, 327	索状硬結……………………… 374
既存の囊腫構造……………… 56	ケラトアカントーマ… 56, 103, 108	柵状配列……………… 124, 136
基底細胞……………………… 146	**こ**	錯角化……………………… 61, 113
基底細胞上皮腫…… 124, 150, 200, 211, 285	"碁石をはめ込んだ"硬さ………… 112	左右対称性…………………… 280
	好塩基性細胞………………… 113	**し**
茸状…………………………… 243	口囲…………………………… 124	シート状………………… 246, 261
茸状結節……………………… 246	口角…………………………… 106	シート状増殖………………… 241
茸状の有茎性結節………… 245, 276	紅色………… 156, 158, 163, 298	耳介…………………… 105, 212
球状…………………………… 304	紅色結節…… 234, 265, 272, 276	紫外線………………………… 179
境界鮮明………………… 60, 150	紅褐色結節…………………… 230	

索 引

耳下腺組織……………………… 377	小結節型……………………… 136	142, 146, 192, 359
弛緩性水疱………………… 115, 121	上口唇………………… 124, 308, 312	石灰化上皮腫………………… 112
敷石状…………………… 300, 342	硝子化………… 322, 360, 362, 378	石灰化を反映した白………… 112
色素性汗孔腫……………… 78, **255**	硝子化結合織………………… 307	石灰の排出…………………… 112
色素沈着……… 139, 234, 248, 249,	常色…………………………… 131	ゼリー状………………… 258, 305
252, 253, 281, 321	常染色体優性遺伝……………… 86	線維化…………………… 283, 359
子宮内膜症…………………… **369**	小児……………………… 89, 112	線維芽細胞…………………… 202
しこり………………………… 312	小嚢胞状付属器癌…………… **346**	線維上皮性…………………… 201
脂腺…………………… 176, 181, 201	小皮縁細胞……………… 214, 216	線維増生……………………… 131
脂腺癌………………………… **192**	上皮細胞……………………… 204	線維増生性（硬化性）毛包上皮腫… 131
脂腺細胞……………………… 185	上皮細胞索………………… 134, 135	腺管…………………… 354, 356
脂腺腫…………………… 181, **185**	静脈性血管腫………………… 213	腺癌…………………………… 382
脂腺上皮腫……………… 181, 185	上腕…………………………… 121	前駆症…………………… 170, 296
脂腺小葉……………………… 182	女性…………………………… 363	腺細胞………………………… 373
脂腺腺腫………………… **181**, 185	女性外陰……………………… 365	穿刺・排液…………………… 379
脂腺増殖症………………… **179**, 181	鰓（裂）嚢胞………………… **374**	線状…………………………… 323
脂腺組織…… 86, 86, 105, 186, 190,	白い網目………………… 272, 274	千成り瓢箪……………………… 55
198	白い隔壁……………………… 245	全分泌…………………… 360, 362
脂腺導管…………… 186, 190, 198	脂漏性角化症………………… 108	腺様嚢胞癌…………………… **341**
脂腺嚢腫（症）………………… 86	皺……………………………… 70	前腕…………………………… 330
脂腺の正常状態……………… 176	神経周囲浸潤………… 341, 345, 346	**そ**
耳前（部）………………… 112, 230	深在性………………… 213, 346, 377	増殖……………………… 56, 60, 70
脂腺分化……………………… 191	滲出液…………………… 234, 375	増殖性外毛根鞘嚢腫………… 70
脂腺母斑……… 150, 182, 191, 199,	滲出液の排出………………… 256	増殖性毛包性嚢胞………… **70**, 78
298, 302	浸潤……………………… 78, 163, 325	増大傾向……………………… 51
脂腺母斑に続発……………… **150**	浸潤癌…………………… 163, 169, 289	側頸瘻………………………… 374
膝蓋（部）……………… 76, 146, 248	浸潤性………………………… 358	足背…………………………… 65
湿潤…………………………… 289	針状結晶……………………… 216	足底…………………… 82, 234, 242
指背…………………………… 158	針生検………………………… 328	側頭部………………………… 162
脂肪性肝硬変………………… 388	人中部………………………… 307	続発…………………………… 276
若年…………………………… 91	真皮・皮下に主座…………… 382	側方陰影……………………… 64
しゃもじ形…………………… 275	真皮浸潤……………………… 276	鼠径部………………………… 371
充実性………… 124, 131, 201, 377	真皮内汗管…………………… 317	鼠径リンパ節………………… 58, 292
充実性触感……………………… 60	真皮内母斑…………………… 51	側頸嚢胞……………………… **374**
重層扁平上皮………………… 374	**す**	算盤玉状……………………… 141
集簇性………………………… 224	膵臓癌………………………… 382	**た**
粥状物…………………… 56, 102, 113	水疱……………………… 112, 115, 309	ダーモスコピー……………………
手術瘢痕……………………… 369	髄様…………………………… 258	71, 90, 99, 106, 108, 114, 115,
手掌…………………… 85, 220, 245	スリット………………… 298, 326, 365	120, 125, 127, 132, 140, 148,
数珠状………………………… 141	**せ**	168, 171, 177, 178, 179, 180,
数珠玉状………………… 144, 390	成熟脂腺細胞………… 176, 181, 190	183, 189, 190, 191, 201, 210,
腫瘍塞栓…………… 288, 292, 389	青色母斑……………………… 211	211, 220, 225, 239, 240, 241,
小陰唇………………………… 368	成人…………………………… 93	245, 251, 252, 257, 262, 269,
上眼瞼………… 119, 141, 179, 210	青年性扁平疣贅……………… 224	274, 278, 281, 285, 290, 294,
小結節………………………… 204	石灰化… 53, 60, 73, 78, 133, 141,	300, 306, 309, 344, 360, 383

第2鰓弓 … 374	転移 … 57, 163	二次的な変化 … 150
大陰唇 … 53, 227, 363, 365	点状陰影 … 65	二次毛包 … 99
大結節型 … 136	点状血管 … 234	二相性細胞 … 204, 208, 209, 214, 287, 300, 307, 310, 325, 327, 350, 359, 364
退縮期毛包 … 176	点状色素沈着 … 243	
胎生期縫線 … 379	伝染性軟属腫 … 101, 108	
大腿部 … 276	臀部 … 240	日光角化症 … 160
台地状 … 138, 184, 281	**と**	日光裸露部 … 156
多核巨細胞 … 158	籐篭の網目模様 … 47	乳暈 … 176, 177, 354, 360
蛸壺 … 105, 258	頭頸部 … 136	乳管 … 355
多発 … 53, 67, 86, 224, 316	頭頂部 … 299	乳癌 … 360
多発性 … 204	疼痛 … 360	乳腺 … 354
多発性丘疹状毛包上皮腫 … 124	糖尿病 … 196	乳腺組織 … 363
多発性小結節 … 224	頭部 … 60, 70, 78, 170, 185, 187, 189, 213, 272, 293, 302, 321, 341, 346	乳腺類似組織の腫瘍 … 365
多発性のTC … 81		乳頭 … 354, 360
多発性毛包囊腫 … 86		乳頭構造 … 105
多様な病理像 … 304	頭部のporoma … 260	乳頭腫状 … 158, 360, 361
多様な臨床像 … 234	澄明化 … 157	乳頭状 … …70, 184, 212, 229, 300, 365
だるま落とし … 316	澄明細胞 … 156, 192, 265	
淡褐色構造 … 224	澄明細胞汗管腫 … 265	乳頭状汗管囊胞腺腫 … **298**
弾性 … 142	トウモロコシの穂 … 103	乳頭状汗腺腫 … **365**
弾性軟 … 46	透光性 … 207	乳頭状増殖 … 302, 334
断頭分泌(像)… 204, 207, 208, 272, 273, 275, 287, 300, 310, 337, 359, 362, 364, 369, 374, 376, 379	ドーナツ(状) … 131, 179, 258	乳房Paget病 … 360
	ドーム状 … 139, 220, 250, 253, 293	乳房部 … 197, 323
		ね
	徳利型 … 263	粘液 … 337, 378, 387
単発 … 181, 201	突出性結節 … 185	粘液性 … 370
単発性の大型結節 … 207	飛び出し … 146	粘稠 … 86
単房性囊腫 … 204, 207	**な**	**の**
弾力性 … 304	内眼角 … 207	脳回転状 … 189
ち	内臓癌の既往 … 382	囊腫 … 51, 89, 234
地図状 … 75, 322	内臓癌の皮膚転移 … **382**	囊腫壁 … 379
中心に毛髪や角栓 … 99	内臓の粘液産生癌の皮膚転移 … 337	膿瘍 … 49
中心(の)陥凹 … 99, 133	内膜間質 … 371	**は**
長期経過 … 56, 97	内膜腺 … 369, 371	歯 … 89
つ	なすび型 … 116	肺癌 … 389
壺状 … 262	なだらかに隆起 … 60, 62, 250	胚細胞 … 176, 181, 185, 193
壺をはめ込んだような形 … 258	斜子織(ななこおり) … 96	肺小細胞癌 … 390
釣鐘状 … 188, 311	軟骨 … 304, 307, 311, 377, 378	背部 … 139, 184, 217, 388
て	軟骨硬 … 146	稗粒腫 … 46, 135, 224, 227
低悪性度 … 346	**に**	白黄色 … 176
ディンプル様構造 … 280	におい … 46	白菜 … 103
テーブル珊瑚状 … 80	肉芽 … 289	白人 … 124
テーブル状 … 275	肉芽様 … 158	波動 … 49, 213, 256, 269
テーブル状の紅色結節 … 242	肉芽様結節 … 163, 298	波動を触れる … 97
手関節部 … 246	二次的な炎症 … 82, 99	鼻 … 124, 304

索 引

半球状… 124, 180, 189, 228, 308, 321
瘢痕 305
反転性毛包角化症 108

ひ

皮下 89, 142, 146, 316
皮下型trichoblastoma 146
"皮下型の基底細胞上皮腫" 146
皮下皮様囊腫 86, 89
鼻根部 132
皮脂腺 89, 176, 202
微小囊胞性付属器癌 346
鼻尖部 126
ヒト乳頭腫ウイルス 82, 156
皮内 46, 142
皮内～皮下の硬結 358
皮内結節 46, 365
皮内硬結 82, 108, 111, 325, 337, 341
皮内腫瘍 363
皮内囊腫 86
泌尿器科 379
鼻背(部) 99, 183
被髪(頭)部 140, 334
皮表に変化なし 213
皮膚混合腫瘍 124, 234, 304
皮膚色 124, 136, 204
皮膚線維腫 108, 150, 228
皮膚線維腫様 228
皮膚粘液癌 337
皮膚皮様囊腫 89
被膜内での増殖 70
鋲釘 358, 359
瓢箪形 84
皮様囊腫 89
表皮向性転移 389
表皮性角化 63
表皮内汗管 234
表皮内汗管を模倣 236
表皮内上皮腫 280
表皮内病変 289
表皮囊腫(囊胞) 46, 49, 51, 53, 56, 60, 110
表皮肥厚 234
鼻翼 104, 142, 349

鼻翼縁 306
びらん 156, 298

ふ

不規則血管 276, 284, 341, 344
不規則な網目の色素沈着 257
副耳下腺 377
副耳下腺腫瘍 377
副乳 354
副乳組織 358
副乳癌 358
腹部 225, 322, 369
房状 141
房状に多発 87
藤の花 101
浮腫状 142
ぶどう状血管腫 312
フリンジ 207, 209
篩状構造 126, 136, 231, 341, 345
噴火口状 100
分泌細胞 265
分泌像 284, 363
粉瘤 46, 56, 108, 110, 390
分裂像 325

へ

平滑筋 354
臍 369, 370
変異 304
辺縁洞 289
変形 305
胼胝様角化 82
扁平な局面 236
扁平隆起 224

ほ

傍外尿道口囊胞 379
包茎 380
放射状 99
放射状の脂腺 105
帽状腱膜 97
泡沫巨細胞 49
ホクロ 51, 354
歩行時疼痛 82
母趾の基部 82
ボタン状 280
骨 89, 304, 307

母斑細胞 51
母斑細胞母斑 104, 124
頬… 152, 156, 157, 160, 167, 298
ポリープ状 185
ポローマ様汗腺腫 213

ま

巻貝の模様 189
マクロフェージ 357, 373
摩擦 219
豆大福 261
慢性炎症 219
マントル 201, 201
マンモグラフィー 197

み

眉間部 131
脈管浸潤 382, 384
ミューシン 338

む

無症候性 379
ムチン… 138, 202, 264, 304, 338, 340, 377
ムチン貯留 337
ムチン沈着 135, 359
胸 344

め

明調細胞 316
メスマーク 52
メラニン 234, 255, 259, 287
メラニン顆粒 261
メラノフェージ 248
面皰 46
面皰壊死 192, 194, 198, 234, 253, 254, 295
面皰癌 171

も

毛芽構造… 99, 105, 124, 131, 136, 142, 146, 149, 150, 199, 304, 349
毛芽腫 136, 142, 146, 150
毛細血管拡張 260
網状構造 136
毛乳頭類似構造 136, 147, 151, 153
毛髪 51, 89, 308
毛髪が(は)疎 60, 170, 341

索　引

毛髪の断片·················· 172
毛盤·························· 201
毛盤腫······················· 201
毛包·························· 108
毛包癌············ 56, 78, 108, 163, 167, 170
毛包構造················ 105, 108
毛包腫······················· 99
毛包上皮腫······ 124, 131, 136
毛包性角化··· 60, 70, 78, 108, 156, 167, 296
毛包との連続性·············· 170
毛母腫······················· 112
間質·························· 257

や
八頭（やつがしら）·········· 260
やや大型·················· 70, 213
軟らかい······ 70, 89, 207, 213, 379

ゆ
有茎性··················· 234, 243
有棘細胞··················· 108
有棘細胞癌 56, 108, 158, 382, 389
有痛性腫瘍··················· 316

よ
葉状構造··················· 285
腰部························ 284
横切り······················· 104

ら
螺旋························ 316
螺旋形······················· 349
螺旋腺癌··················· 325
螺旋腺腫············ 234, 325
卵巣························ 89

り
リポフスチン ··· 207, 212, 213, 215
隆起性結節·············· 78, 170

リンパ球浸潤がない·········· 382
リンパ管腫··················· 213
リンパ球··················· 316
リンパ節腫脹··················· 163
リンパ節転移······ 165, 173, 289
リンパ濾胞構造·············· 374
リンパ濾胞様·············· 374

れ
裂隙··········· 99, 124, 136, 304
連銭状··················· 144
連峰状··················· 291
瘻孔··················· 374, 374

ろ
（老人性）脂腺増殖症 ·········· 179
鹿角状··················· 384

著者略歴

大原 國章（おおはら くにあき）

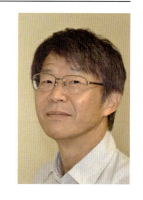

1973 年 東京大学医学部 卒業
　　　　同　皮膚科　助手
1980 年 同　講師
1984 年 虎の門病院　皮膚科　部長
2007 年 同　副院長
2012 年 虎の門病院退職

専門：皮膚外科，腫瘍病理
所属学会：日本皮膚科学会，日本皮膚外科学会（会長），他多数
編集委員：『皮膚科の臨床』（金原出版，1989 〜 2012），『Visual Dermatology』（編集委員長，学研メディカル秀潤社，2002 〜）

大原アトラス　2　皮膚付属器腫瘍

2015 年 6 月 5 日　第 1 版第 1 刷発行

著　者	大原國章（おおはらくにあき）
発行人	影山博之
編集人	中村友子
（企画編集）	宇喜多具家
発行所	株式会社 学研メディカル秀潤社 〒 141-8414 東京都品川区西五反田 2-11-8
発売元	株式会社 学研マーケティング 〒 141-8415 東京都品川区西五反田 2-11-8
印　刷	株式会社 廣済堂　　製　本　加藤製本株式会社

この本に関する各種お問い合わせ
【電話の場合】●編集内容については Tel. 03-6431-1211（編集部）
　　　　　　　●在庫，不良品（落丁・乱丁）については Tel. 03-6431-1234（営業部）
【文書の場合】〒 141-8418　東京都品川区西五反田 2-11-8
　　　　　　　学研お客様センター『大原アトラス　2　皮膚付属器腫瘍』係
【電子メールの場合】info@shujunsha.co.jp
　　　　　　　（件名『大原アトラス　2　皮膚付属器腫瘍』にて送信ください）

©Kuniaki Ohara 2015 Printed in Japan.
●ショメイ：オオハラアトラスニヒフフゾクキシュヨウ

本書を代行業者等の第三者に依頼してスキャンやデジタル化することは，たとえ個人や家庭内の利用であっても，著作権法上，認められておりません．
学研メディカル秀潤社の書籍・雑誌についての新刊情報・詳細情報は，下記をご覧ください．
　http://gakken-mesh.jp/

JCOPY〈（社）出版者著作権管理機構委託出版物〉
本書の無断複写は著作権法上での例外を除き禁じられています．複写される場合は，そのつど事前に，
（社）出版者著作権管理機構（電話 03-3513-6969，FAX 03-3513-6979，e-mail: info@jcopy.or.jp）の許諾を得てください．

装幀・本文デザイン　花本浩一，永山浩司（株式会社麒麟三隻館）
DTP　　　　　　　　和泉裕二（株式会社麒麟三隻館）
協力　　　　　　　　三原聡子，梶田庸介（学研メディカル秀潤社 制作室）